JN013375

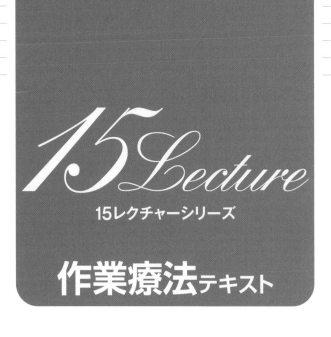

15レクチャーシリーズ

作業療法テキスト

高次脳機能障害・実習

総編集

石川　朗

種村留美

責任編集

酒井　浩

渕　雅子

中山書店

総編集 ─────────── 石 川　　　朗　神戸大学生命・医学系保健学域
　　　　　　　　　　種 村 留 美　神戸大学生命・医学系保健学域

編集委員（五十音順）── 木 村 雅 彦　杏林大学保健学部理学療法学科
　　　　　　　　　　小 林 麻 衣　晴陵リハビリテーション学院理学療法学科
　　　　　　　　　　玉 木　　彰　兵庫医科大学リハビリテーション学部理学療法学科

責任編集（五十音順）── 酒 井　　浩　藍野大学医療保健学部作業療法学科
　　　　　　　　　　渕　　雅 子　九州栄養福祉大学リハビリテーション学部作業療法学科

執筆（五十音順）───── 石 田 順 子　こうべ市民福祉振興協会しあわせの村企画運営本部運営振興課
　　　　　　　　　　掛 川 泰 朗　関西福祉科学大学保健医療学部リハビリテーション学科作業療法学専攻
　　　　　　　　　　酒 井　　浩　藍野大学医療保健学部作業療法学科
　　　　　　　　　　砂 川 耕 作　関西医科大学リハビリテーション学部作業療法学科
　　　　　　　　　　髙 槻 聖 子　医療法人社団尚仁会デイサービスセンター和
　　　　　　　　　　種 村 留 美　神戸大学生命・医学系保健学域
　　　　　　　　　　橋 本 晋 吾　関西医科大学リハビリテーション学部作業療法学科
　　　　　　　　　　早 川 裕 子　横浜市立脳卒中・神経脊椎センターリハビリテーション部
　　　　　　　　　　藤 原 麻美子　堺市立総合医療センターリハビリテーション技術科
　　　　　　　　　　渕　　雅 子　九州栄養福祉大学リハビリテーション学部作業療法学科
　　　　　　　　　　宮 原 智 子　関西医科大学リハビリテーション学部作業療法学科
　　　　　　　　　　山 下 円 香　関西医科大学リハビリテーション学部作業療法学科
　　　　　　　　　　山 根 伸 吾　藍野大学医療保健学部作業療法学科

刊行のことば

　本15レクチャーシリーズは，医療専門職を目指す学生と，その学生に教授する教員に向けて企画された教科書である.

　作業療法士，理学療法士，言語聴覚士，看護師などの医療専門職となるための教育システムには，養成期間として4年制と3年制課程，養成形態として大学，短期大学，専門学校が存在しており，混合型となっている. どのような教育システムにおいても，卒業時に一定水準の知識と技術を修得していることは不可欠であるが，それを実現するための環境や条件は必ずしも十分に整備されているとはいえない.

　これらの現状をふまえて15レクチャーシリーズでは，医療専門職を目指す学生が授業で使用する本を，医学書ではなく教科書として明確に位置づけた.

　学生諸君に対しては，各教科の基礎的な知識が，後に教授される応用的な知識へどのように関わっているのか理解しやすいよう，また臨床実習や医療専門職に就いた暁には，それらの知識と技術を活用し，さらに発展させていくことができるよう内容・構成を吟味した. 一方，教員に対しては，オムニバスによる講義でも重複と漏れがないよう，さらに専門外の講義を担当する場合においても，一定水準以上の内容を教授できるように工夫を重ねた.

　具体的に本書の特徴として，以下の点をあげる.

- 各教科の冒頭に，「学習主題」「学習目標」「学習項目」を明記したシラバスを掲載する.
- 1科目を90分15コマと想定し，90分の授業で効率的に質の高い学習ができるよう1コマの情報量を吟味する.
- 各レクチャーの冒頭に，「到達目標」「講義を理解するためのチェック項目とポイント」「講義終了後の確認事項」を記載する.
- 各教科の最後には定期試験にも応用できる，模擬試験問題を掲載する. 試験問題は国家試験に対応でき，さらに応用力も確認できる内容としている.

　15レクチャーシリーズが，医療専門職を目指す学生とその学生たちに教授する教員に活用され，わが国における作業療法の一層の発展にわずかながらでも寄与することができたら，このうえない喜びである.

2010年9月

総編集を代表して　石川　朗

序　文

今日，神経心理学，高次脳機能障害学のみならず，これらの分野における作業療法の教科書は非常に多く出版されています．一方，この領域における臨床推論は非常に難解であり，レジュメ作成の基本となる「統合と解釈」「ICF を用いた評価」といった思考プロセスまでを解説した教科書は少ないと思います．

本書は，高次脳機能障害の症候ごとに，「統合と解釈」「ICF を用いた評価」を丁寧に解説している点が他に類をみない特徴となっており，臨床実習のみならず，臨床に出てからも有用と考えます．

本書の大まかな構成は，代表的な高次脳機能障害を取り上げ，病態と定義，評価方法，介入方法の順に解説したうえで，「実習」の項目を加え，臨床実習または臨床場面で必須となる検査を演習課題として取り上げています．ここまでの内容は，臨床実習までにしっかり身につけておくとともに，国家試験に向けた勉強や臨床現場に出てからの復習に役立ちます．

本書では，さらに「Step up」の項目を設け，「応用実習」として，レジュメ作成における「統合と解釈」「ICF を用いた評価」を演習課題としました．ここでは病態を知り，評価結果を病巣・病期・病態と照らし合わせながら解釈し，その人が生活面で抱える問題の理由を推論し，妥当と思われる仮説を述べなければなりません．

そのためには，「脳の働き」を十分に理解したうえで，その働きが損なわれることで出現する高次脳機能障害におけるさまざまな症候の知識を横断的に身につけている必要があります．生活上の問題は，運動麻痺や感覚障害，運動失調やパーキンソン症状などの身体的側面の問題や，心理・社会的側面の問題で生じているかもしれません．それらに対する知識や経験も必要になります．

本書の演習課題では，高次脳機能障害に焦点化できるよう工夫してあります．しかし，本来は，生活上の問題を生じさせうるすべての要因とそれを見極める知識と経験が必要です．知識と経験が増すにつれ，演習課題への視点や疑問，不足している情報，もっとも妥当と感じる仮説が変化していきます．さらに，知識と経験を重ねると，各演習課題で筆者がどの部分を工夫し，特定の高次脳機能障害が要因であるように簡素化して導いたのかを理解することも可能となるでしょう．

本書の「Step up」（応用実習）で取り上げた演習課題は，知識と経験によって，何度も視点を変えながら使っていただけます．卒後の臨床においても役立つコンテンツとしてご活用いただけたらと心より願っています．

2022 年 5 月

責任編集を代表して　酒井　浩

15レクチャーシリーズ
作業療法テキスト／高次脳機能障害・実習

目次

高次脳機能障害総論
作業療法の概要

渕 雅子　1

高次脳機能障害と画像の読み方

早川裕子　13

失認症（1）
半側空間無視
LECTURE 3
橋本晋吾　23

失認症（2）
視覚失認と視空間失認

LECTURE **4**

失認症（3）
その他の失認

動作・行為の障害（1）
失行症

7 LECTURE

動作・行為の障害（2）
前頭葉性行為障害

酒井　浩　71

失語症

LECTURE 9　注意障害

記憶障害

遂行機能障害

社会的行動障害

13 高次脳機能障害における社会的支援
宮原智子　147

14 高次脳機能障害と自動車運転

髙槻聖子　157

15レクチャーシリーズ　作業療法テキスト
高次脳機能障害・実習
シラバス

一般目標	高次脳機能障害の作業療法は，作業療法学のみならず，認知神経心理学や認知リハビリテーションなどの学問が土台となっている．基礎的な学問を理解し，高次脳機能障害の学問的・歴史的背景と作業療法の考え方や過程など，高次脳機能障害に必要な知識を学んだうえで，高次脳機能障害の症候学，評価法，生活への影響，作業療法介入，社会的支援を学習する．本書では，ICF（国際生活機能分類）に基づいた統合と解釈が行えることを目標とする

回数	学習主題	学習目標	学習項目
1	高次脳機能障害総論 —作業療法の概要	高次脳機能障害に対する作業療法の概要を理解する 高次脳機能障害の障害特性と症状の経過を理解する 高次脳機能障害に対する作業療法過程，評価と介入の基本的な考え方を理解する	高次脳機能障害に対するリハビリテーションの基本となる考え方，高次脳機能障害の分類，作業療法過程，ICF，社会的支援
2	高次脳機能障害と画像の読み方	高次脳機能障害に関係する脳のしくみを理解する 脳画像から，残存する機能と障害される機能を予測する思考を身につける	高次脳機能障害の3つの段階，大脳皮質の様式特異性，脳内ネットワーク，MRI画像からの症状の推測と注意点
3	失認症（1） —半側空間無視	講義 半側空間無視の症状と病巣，評価，介入方法を理解する 実習 行動性無視検査（BIT）を実施し，解釈の仕方を理解する	責任病巣，機序，空間の分類，臨床評価，介入と支援方法，右半球症状
4	失認症（2） —視覚失認と視空間失認	講義 視覚情報の処理過程をふまえて，症状，評価，介入方法を理解する 実習 標準高次視知覚検査（VPTA）を実施し，解釈の仕方を理解する	視覚失認（意味カテゴリーによる分類，病態による分類），視空間失認（バリント症候群，道順障害，その他の症状），臨床評価，介入と支援方法
5	失認症（3） —その他の失認	講義 身体失認，触覚失認，聴覚失認について，分類，症状，評価，介入方法を理解する 実習 種村によるゲルストマン症候群関連検査を実施し，解釈の仕方を理解する	身体失認（両側性，片側性），触覚失認（統覚型，連合型），聴覚失認（純粋語聾，環境音失認，感覚性失音楽），臨床評価，介入と支援方法
6	動作・行為の障害（1） —失行症	講義 失行症の種類，評価，介入方法を理解する 実習 標準高次動作性検査（SPTA）を実施し，解釈の仕方を理解する	観念運動失行，観念失行，肢節運動失行，概念失行，口腔顔面失行，構成失行（構成障害），着衣失行（着衣障害），脳梁離断症状，臨床評価，介入と支援方法
7	動作・行為の障害（2） —前頭葉性行為障害	講義 前頭葉性行為障害の種類，評価，介入方法を理解する 実習 前頭葉機能検査（FAB）を実施し，解釈の仕方を理解する	他人の手徴候，道具の強迫的使用，使用行動，模倣行動，臨床評価，介入と支援方法
8	失語症	講義 失語症の症状とタイプ，評価，介入方法を理解する 実習 標準失語症検査（SLTA）の一部を体験し，検査の特徴と解釈の仕方を理解する	失語の症状，失語症のタイプ（ブローカ失語，ウェルニッケ失語，伝導失語，健忘失語，超皮質性失語，全失語など），失読，失書，臨床評価，介入と支援方法
9	注意障害	講義 注意の分類を理解し，注意障害による症状，分類，評価，介入方法を理解する 実習 標準注意検査法（CAT）の下位検査を実施し，解釈の仕方を理解する	注意の分類（全般性注意，方向性注意など），疾患（認知症，ADHD）でみられる注意障害，臨床評価，介入と支援方法
10	記憶障害	講義 記憶の過程と分類を理解し，記憶障害の症状，評価，介入方法を理解する 実習 ウェクスラー記憶検査改訂版（WMS-R）を実施し，解釈の仕方を理解する	記憶の過程，分類，エピソード記憶，意味記憶，手続き記憶，短期記憶，ワーキングメモリ，臨床評価，介入と支援方法
11	遂行機能障害	講義 前頭葉の機能部位を理解し，遂行機能障害の症状，評価，介入方法を理解する 実習 遂行機能障害症候群の行動評価（BADS）を実施し，解釈の仕方を理解する	前頭葉の機能部位，遂行機能の臨床モデル（6つのカテゴリー），臨床評価，介入と支援方法
12	社会的行動障害	講義 社会的行動障害の症状，評価，介入方法を理解する 実習 社会的行動障害の行動分析（コラムシートの作成）を実施し，解釈の仕方を理解する	社会的行動障害を生じる疾患，関連部位，症状の現れ方，臨床評価，介入と支援方法

回数	学習主題	学習目標	学習項目
13	高次脳機能障害における社会的支援	高次脳機能障害者を支援する社会制度を理解する 作業療法士として地域連携の必要性を理解する	厚生労働省による事業，障害者総合支援法，介護保険制度，障害者手帳，障害年金，成年後見制度，就労に関する制度，その他の社会資源
14	高次脳機能障害と自動車運転	高次脳機能障害者にかかわる自動車運転の法令を理解する 高次脳機能障害者の自動車運転行動の特徴を理解する 自動車運転における評価，介入方法，関連機関との連携を理解する	自動車運転にかかわる法律，自動車運転の支援の流れ，関連機関とのかかわり，自動車運転行動の特徴，臨床評価，介入と支援方法
15	高次脳機能障害の歴史と概念 ―作業療法とのかかわり	神経心理学とそのリハビリテーションの歴史をふまえて，高次脳機能障害の作業療法を理解する	症候学の発展，症候別（失行症，視空間失認，半側空間無視，視覚失認，記憶障害，遂行機能障害，社会的行動障害）の歴史，高次脳機能障害における作業療法の発展

高次脳機能障害総論
作業療法の概要

到達目標

- 高次脳機能障害に対する作業療法の概要を理解する.
- 高次脳機能障害を呈する疾患と外傷について理解する.
- 高次脳機能障害の障害特性と症状の経過を理解する.
- 高次脳機能障害に対する作業療法過程を理解する.
- 高次脳機能障害の評価と介入の基本的な考え方を理解する.

この講義を理解するために

高次脳機能障害に対する作業療法の概要を理解するためには,最初に脳の構造と機能,特に人における高次脳機能の成り立ちを十分理解することが重要です.そのため,専門基礎分野で学んだ解剖学,生理学,臨床医学の知識が必要となります.次に,高次脳機能障害に対する作業療法の実践のためには,作業療法概論で学んだ基本的な作業療法実践のプロセス (過程) や作業療法評価,介入の基本的枠組みについても知っておく必要があります.

この講義では,作業療法がかかわる高次脳機能障害の概要をふまえて,大まかな作業療法の流れを学習します.

高次脳機能障害総論を学ぶにあたり,以下の項目を学習しておきましょう.

- □ 高次脳機能障害の背景となる脳の構造と機能に関する知識を学習しておく.
- □ 高次脳機能障害を引き起こす可能性のある疾患や外傷について調べておく.
- □ 基本的な作業療法過程について学習しておく.

講義を終えて確認すること

- □ 高次脳機能障害に対する作業療法の概要が理解できた.
- □ 高次脳機能障害の原因となる疾患や外傷について説明できる.
- □ 高次脳機能障害の症状の経過について説明できる.
- □ 高次脳機能障害者へ作業療法を実施する時期と,分野や領域の幅広さが理解できた.
- □ 高次脳機能障害の作業療法評価について,どのように組み立てるのかが理解できた.
- □ 作業療法介入において,ICF (国際生活機能分類) の枠組みで理解できた.
- □ ボトムアップアプローチとトップダウンアプローチの介入方法の違いが理解できた.
- □ 高次脳機能障害者に社会的支援が必要な理由が説明できる.

1. 総論：高次脳機能障害とは

高次脳機能障害とは，脳の比較的高位に位置する領域の損傷によって生じる行動および認知機能の障害で，かつては，失行，失認，失語症という三大症状を指していたが，現在では，加えて注意，記憶，意欲，情動，思考，推論，判断など，広い範囲の障害を含んでいる．しかし，WHO（世界保健機関）が定める ICF（国際生活機能分類）において，高次脳機能障害と訳される言葉はなく，心身機能（body functions）の中の精神機能（mental functions）に包括されている機能の障害であるとされている．比較的高位な脳損傷によって生じる精神機能の障害の総称が高次脳機能障害といえる．

1）学問的背景

心身機能や精神機能の解明は，歴史的には紀元前にさかのぼるが，19 世紀後半から精神神経系の疾患を専門にしていた医師たちにより神経精神医学，大脳病理学などの学問領域で行われてきた[1]．長い間，失語，失行，失認，健忘，痴呆など，神経学の中で扱われてきた領域と，心理学が取り上げてきた注意，知覚，記憶，言語，思考などにかかわる精神機能の障害がある[2]．1960 年代からは神経心理学という学問の中で発展し，1970 年代には，心理学の主流であった認知心理学の概念をリハビリテーションに発展させた．また，動物実験を主として神経系の機能を解明する神経生理学では，サルやチンパンジーの脳活動の研究から得られた脳機能を，ヒトの脳機能に応用させることも試みられてきた．

これらの学問領域において日々発展する情報を得ることにより，ヒトの高次脳機能の理解や脳損傷後の高次脳機能障害の理解，治療的手がかりを得ることが可能となる．

2）日本における歴史的背景

最初に「高次脳機能障害」という用語が用いられたのは，1983 年，雑誌『総合リハビリテーション（11 巻 8 号）』であるとされている[2]．また，1977 年に刊行された『The Mental Status Examination in Neurology』は，日本では 1981 年に『高次脳機能検査法─失行・失認・失語の本態と診断』と訳され出版された[2]．欧米では高次脳機能障害に対応する用語はほとんどみられず，cognitive dysfunction（認知機能障害），neuropsychological dysfunction（神経心理学的障害）とされている．日本作業療法士協会が編集した教科書では，「高次神経障害」という用語が用いられた[3]．

医学の分野で学問的な発展を遂げていることを背景に，厚生労働省は高次脳機能障害を有する人が極力自立した生活を営める支援システムを整備するため，高次脳機能障害支援モデル事業を 2001 年から 5 年計画で実施した．その後，高次脳機能障害支援普及事業として，各都道府県レベルで展開された．この際，用いられた高次脳機能障害の診断基準は，「日常生活または社会生活に制約があり，その主たる原因が記憶障害，注意障害，遂行機能障害，社会的行動障害などの認知障害である」とされたことから，失行，失認，失語などのこれまで取り扱われてきた高次脳機能障害の中核症状が外され，リハビリテーションの領域では混乱が生じた．

その後，山鳥らは，「高次脳機能障害は，広い意味として中枢神経系のうち比較的高位に位置する領域の損傷によって生じる行動および認知機能の障害である」とした[1]．一方，厚生労働省は，特定の疾患，特定の症候群を示す概念とし，定められた診断基準を満たす狭い患者群に使用される診断名とし，現在はこれを行政用語として位置づけている．

WHO（World Health Organization；世界保健機関）

ICF（International Classification of Functioning, Disability and Health；国際生活機能分類）

高次脳機能障害の歴史
▶ Lecture 15 参照．

MEMO
● 神経心理学
脳と行動の関連を解明する学問といわれ，脳損傷の結果生じた高次の精神作用が，脳のどの部位と関連しているかを同定する．神経学と心理学の融合により生まれ，徹底して高次脳機能障害の症状と，その原因となる病巣を探る．
● 認知心理学
ヒトの心の機能を研究するうえで，情報処理アプローチという手法を用いて，情報処理過程をモデル化して考える，モデルの科学とされる学問である．
● 神経生理学
以前は，動物の脳を破壊する実験や，脳を刺激することで動物に起こる反応から脳機能を同定していた．その後，動物の活動状態の脳細胞を取り出すことにより，さまざまな機能に対する脳部位を同定した．動物とヒトの脳を対応させるには，特にヒトの高次脳機能を動物の脳活動に求めるには限界があるとされてきたが，機器の開発により，ヒトの脳機能の解明が急速に進み，高次脳機能について，脳活動による根拠を得ることができるようになった．

The Mental Status Examination in Neurology（神経学における精神状態の検査）

高次脳機能障害支援モデル事業
▶ Lecture 13 参照．

高次脳機能障害診断基準
▶ Lecture 13・表 2 参照．

　リハビリテーションの阻害因子として評価されていた高次脳機能障害は，現在，積極的なリハビリテーションの対象であり，多職種連携によるチームアプローチが重要となる領域といえる．

2. 高次脳機能障害に対する作業療法の概要

1) 高次脳機能障害に対するリハビリテーションの基本となる考え方　（表1）

(1) 医療・福祉・行政の取り組み

a. 医療

　急性期では，混乱した患者の状況のなかで，高次脳機能障害を見極め，適切に対応し，集中的なリハビリテーションを行うための回復期につなぐ．回復期では，高次脳機能障害による生活への影響を明確にし，積極的な治療・介入を積み重ねて，在宅生活につないでいく．そして，実際の社会生活のなかで顕在化する新たな課題については，生活のなかで解決していく．

b. 福祉

　これまで障害領域ごとに制定された法律に基づき実施されてきたサービスは，「障害者総合支援法」の制定により，統合され統一した総合的な施策として実施されるようになった．障害領域を超えた支援となり，生活支援，就労・就学支援など，充実が図られている．

障害者総合支援法
▶ Lecture 13 参照.

c. 行政

　高次脳機能障害支援普及事業を経て，積極的に高次脳機能障害者をサポートする．急性期，回復期での医療における治療と，生活期（維持期）における介護・福祉分野とのシームレスな連携や，社会における高次脳機能障害者への理解を促す活動など，多岐にわたる．

(2) 作業療法士のかかわり

　作業療法は，身体障害や精神障害などの障害への対応や，発達段階（ライフステージ）からとらえた高齢期などへの対応を専門としてきた．加えて，作業療法の専門分野として，ADL（日常生活活動）やIADL（手段的日常生活活動）への対応がある．同様に，高次脳機能障害や地域支援なども積極的にかかわる分野とされている．

　作業療法は，生活上の障害への対応が核となるが，安心や幸福という福祉の視点も必要である．高次脳機能障害は，「見えない障害」といわれるが，生活上の障害として顕在化する．作業療法士は，障害への対応としてのボトムアップアプローチのみならず，全般的な生活をみるトップダウンアプローチの視点をもっている．すなわち，障害を理解する難しさに対して，かかわる切り口を多くもっている．

　高次脳機能障害は，医療的かかわりだけで解決するものではない．障害は在宅復帰

ADL（activities of daily living；日常生活活動）

IADL（instrumental activities of daily living；手段的ADL）

MEMO
●ボトムアップアプローチ
障害された機能に焦点を当て，基礎から積み上げていく介入方法（後述）．
●トップダウンアプローチ
特定の活動に対し，意図的にその獲得を目指す介入方法（後述）．
▶ Lecture 3 参照.

MEMO
ニーズとデマンドの違い
ニーズ（needs）は，対象者にとって必要なことで，担当チームが導き出した，対象者にとって将来を含め本当に必要なことをいう．デマンド（demand）は，対象者の要望や欲求，望むことをいう．目標を設定する際，対象者のデマンドを尊重しつつも，デマンドだけにこたえていくのではなく，対象者と十分話し合いながら，担当者の合意のなかで目標を設定し，実施する．

表1　高次脳機能障害に対するリハビリテーションの基本となる考え方

機能回復	損なわれた脳機能をもとどおりに再建することは難しく，脳の再組織化によりもとの機能をできる限り再現するための治療的介入を行う．脳の回復のメカニズムを理解してリハビリテーションを行う
機能的代償	脳の失われた機能の代わりとなる残された脳機能を代償的に使用し，繰り返し学習させる．具体的には，視覚的情報処理が難しい視覚認知の障害に対し，障害されていない体性感覚を利用して認知できるよう繰り返し課題を行うなどである
行動的補償	これまでとは異なる新しい方法，代替する方法でリハビリテーションを行う．具体的には，両手で着ていた衣服を片手で着る練習をするなどである．記憶障害における外的記憶手段（メモ，スマートフォンなど）を使う
支援	対象者のニーズやデマンドに対し，対象者自身の能力の向上や獲得ではなく，活用できる資源を利用する．資源の紹介や，総合的なマネジメントを行う

表2 作業療法が対象とする高次脳機能障害の分類

		自分をとりまく環境からの情報（外部情報）や，自分の内部情報を知覚し認知する過程の障害．主に3つに分けられる
失認症 ▶ Lecture 3～5 参照	半側空間無視	空間のある方向へ注意が向かない障害
	視覚失認，視空間失認	視覚の情報処理障害として，対象情報処理と空間情報処理の2つの情報処理過程で生じる障害
	その他の失認	身体失認，触覚失認，聴覚失認など
動作・行為の障害 ▶ Lecture 6, 7 参照	情報を処理した結果，自己や環境に対する出力の障害として生じる．主に2つの障害がある	
	失行症	動作の障害
	前頭葉性行為障害	前頭葉の損傷に特異的な動作・行為の障害
失語症 ▶ Lecture 8 参照	言語機能の障害	
注意障害 ▶ Lecture 9 参照	知覚認知や行動の基盤となる機能の障害	
記憶障害 ▶ Lecture 10 参照	知覚認知や行動の基盤となる機能の障害	
遂行機能障害 ▶ Lecture 11 参照	目的をもった一連の活動を有効に成し遂げるために必要な機能の障害．社会的，自立的，創造的な活動を行うのに非常に重要な機能である	
社会的行動障害 ▶ Lecture 12 参照	高次脳機能障害支援モデル事業の中で位置づけられた障害．意欲・発動性の低下，情動コントロールの低下，欲求コントロールの低下，対人的技能拙劣，依存性・退行，固執性，反社会的行動がある	

後，複雑な活動の実施時や，社会参加に際し顕在化することを理解したうえで，継続的にかかわることが求められる．

2) 作業療法が対象とする高次脳機能障害の枠組み

高次脳機能障害の分類は，さまざまかつ詳細な分類があるが，作業療法が対象とする高次脳機能障害として，本書では大枠を設けた（**表2**）．

最初に，感覚情報の情報処理過程の障害である失認症があり，半側空間無視，視覚失認と視空間失認，その他の失認の3つに分類した．その情報処理の結果，認知した対象への目的を達成するための出力の障害である動作・行為の障害として，失行症と前頭葉性行為障害の2つがある．さらに，人としての特有の機能である言語機能の障害として失語症がある．これらに対し，さまざまな高次脳機能障害の基盤となる機能であり，個別の明確な障害として同定が難しいものに，注意障害と記憶障害がある．加えて，個々の高次な脳機能を統合し，まとまりある行動を行うための重要な機能として前頭葉と関連した遂行機能障害がある．前頭葉の損傷では，特に脳外傷との関連が深い社会的行動障害もある．対人関係，社会活動に支障をきたし，近年，その障害は社会問題になっている．

3. 高次脳機能障害の発生機序

高次脳機能障害は，さまざまな原因によって脳の組織が損傷した結果，脳の器質的傷害に起因して起こる障害である．また，この脳の損傷は，より高次な脳の機能の障害であり，日常生活や社会生活に支障をきたす．このような脳の損傷を起こす原因となる疾患や外傷の発生機序について，理解を深めることが大切である．

1) 原因となる疾患，外傷

(1) 脳血管疾患

脳の血管が詰まることや破れることによって起こり，脳梗塞，脳出血，くも膜下出血に大別される．脳は機能局在がある程度明らかにされているため，損傷部位（血管）や損傷範囲から障害を予測できる．

MEMO
脳血管疾患は，高次脳機能障害の原因疾患として，最も多い．

(2) 外傷性脳損傷（頭部外傷）

　頭部外傷の受傷原因としては交通事故が最も多く，スポーツ外傷，転倒，高所からの落下，暴行など，強い外力が頭部に加わった結果でも生じる．脳挫傷，急性硬膜外血腫，急性硬膜下血腫など限局した脳損傷と，びまん性軸索損傷や外傷性のくも膜下出血など，広範囲にわたる脳損傷がある．

　多くは MRI や CT 画像で障害部位が特定できるが，まれに MRI や CT 画像だけでは障害部位が特定できないこともある．

(3) 脳炎

　ヘルペス脳炎やウイルス脳炎などがあり，脳に炎症が起きることで高次脳機能障害が出現する．症状は脳炎が起きた部位で異なる．

(4) 低酸素脳症

　溺水，心筋梗塞，一酸化中毒，麻酔事故，交通事故などによる心停止，呼吸停止により，脳への酸素供給が一時的に停止することで，その後遺症として高次脳機能障害が起こる．低酸素に脆弱な内側側頭葉（海馬など），大脳皮質，淡蒼球，小脳などに持続的な障害を残す場合がある．

(5) アルコール性脳症

　長期の大量飲酒によりウェルニッケ脳症によるコルサコフ症候群を引き起こし，高次脳機能障害を呈する．病巣は第三脳室周囲の乳頭体，視床，視床下部，中脳水道から第四脳室周囲にみとめられ，前頭葉など大脳皮質の萎縮を伴う．中核症状は，前向（性）健忘，逆向（性）健忘の持続である．

(6) 脳腫瘍

　髄膜腫に代表される良性腫瘍と神経膠腫に代表される悪性腫瘍がある．症状は，腫瘍の部位や広がり，また良性か悪性かにより異なる．

(7) 神経変性疾患

　認知症の病型の一つであるアルツハイマー病やパーキンソン病，多発性硬化症など，神経の変性に伴い症状が進行することが特徴である．高次脳機能障害も神経の変性に伴い進行する．

(8) 認知症

　認知症とは，発育過程で獲得した認知機能や精神機能が後天的な脳の障害により低下し，日常生活や社会生活に支障をきたしている状態である．中核症状は記憶障害などの認知機能の障害であり，その他にも多数の高次脳機能障害を示す．その背景となる疾患はさまざまであるが，アルツハイマー病，前頭側頭型認知症，レビー小体型認知症などの病型により症状が異なる．

2) 発症年齢

　原因となる疾患や外傷などの背景の違いにより発症年齢にも特徴がみられ，また，発症年齢の違いにより高次脳機能障害の症状の経過や，ICF の構成要素である「活動」「参加」への影響が異なる（後述）．それぞれの機序だけでなく，年齢による影響を理解する．

　原因となる疾患として最も多いのは脳血管疾患であり，その場合，対象者は高齢者が中心となる．認知症による場合，さらに年齢が高くなる．一方，外傷性脳損傷による場合は若年の対象者が多く，女性より男性が多いのが特徴である．

　発症年齢によって，その後の生活への影響が異なる．若年者の場合，復学や復職など社会参加を目的とした作業療法介入が重要となる．脳血管疾患の場合，急速な高齢化に伴って対象者の年齢の幅が広く，各々の背景により作業療法の介入方法は大きく異なる．40〜50歳代は家族を支える中心的存在であるため，生計を立てるなど家族

MRI（magnetic resonance imaging；磁気共鳴映像法）

CT（computed tomography；コンピュータ断層撮影）

📖 MEMO

● ウェルニッケ（Wernicke）脳症
眼球運動障害，失調，意識障害を三主徴とする脳症で，ビタミンB₁（チアミン）の欠乏やアルコールの多飲によって生じる．後遺症として，コルサコフ症候群を引き起こす．

● コルサコフ（Korsakoff）症候群
健忘症候群ともいわれ，記銘障害，健忘，失見当識，作話を主症状とする．

前向（性）健忘，逆向（性）健忘
▶ Lecture 10 参照.

アルツハイマー（Alzheimer）病

パーキンソン（Parkinson）病

QOL (quality of life；生活の質)

内の役割の大きさからその介入も多岐にわたる．60歳代以降は，社会参加の状況を考慮し，生きがいやQOL（生活の質）にも配慮した介入が求められる．

4. 症状の経過

高次脳機能障害は一見しただけではわかりにくい症状が多く，目に見えにくい，周囲の理解が得られにくい障害といわれ，社会生活を営むうえで大きな障害となる．手術や内服，点滴など確立した治療法がなく，社会復帰を目指してリハビリテーションを行うことが中心になる．

高次脳機能障害は，一部の変性疾患などを除き，脳の器質的損傷を引き起こす疾患や外傷により突然起こり，一度低下した高次脳機能は徐々に改善するが，原因となる疾患や外傷により経過は異なる．多くの場合，発症・受傷後1年程度は著しい改善がみとめられ，その後は改善のスピードが鈍り，数年のうちに大きな機能的変化は少なくなる．しかし，このような回復過程は，運動障害など他の障害に比較すると回復は大きく，長期間にわたり続く．これは，高次の脳機能ほど可塑性が高く，機能回復だけでなく，人の高次脳機能は，応用的活動や社会適応能力として発揮されるため，機能，活動レベルでの向上として評価される．

このようなことから高次脳機能障害は，単純なADLでは顕著に現れなくても，IADL（手段的ADL）やさまざまな社会生活のなかで顕在化することがあり，一般的に効果的なリハビリテーションの時期を過ぎてから課題が見つかり，介入を必要とすることがある．そのため，病期を超えて長期的なかかわりを必要とする．

5. 作業療法過程

1）対象者の特定とその受け入れ

作業療法を実施する場合，基本的には，誰に（対象者，障害の範囲），いつ（病期），どこで（病院，施設，在宅），何を（専門知識の範囲）行うかという範囲を特定する[4]．作業療法士は，医療，保健，福祉の各分野で働いている．これは，疾患や障害の治療と予防（医療），健康の維持（保健），安心と幸せな生活の保障（福祉）が一体となってこそ生活の質の向上が図れるという社会保障の理念に，作業療法の知識と技術が活かせるためである．

一般的に，医療領域で医師の指示にもとづいて作業療法を実施し，その対価（診療報酬）が支払われる．その他，保健領域，福祉領域においても，医師の指示のもと実施された場合，同様の手続きが行われる．医師の指示のもとでない場合，作業療法の知識と技術を応用する，または利用するという形で実施される場合もある[4,5]．

(1) 対象者

さまざまな疾患や外傷を転機に，高次脳機能障害を有する人，または有しているかもしれない人が対象者である．作業療法の対象者は，なんらかの脳損傷を背景に，その人らしい作業の実施が妨げられている人，あるいはその可能性の高い人である[5]．

(2) 病期，療養場所

高次脳機能障害は，発症からの時間経過により急性期，回復期，生活期（維持期）などの病期に分けられる．各病期において作業療法が実施され，発症後，順を追って継続的に実施される場合もあれば，生活期から始まることもある．その理由は，高次脳機能障害の特性として，発症当初，全般的で重篤な障害により高次脳機能障害を特定できない場合や，障害が軽度の場合に入院生活では問題が顕在化せず，退院後の家庭生活や社会生活など複雑な環境下での高次な認知活動の際に問題が明確になることによる．

MEMO
医師の指示のもとでない作業療法
医療保険，介護保険などの保険の範囲で作業療法が実施される場合，「理学療法士及び作業療法士法」に基づいて医師の指示のもとで実施する．しかし，高次脳機能障害者への支援は，高次脳機能障害支援モデル事業を経て，高次脳機能障害支援普及事業として一般施策化され，「障害者総合支援法」のもと，そのサービスの提供主体は市区町村に一元化された．この支援体制の中で作業療法士は「医療法」に基づかない積極的な活躍を行っている．
▶ Lecture 13 参照．

調べてみよう
作業療法を実践する場として，どのような勤務先があるか『作業療法白書2015』[6]で調べてみよう．

気をつけよう！
復学や復職などの具体的な目標に向けての介入が求められるが，復帰後に高次脳機能障害が顕在化することもある．

時期	予防期	急性期	回復期	生活期（維持期）	終末期
領域	保健	医療		医療・保健・福祉・教育・職業関連	医療・福祉
場所	在宅	病院		病院・在宅・施設	病院・在宅・施設
	居宅 地域の集会所 地域の介護保険関連施設	病室 病棟 作業療法室	病室 病棟 作業療法室 デイルーム 治療・訓練の専門施設以外（屋外，実際の生活場面）	＜医療＞居宅（訪問）診療所，病院など ＜保健・福祉＞居宅，地域の介護保険関連施設，地域の集会所，生活棟，機能訓練室，デイルーム，居宅，各種入所・通所施設など ＜教育＞プレイルーム，教室，運動訓練室など	病室 病棟 デイルーム 居宅（訪問）など

＊予防期は，特に認知症予防にかかわる．

図 1　作業療法士が働く場所

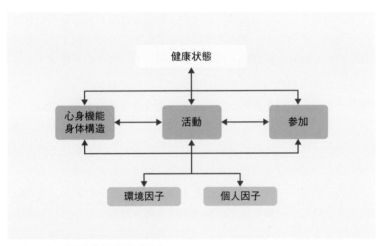

図 2　ICF（国際生活機能分類）

急性期，回復期は医療機関で実施されることが主であり，回復期の一部や生活期では，主体が医療機関から保健・福祉機関に移行する．通所または入所で，さらには自宅に訪問して実施される．**図 1** に作業療法士の働く場所を示す．

2）評価[7]

対象者の生活や作業，活動に影響を与えている要因を検討する視点が重要であり，最初に，対象者の情報を収集し，評価計画を立てる．評価は，検査や測定の他に，観察（生活・作業活動），面接から得られた情報を整理・分析・統合・解釈するという過程を経る[8]．評価内容は ICF[9] の枠組み（**図 2**）で整理するとわかりやすく，過不足なく評価できる．

（1）情報収集

高次脳機能障害の評価計画を立案し実施するうえで，対象者の概要を知り，対象者に接し，作業療法介入の準備をするために情報収集する．収集する情報は，医学的情報と社会的情報の 2 つに大別される．これを ICF の枠組みで考えると，医学的情報は「健康状態」に，社会的情報は「個人因子」と「環境因子」に対応する．

a．医学的情報

高次脳機能障害は，脳の器質的障害がみとめられることが前提となるため，作業療法における他の対象疾患より脳機能に関した情報収集が重要となる．原因となる疾患や外傷に関する履歴（現病歴），医師の指示や作業療法を開始するに至った経緯など

ここがポイント！
作業療法士が活躍する場所は対象者とかかわる時期，領域，圏域などで異なり，これらの特色や関係を多面的にとらえることが重要である．

MEMO
ICF（国際生活機能分類）
ICIDH（国際障害分類）の改訂版として，2001 年に WHO が提唱した．障害を一方向からではなく，健康の構成要素に関し，多面的に分類した．国際的にも統一された基準（考え方）である．

ICIDH（International Classification of Impairments, Disability and Handicaps；国際障害分類）

の発症から現在に至る情報を，カルテや情報提供書などにより収集する．併せて，CT や MRI 画像から，脳の損傷部位や大きさなどを確認する．既往歴，合併症，その他の一般的な検査などの情報を，カルテや医療スタッフから収集する．

b．社会的情報

● 個人因子：対象者の人生や生活の背景（生育歴，教育歴，職業，人生の出来事，個性，趣味，ライフスタイル，習慣，困難への対処法など）．

● 環境因子：

① 人的環境：家族（キーパーソン，家族構成，同居家族など），親族・近隣・ボランティアなどの協力，介護力，対人状況など．

② 物的環境：家屋情報，バリアフリーの度合，近隣の道路，公共交通機関のアクセス．

③ 社会的サービス・制度・施策．

（2）面接（対象者，家族）

事前にさまざまな情報収集や生活場面の観察をしていても，初めて対面し直接やりとりをする時間である．対象者を理解し，問題の有無を見極めるために行う．面接による評価では，対象者に関する社会的情報や，対象者が障害に対しどの程度の知識をもち，または理解しているか，どのように感じているかを聞き取る．一般的な作業療法で行われる面接と同様であるが，特に高次脳機能障害者に対しては，面接がきわめて重要であり，今後の検査の組み立ての手がかりにもなる．

最初に面接の目的と内容を説明し，同意を得たうえで開始する．次に，言語的なやりとりから失語症の有無を推測し，やりとりが成立しても辻褄が合わない場合は，その理由を分析する．加えて，自分に起こったことに対し，無頓着，誤った認識，まったく気がつかないなどから，自分の身体や病態に対する失認を疑うことや，面接中の態度から注意力，感情コントロールを推測するなど，面接をとおして高次脳機能障害の有無の見当をつける．心境や現在の生活状況を聞き取ることから，対象者に内省を促し，一般的な検査からは検出できない問題点を見つけることもできる．

家族からも同様に聞き取り，双方の共通した認識と相違点を整理し，その後の検査や観察の際に明確にするポイントとする．家族の思いなどについても理解する．

聴取する内容を表 3 に示す．対象者がうまく表現できない場合は，質問の仕方を工夫し，表情や行動を観察する．

（3）観察

対象者の状況を知るために，問題の有無，問題として現れている状況，問題の構造，問題の本質などを考え，推測して理解するために行う．

観察には，ボトムアップ的な評価とトップダウン的な評価の 2 つの目的がある．

神経心理学的検査は，意図的な状況を設定したうえで行われる評価である．検査で顕在化する場合と，自然な状況下における行動のなかで顕在化する場合があり，その差も重要である．意識されない半側身体失認など，検査では判断できない高次脳機能障害において，自然な状況下での起居動作や車椅子操作などの場面で，麻痺側の上下肢を忘れるなどからその現象を見つけることができるため，観察によってのみ評価できる．また，複数の高次脳機能障害の合併により，神経心理学的検査を個別に実施することが困難な場合，日常生活場面の観察で障害を特定することができる．これらのことから，観察の目的は，特定の高次脳機能障害を検出するためのボトムアップ的な評価であることがわかる．

これに対し，日常生活や社会生活は，さまざまな機能の統合の結果であり，より高次の脳機能の破綻を観察・評価することができる．観察は，生活を障害している複合した高次脳機能障害の全体像をつかむためのトップダウン的な評価でもある．

💡 **ここがポイント！**
一般的には事前に情報を得ることにより，同じことを繰り返し聞いて，対象者に負担がかかることを避けるが，あえて繰り返し質問し，情報の整合性から見当識や理解力，記憶力をみる．

表 3　作業療法士が聴取する内容

● 発症からの経過
● 困っていること
● 今の暮らしぶり，1 日の過ごし方
● 生まれてから現在までの生活，以前の生活
● 発症前との違い（どんなところか），現在の自分の能力についての感じ方
● 対象者のデマンド（どのような生活を希望しているか）

(4) 検査, 測定

面接で把握した困りごとや自然な状況下で観察された生活上の問題の背景を探求するため, 一連の検査や測定を行う. 検査や測定には多くの種類があるが, すべて行う必要はない. 必要な検査や測定を選択し, 順序立てて実施する. 対象者に負担の少ない方法を工夫し, 発症からの経過もふまえ, 効率的で効果的な検査計画を立てる. 検査は, スクリーニング検査と二次検査 (掘り下げ検査, 標準化検査) に大別される.

a. スクリーニング検査

高次脳機能障害の症状を大まかにとらえ, どの領域に問題があるのか見当をつける. 情報収集, 面接などで高次脳機能障害の有無, 問題となる領域の見当がついている場合も, 重大な見落としをしないために, 偏りなく行う. しかし, すべてを網羅した標準化されたスクリーニング検査はない. 対象者の状態に応じて, 簡便で感度の良い検査や測定を選択し, 組み合わせて実施する.

b. 二次検査 (掘り下げ検査, 標準化検査)

スクリーニング検査で問題点が明確になった領域について, 二次検査を行う. この際, どの領域の, どの検査を選択したらよいかを検討し実施する.

スクリーニング検査と二次検査は, 明確な境界線が引かれているわけではない. 対象者の障害, 年齢, 重症度, 想定される介入によっていくつかが選択される. 検査の手順は, 障害の構造をよく理解して実施することが重要である.

(5) 臨床推論に基づく総合判断

観察, 面接, 検査, 測定の情報を統合し, 対象者と対象者をとりまく環境の全体像を把握する. ICF の「心身機能・身体構造」「活動」「参加」に加え, 背景となる因子「環境因子」「個人因子」に沿って障害像を表すことが対象者の全体像の把握に有用である.

ICF を参考に, 対象者の課題 (問題点) を整理し, 目標となる作業が困難な要因をあげる. 同時に, 残存能力や強み (利点) と対象者をとりまく環境などの資源もあげる. そのうえで, 臨床推論によって以下について総合的に判断する.

- デマンド：対象者は何ができるようになりたいのか, 何を望んでいるのか.
- 否定的側面：何ができないのか, その原因は何か.
- 肯定的側面：何ができるのか, どのような環境因子が促進要素なのか.
- 作業療法士は対象者に対して何ができるのか.

これらをもとに, 介入計画や目標, 方針を決定する.

3) 目標, 方針の決定 [8]

評価における総合判断と疾患に関する医学的知識をもとに, 介入後の対象者のADL を予測し, 具体的かつ実現可能な目標を提案する. 同時に, 目標に向けて作業療法をどのように進めていくかの方針を定める.

目標とは対象者が達成するべき活動であり, 方針とは作業療法士の視点から心身機能の回復, 維持, あるいは低下を予防するのか, またはその作業自体を練習してできるようにしていくのか, これらを達成するために環境へはたらきかけるのかなどであり, 介入戦略の指針といえる.

目標設定は, 最初にリハビリテーションチームとして, 最終目標を設定し, それを実現するために, 職種ごとの長期目標, 短期目標を設定する. 次に最終目標で決めた生活設定に対し, 各職種による最終到達点を長期目標として設定する.

作業療法士は, 人的環境, 物的環境をふまえて, また対象者が自分でできること, できることの最終活動レベルを具体的に設定する. この長期目標に対し, 時間的経過を見越して, 最初にできること, または優先されることなどを短期目標として設定す

MEMO
最近では, セラピストの画像評価における理解能力の向上や医師の指示における明確な検査指示などにより, 「スクリーニング検査→二次検査 (掘り下げ検査)」というプロセスを追わず, 直接各高次脳機能障害の標準化検査を行うことが多い.

MEMO
標準化検査
カットオフ値を用いて, 特定の機能障害の有無を判断する検査.

障害の構造モデル
▶ Step up 参照.

MEMO
最終目標とは, 障害が残存しても, どこで, どのような生活を送るのか生活設定を行うことである. これはリハビリテーションチームでの共通目標となる.

る．この短期目標は実現するたびに次のステップとなる短期目標を設定し，最終的に長期目標に到達するよう計画される．短期目標は，長期目標を実現のためのスモールステップと考える．

同時に，作業療法士のかかわりはチームによる支援の一部であることから，チーム全体，チームの一員として何をすべきかを考えて，目標や方針を立案する．この場合，チームの共通目標が上位の目標となり，チームの構成員である作業療法士の目標は下位の目標となる．

4) 介入計画

作業療法介入の長期目標は，高次脳機能障害による生活への影響を理解し，対象者と家族が望む生活をどのように実現するかを多職種と協力しながら治療・支援することである．対象者の病期に応じ，将来を見据えたかかわり方が重要となる．具体的な目標達成のため，方針に従って対象者の価値観や興味などの個人因子を加味し，十分検討し，介入計画を立案する．そのうえで，最適な介入手段，順序，手順，期間，頻度，時間などを具体的に設定する．高次脳機能障害に対する介入は長期にわたるため，症状や状況の変化に応じて介入計画を変更する．

5) 介入の基本的な考え方

ICF の枠組みに対応して，①機能障害への介入（治療的介入），②活動制限への介入（具体的な活動獲得への介入や指導），③参加制約への介入（社会参加への支援）の3つの方法が考えられる．また，介入戦略には，ボトムアップアプローチとトップダウンアプローチの2つがある．

(1) ICF の枠組みに対応した介入方法

a. 機能障害への介入

機能回復を目指し，障害へ直接アプローチする方法である．機能回復を前提としているため，回復のメカニズムを理解する．回復のメカニズムには，脳血流の回復による受動的回復や，脳活動の賦活，神経の可塑性を背景にした機能代償などがある．さまざまな作業や活動をとおして脳を刺激し，中核となる機能の回復を目指す．

b. 活動制限への介入

機能回復にかかわらず，目的とする課題や行為を遂行するために，残存する健常な機能を用いることや，補助的な手段を導入して技能訓練を行い代替技能を獲得するなどの介入である．障害された機能を使用しなくても活動できるように，環境を調整する項目もある．対象者の能力を活かし，環境への適応を促進させるアプローチである．具体的な活動レベルに目標をおいた介入により，日常生活への適応を図る．

c. 参加制約への介入

対象者のニーズやデマンドに応じて，さまざまな社会参加を促進するために介入する．社会参加には，就労，就学から，文化・芸術活動，趣味活動，市民活動，ボランティア活動など地域における幅広い活動が含まれる[10]．

就労，就学などに関しては，具体的な問題を明確にし，治療的介入や技能獲得に加えて，支援を行う．介護，生活支援制度，そして包括的な社会的支援体制が必要であり，医療専門職に加え行政を含めたさまざまな関連職種がかかわり，職種間あるいは施設間の連携が重要となる．

(2) 介入戦略

a. ボトムアップアプローチ

障害された機能に焦点を当て，その機能を繰り返し賦活し基礎から積み上げる介入方法である．脳の機能回復の結果，その機能を背景とした活動が獲得できると考える．例えば，左半側空間無視の患者に対し，左側を探索できるように，左空間に視覚

MEMO

機能回復のメカニズム
細胞死に至っていない神経細胞の機能を回復させる場合（受動的回復）と，細胞死に至った神経細胞の機能を他の方法で再獲得する場合（機能代償）の2つがある．受動的回復には，虚血性ペナンブラ（不完全虚血部位）の回復と，diaschisis（機能解離）の解消がある．機能代償には，行動学的な機能代償と，脳が可塑的に変化することによる神経学的な機能代償がある．

ボトムアップアプローチ，トップダウンアプローチ
▶ Lecture 3 参照.

的な手がかりを与える方法や，聴覚や体性感覚など他の感覚刺激により左空間への気づきを促す方法がある．

b. トップダウンアプローチ

ボトムアップアプローチに対して，特定の活動に対し，意図的にその獲得を目指し，自ら戦略を模索する介入方法である．例えば，左半側空間無視の患者で上衣の更衣で左手を袖に通すことが難しい場合，左空間への注意が向きにくいことを自覚し，左腕を袖に通せる方法を工夫しながら繰り返し行い，自ら更衣ができる能力を獲得する方法がある．

6. 社会的支援

作業療法過程においては，高次脳機能障害者への社会的支援体制を十分理解し，多職種と連携してかかわる．目に見えない障害といわれる高次脳機能障害は，周知が不足しており，認定されていないという背景のもと，支援が及ばない状況が続いた．障害は，身体障害，知的障害，精神障害の3つの障害に分類・認定され支援を受けることができる．高次脳機能障害は，精神障害または身体障害のどちらかで認定を受けられるようになり，「障害者総合支援法」に基づいて支援を受けることができる．社会的支援体制を総合的に学ぶと同時に，作業療法士がかかわる分野や領域は，医療をはじめ，保健，福祉の分野や地域連携に加え，職業関連の領域，さらには最近注目されている自動車運転再開に関する領域があることを理解して学習する．

高次脳機能障害における社会的支援
▶ Lecture 13 参照.

高次脳機能障害と自動車運転
▶ Lecture 14 参照.

■引用文献

1) 山鳥 重，早川裕子ほか：高次脳機能障害マエストロシリーズ①基礎知識のエッセンス．医歯薬出版；2007.
2) 鎌倉矩子，山根 寛，二木淑子編，鎌倉矩子，本多留美著：高次脳機能障害の作業療法．三輪書店；2010.
3) 鎌倉矩子：高次神経障害．渕 雅子編，日本作業療法士協会監：作業療法学全書 第8巻 作業治療学5 高次脳機能障害．改訂第3版．協同医書出版社；2011.
4) 二木淑子，能登真一編：標準作業療法学 専門分野 作業療法学概論．第3版．医学書院；2016. p.62, 64.
5) 鎌倉矩子，山根 寛，二木淑子編，鎌倉矩子著：作業療法の世界—作業療法を知りたい・考えたい人のために．第2版．三輪書店；2004. p.123, 127.
6) 日本作業療法士協会：作業療法白書 2015. p.26-32.
　https://www.jaot.or.jp/files/page/wp-content/uploads/2010/08/OTwhitepepar2015.pdf
7) 渕 雅子編，日本作業療法士協会監：作業療法学全書 第8巻 作業治療学5 高次脳機能障害．改訂第3版．協同医書出版社；2011.
8) 日本作業療法士協会編：作業療法ガイドライン（2018年度版）.
　https://www.jaot.or.jp/files/page/wp-content/uploads/2019/02/OTguideline-2018.pdf
9) 障害者福祉研究会編：ICF 国際生活機能分類—国際障害分類改定版．中央法規出版；2002.
10) 鈴木孝治，早川裕子ほか：高次脳機能障害マエストロシリーズ④リハビリテーション介入．医歯薬出版；2006. p.95.

■参考文献

1) 中島八十一，寺島 彰編：高次脳機能障害ハンドブック—診断・評価から自立支援まで．医学書院；2006.
2) 石合純夫：高次脳機能障害学．第3版．医歯薬出版；2022.
3) 辻 省次総編集，河村 満専門編集：アクチュアル脳・神経疾患の臨床．認知症—神経心理学的アプローチ．中山書店；2012.

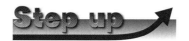

高次脳機能障害を構造的に示した2つのモデルを紹介する.

1. 行動・認知モデル

　行動・認知モデルは山鳥らにより提唱され，基盤的認知能力，個別的行動・認知能力，統合的認知能力に分けられる[1]．基盤的認知能力には，意識，注意，記憶，感情が含まれる．個別的行動・認知能力には，知覚性認知能力，空間性能力，行為能力，言語能力が含まれ，比較的独立して障害される機能で，病巣に対応した症状（巣症状）として出現する．統合的認知能力は，いくつかの個別的行動・認知能力を統合し，個体として一つの目的に向かってまとまりある認知能力を実現する．

　これらの三者の関係は図1[1]に示すように，並列的なものではなく，階層的であることを理解しておく．基盤的認知能力は，中段の個別的行動・認知能力を支える機能であり，また個別的行動・認知能力を統合して，個々のまとまりを実現するために，統合的認知能力がある．

2. 神経心理ピラミッド

　神経心理ピラミッドは，アメリカのラスク研究所（ニューヨーク大学医療センター）の脳損傷者通院プログラムで用いられている高次脳機能障害の構造を示すモデルである（図2）[2]．

　神経心理ピラミッドは，高次脳機能障害の大まかな階層を示し，回復段階を想定している．基礎レベルとして自覚がないものから，高次レベルとして自覚があるものへと階層的に構成されている．それぞれの機能を厳格に分けるのではなく，相互に関連し影響を与え合うと考える．対象者がどのレベルにいるのかを確認し，介入の手がかりにすることができる．

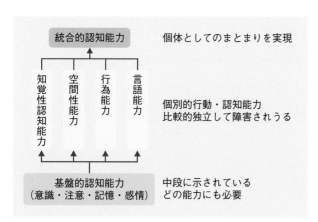

図1　行動・認知モデル
（山鳥 重ほか：高次脳機能障害マエストロシリーズ①基礎知識のエッセンス．医歯薬出版；2007．p.17[1]）

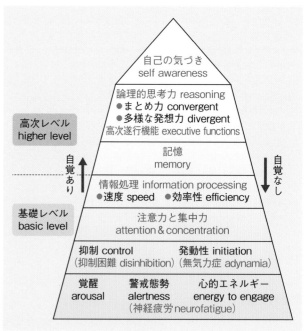

図2　神経心理ピラミッド
（立神粧子ほか：総合リハ 2006；34〈10〉：1000-5[2]）

■引用文献

1) 山鳥 重，早川裕子ほか：高次脳機能障害マエストロシリーズ①基礎知識のエッセンス．医歯薬出版；2007．p.17.
2) 立神粧子，大橋正洋：治療体験記 ニューヨーク大学医療センター・ラスク研究所における脳損傷者通院プログラム—「脳損傷者通院プログラム」における前頭葉障害の補填戦略（前編）．総合リハ 2006；34（10）：1000-5.

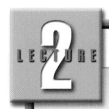

高次脳機能障害と画像の読み方

到達目標

- 大脳の4つの脳葉の様式特異性を理解する.
- 脳内の3つの神経線維（投射線維, 連合線維, 交連線維）の結合を理解する.
- 高次脳機能障害に関係する脳のしくみを理解する.
- 脳画像から, 残存する機能と障害される機能を予測し, 障害が推測できる.

この講義を理解するために

　私たちの行動は, 脳のはたらきが運動に変換されたものです. 作業療法士がMRIなどの脳画像を活用し, 評価や訓練を組み立てるためには, 脳画像と行動の両方を繰り返しみる臨床での実践が不可欠です. この講義では, 臨床での実践の前段階として, 高次脳機能障害に関係する脳のしくみを理解すること, 脳画像から残存する機能と障害される機能を予測する思考を身につけることを目指します. そのためには, 解剖学, 生理学, 病理学で学んだ知識を結びつけることが必要です.

　高次脳機能障害と画像の読み方を学ぶにあたり, 以下の項目を学習しておきましょう.

　　□ 解剖学で学んだ神経系の構造を確認しておく.

　　□ 生理学で学んだ中枢神経系の機能を確認しておく.

　　□ 病理学で学んだ脳が損傷されたときに生じる症候を確認しておく.

講義を終えて確認すること

　　□ 大脳の4つの脳葉の様式特異的な機能が理解できた.

　　□ 一次領域, 単一様式性連合野, 多様式性高次連合野の関係が説明できる.

　　□ 単一様式性連合野の損傷で生じる代表的な高次脳機能障害が理解できた.

　　□ 多様式性高次連合野の損傷で生じる代表的な高次脳機能障害が理解できた.

　　□ 脳画像の水平断を見て, 脳の外側部のどのあたりかが説明できる.

1. 脳画像から高次脳機能障害を理解するための基礎知識

1）高次脳機能障害の3つの段階

脳に損傷が生じると，正常な脳のはたらきが障害され，その結果，正常な行動発現が障害される．高次脳機能障害には，①「脳」という形態における損傷，②「はたらき」という機能における障害，③「行動」という実現における障害が存在する．

MRIなどの脳画像をみることは，脳の解剖学的構造という形態における情報を得ることである．一方，作業療法士が介入するのは行動発現という実現段階である．脳画像で得られる形態における情報と，観察や介入から得られる実現における情報をつなげるのは，機能の情報である．

作業療法を展開するうえで有益な情報を脳画像から得るためには，機能にかかわる脳のはたらきを理解する必要がある．

2）大脳皮質の様式特異性

脳の機能は，シナプスを介したニューロンネットワークのはたらきによるものといえる．神経細胞は大脳皮質に集中して存在し，脳領域によって主なはたらきが異なる（図1〜3）．例えば，頭頂葉の神経細胞は主として体性感覚を，側頭葉は聴覚を，後頭葉は視覚を，前頭葉は運動出力を処理するはたらきを担う．このように，処理する情報は脳領域ごとに特異性がある．これを様式特異性という．

この様式特異性は，大脳皮質の神経細胞の分化の程度により，各脳葉内で濃淡がある．様式特異性が明確で機能分化が単純な領域から，様式特異性が薄れ複数の様式が連絡する複雑な領域まで，順序性がある．大脳皮質を様式特異性の濃淡によって，一次領域，単一様式性連合野，多様式性高次連合野の3つの領域に分けて考えると，高

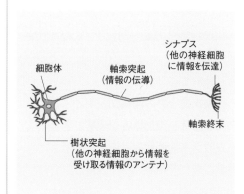

図1 神経細胞（ニューロン）の基本的な構造

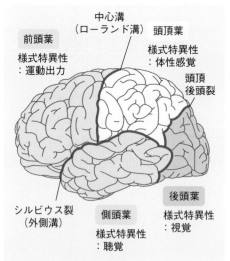

図3 大脳の側面像と脳葉
大脳は，中心溝（ローランド溝）とシルビウス裂（外側溝）が基準となり，頭頂葉，側頭葉，後頭葉，前頭葉の4つの脳葉に分類される．
● 頭頂葉：中心溝よりも後方で，シルビウス裂より上方に位置する．
● 側頭葉：シルビウス裂より下方に位置する．
● 後頭葉：大脳の後端に位置するが，側面像からの境界は明らかではない．
● 前頭葉：中心溝よりも前方で，シルビウス裂よりも上方に位置する．

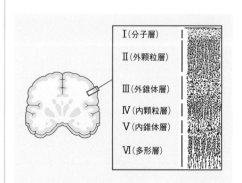

図2 大脳皮質の6層構造

次脳機能障害と脳部位の関係が理解しやすい.

（1）一次領域

　神経細胞の分化が最も進んでおり，様式特異性が最も明確な領域である．一次領域には，一次感覚野と一次運動野がある．一次感覚野は，体性感覚，聴覚，視覚の外界情報が感覚器から入り，視床などの中継核を経た情報が入る大脳皮質の領域である．一次運動野は，外界に向けて運動を起こすための信号を大脳皮質から出力する領域で，一次運動野を出た信号は，脳幹や脊髄の運動核を経て筋肉に達する．

　一次感覚野は，体性感覚を担う頭頂葉の中心後回，聴覚を担う側頭葉の横側頭回，視覚を担う後頭葉の鳥距溝周辺が含まれる．一次運動野は，運動出力を担う前頭葉の中心前回が含まれる．

　一次領域だけの損傷では，原則的には，それぞれ，体性感覚障害，聴覚障害，視覚障害，運動障害（運動麻痺）が生じ，高次脳機能障害は生じない.

（2）単一様式性連合野

　一次領域に接して広がる領域で，様式特異性は保たれているが，一次領域より高次の神経情報処理がなされる．視覚なら視覚，運動なら運動など，それぞれ単一様式の情報が処理される．単一様式性感覚連合野と単一様式性運動連合野があり，単一様式性感覚連合野には体性感覚連合野，聴覚連合野，視覚連合野が含まれる．

　この領域の損傷では，様式特異性のある高次脳機能障害として失認症が生じる．例えば，体性感覚連合野の損傷では，一次体性感覚野は保存されているため，「触っているのはわかるが，何を触っているのかわからない」状態，言い換えると触覚失認という状態になる．触覚失認では，視覚や聴覚の情報処理には問題がないので，視覚や聴覚からの情報処理は可能で，見たり音を聞いたりすれば同定は可能である．

（3）多様式性高次連合野

　単一様式性連合野に接して広がる領域で，様式特異性を失い，複数の様式である多様式の情報処理を行う，最も高次の領域である．「連合野の連合野」ともよばれ，特定の入力様式や出力に縛られず，それぞれの単一様式性連合野で処理された神経情報を相互に結びつける．体性感覚連合野，聴覚連合野，視覚連合野の中間に位置する後方の側頭・頭頂領域と，運動様式特異性連合野の前方に位置する前頭前野の2領域がある．

　この領域の損傷では，様式特異性を超えた，より高次の障害が生じ，側頭・頭頂領域の損傷では観念性失行を生じる．失行症は，運動機能や体性感覚，聴覚，視覚が十分保たれているのに，道具をどのように操作してよいかわからなくなる状態である．この領域の損傷によって，ある特定の様式特異的な障害では説明できない，より高次の障害が生じる．

3）一次領域，単一様式性連合野，多様式性高次連合野の脳内ネットワーク[1]（図4, 5）

　図4に示すように，外界の情報は各感覚器で受容され，まずそれぞれの一次感覚野で処理される．その情報は，それぞれの単一様式性感覚連合野で様式特異性のある情報処理がなされ，さらに高次の後方の多様式性高次連合野（側頭・頭頂領域）へと到達する．

　後方の多様式性高次連合野で統合された外界の情報は，前方の多様式性高次連合（前頭前野）へと送られ，単一様式性運動連合野において高次の運動情報処理がなされ，一次運動野に送られる（図5）.

4）脳内ネットワークを支える神経線維

　大脳皮質間のネットワークを担っているのは，大脳皮質の下に広がる神経線維である．神経線維には，すぐ隣の皮質を結ぶ短いU線維，それよりも長い3つの線維である投射線維，連合線維，交連線維がある（図6）．投射線維は上下に大脳皮質と皮

ここがポイント！
大脳皮質の様式特異性
● 様式特異性が明確な領域は，比較的低次の機能を担う．
● 様式特異性が薄れ複数の様式が連絡する領域は，高次の機能を担う．

失認症
▶ Lecture 3〜5 参照.

失行症
▶ Lecture 6 参照.

MEMO
3つの長い神経線維
投射線維は上下を，連合線維は前後を，交連線維は左右を連絡する神経線維である（図6）.

LECTURE 2

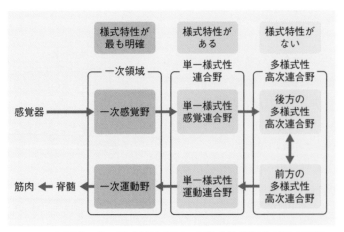

図4　一次領域，単一様式性連合野，多様式性高次連合野の関係

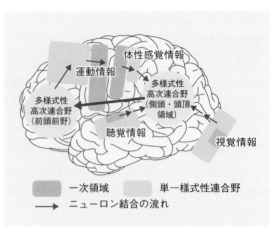

図5　一次領域，単一様式性連合野，多様式性高次連合野の脳内ネットワークの模式図

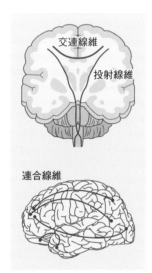

図6　3つの長い神経線維

^{MEMO} MEMO

OMライン（orbitomeatal line；眼窩外耳孔線）とAC-PCライン（anterior commissure-posterior commissure line；前交連・後交連線）
どちらも脳画像の水平断を撮像する際の頭部の基準線である．施設によって用いる基準線が異なるのであらかじめ確認する．

調べてみよう

さまざまな高次脳機能やその障害に関連する領域とMRIによる脳部位の同定については，平山の著書[2]に詳細が記載されている．その他にも，脳画像と脳の機能に関する成書は数多く存在する．わかりやすいと思った1冊を精読し，実際の脳画像と症状をつなげ，臨床場面でも学習を継続してほしい．また，脳の構造は三次元でイメージすると理解しやすい．アプリや電子媒体[3]などを学習に活用しよう．

質外の領域間を連絡する線維であり，代表的なものは錐体路である．連合線維は大脳半球内の前後に同側の大脳皮質で異なる領域間を連絡する線維であり，前頭葉と頭頂葉をつなぐ上縦束，下縦束などがある．交連線維は左右の大脳皮質を連絡する線維で，脳梁などがある．

これらの連絡が脳の損傷によって切断されると，機能と機能の連絡が分断され症状が出現する．脳画像をみるうえでは，大脳皮質の機能に加え，神経線維を理解しておくことが重要である．

2. MRI画像からの症状の推測

脳のMRI画像において，病巣の位置から出現しうる症状を推測するための図として，平山[2]の6つの水平断がある（図7〜9）．これはOMラインに平行な水平断で撮像されたMRIで，病巣のチェックに適している．6つの水平断は，眼球，鼻腔の見える水平断，中脳が犬の顔に見える水平断，脳室などが逆立ちしたザリガニの形に見える水平断，脳梁膨大部の見える水平断，側脳室が八の字に見える水平断，大脳半球が縦に割った卵に見える水平断である．

本講義では，平山の6つの水平断に準じ，AC-PCラインに平行な水平断における健常者の脳を示し，代表的な高次脳機能障害の脳領域の関係について概説する（図7）．なお，中脳が犬の顔に見える水平断（図7b）は，2スライスにわたり，後頭・側頭部が見える水平断と前脳基底部が見える水平断である．

1）眼球，鼻腔の見える水平断　（図7〜9のa）

両眼球の間に鼻腔が見え，側頭葉先端部，橋，小脳が確認できる．側頭葉先端部は，視覚情報処理の腹側経路が到達するところであるが，聴覚情報処理の腹側経路や嗅覚・味覚情報，言語関連領域とのやりとりもあり，多様式性で，高次の情報処理を担う領域である（図10）．この領域が損傷されると，種々の意味記憶の障害が生じる可能性がある．

2）中脳が犬の顔に見える水平断　（図7〜9のb）

中央に犬の顔のような形をした中脳と脳幹が見え，外側はシルビウス裂で大脳が前頭葉と側頭葉に分けられる．前頭葉は，眼窩皮質，内側後端の前脳基底部を確認できる．側頭葉内には，記憶の座である海馬や海馬傍回，高次の視覚処理を担う舌状回，紡錘状回，下後頭回がある．

この水平断では，海馬とその周辺の損傷による健忘に関連する領域，前脳基底部の損傷による健忘に関する領域，また，後方の視覚系の高次脳機能障害である視覚失認

や失読などが出現しうる領域を確認できる.

3) 脳室などが逆立ちしたザリガニの形に見える水平断　（図7〜9のc）

前頭葉，側頭葉，後頭葉を確認でき，外側のシルビウス裂で前頭葉と側頭葉に分けられる．中央部では，側脳室前角，第三脳室，側脳室の周囲に尾状核，内包，淡蒼球，被殻，視床が確認できる.

前頭葉は，運動を担う領域であるが，前方や内側は多様式性高次連合野である．加えて，内側でより前方の領域は，収集行動などの複雑な行為の抑制障害が生じる．左大脳半球外側の損傷では，ブローカ失語，観念運動失行の報告がある.

側頭葉では，シルビウス裂の後方に一次聴覚野である横側頭回が確認できる．その外側後方には聴覚性連合野があり，この領域の損傷で，音源定位の障害，右大脳半球であれば環境音失認，左半球であれば純粋語聾など，聴覚に特異性のある高次脳機能障害が生じる可能性がある．左側のウェルニッケ領域は，上側頭回後部である．また，シルビウス裂から後方に上側頭回，中側頭回，下側頭回を見ることができる.

なお，言語関連脳領域は，右利きの人の大部分，左利きの人でも70%以上で左大脳半球にある．言語関連脳領域の中心は，主として左大脳半球のシルビウス裂の周囲に存在すると考えられている（**図11**）．シルビウス裂の周囲は，聴覚や口の動きを担う一次領域，その単一様式性連合野，さらには多様式性高次連合野がある．言語機能は，言葉を聞く，話す，書く，読むなど，さまざまな様式に関連する.

4) 脳梁膨大部の見える水平断　（図7〜9のd）

中央の脳室の前後に左右の大脳半球を連絡する脳梁が確認できる．前方は脳梁膝，後方は脳梁膨大（部）である．脳の正中像から見た脳梁を**図12**に示す．脳梁膨大の後は脳梁膨大後領域とよばれる．左側の脳梁膨大後領域はエピソード記憶にかかわり，この領域に損傷が限局していれば，短期記憶や全般性注意は正常であるが，出来事を覚えたり思い出したりすることが障害される健忘が生じる．右側の損傷では道順障害が生じる.

ネズミなどでは両側の脳梁膨大後領域が空間的な記憶や進路決定の機能をもっていたが，ヒトでは言語を獲得したことにより，左側が言語性および非言語性のエピソード記憶へ，右側が進路決定と関係した道順の処理（と非言語的なエピソード記憶の一部）へ分化した可能性がある[2].

5) 側脳室が八の字に見える水平断　（図7〜9のe）

この水平断では，前頭葉と頭頂葉が確認できる．中央の側脳室上部が八の字の形に見える．この八の字の傾きを後方に延長してぶつかる領域が角回である．角回の前方が縁上回である.

角回と縁上回は，頭頂葉の下半部（下頭頂小葉）を構成する．体性感覚のみならず，視覚や聴覚など，外界からの情報をまとめる後方の多様式性高次連合野で，この領域の損傷で生じる障害は多様式性の非常に高次な障害となる．左大脳半球ではさまざまな失行症を生じ，右大脳半球では着衣失行（着衣障害）などを生じる.

この断面の，一次体性感覚野に近い後方の領域では単一様式性の触覚失認，口の運動にかかわる一次運動野に近い前方の領域では構音障害を生じることがある.

前頭葉内側では，行為の複雑さの濃淡があり，後方から前方に行くほど複雑な行為の抑制にかかわる．この部位の損傷による障害も，最も後方では把握反射や本能性把握反応，少し前方では模倣行動や使用行動，さらに前方では収集行動と，前方になるほど複雑な行為の障害が生じる.

頭頂間溝は，大脳半球の外側後端近くに，後方から前方に比較的まっすぐ入り込んだ溝である．頭頂間溝内には，視覚の背背側経路の機能の多くが存在する（**図13**）.

健忘 ▶Lecture 10 参照.
視覚失認 ▶Lecture 4 参照.
前頭葉性行為障害 ▶Lecture 7 参照.
ブローカ（Broca）失語 ▶Lecture 8 参照.
観念運動失行 ▶Lecture 6 参照.
聴覚失認 ▶Lecture 5 参照.
ウェルニッケ（Wernicke）領域
環・環シルビウス領域 ▶Lecture 8・図3 参照.

ここがポイント！
ブローカ領域，ウェルニッケ領域だけでなく，様式特異性の観点から，脳領域と障害された機能と残存する機能について考えることも有用である.

エピソード記憶の障害 ▶Lecture 10 参照.
道順障害 ▶Lecture 4 参照.
着衣失行（着衣障害）▶Lecture 6 参照.
触覚失認 ▶Lecture 5 参照.
前頭葉の抑制性制御 ▶Lecture 7 参照.
前頭葉の機能部位 ▶Lecture 11・図1 参照.

MEMO
視覚情報処理の3つの経路
一次視覚野以降の大脳における視覚情報処理の経路は，3つに区別される（図13）．頭頂葉の上部に向かう背背側経路は，対象の位置や運動，形の情報をあまり意識にのぼらないで処理する．頭頂葉の下部へ向かう腹背側経路は，対象の位置や運動を意識にのぼる形で処理し，対象の存在を意識することにかかわる．側頭葉へ向かう腹側経路は，対象の形や色の情報を意識にのぼる形で処理し，それが何であるかを認識することにかかわる.
▶Lecture 4 参照.

調べてみよう

図7の左右に並んだ水平断は同じスライスである．左側にはその水平断スライスで確認できる代表的な解剖学的指標を示し，右側には出現しうる症状を示した．左側にはこの他，どんなものが確認できるか，成書で確認してみよう．

視覚情報処理
▶ Lecture 4 参照．

意味記憶の障害
▶ Lecture 10 参照．

シルビウス（Sylvius）裂

ここがポイント！

脳画像から脳溝や脳回を同定するには慣れが必要である．最初は難しいかもしれないが，繰り返すうちに必ず同定できるようになる．繰り返すことで精度が高まり，脳画像の情報が自分の作業療法に必須の情報となる．

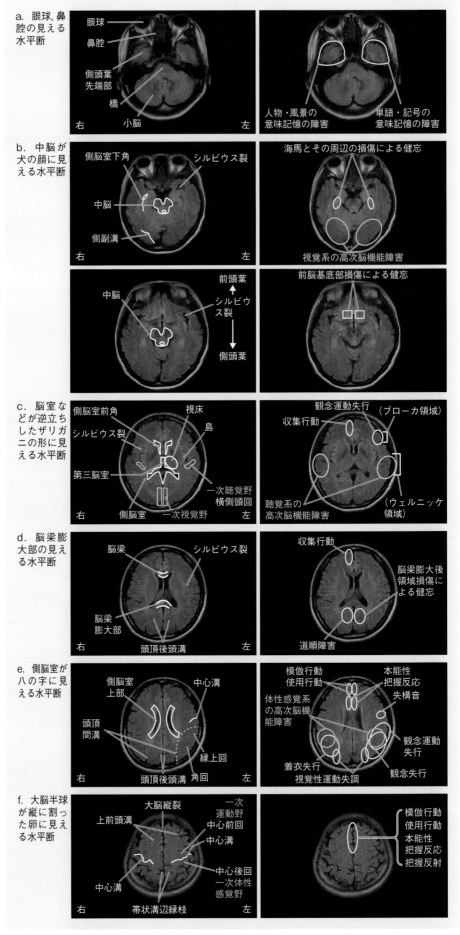

図7　主な高次脳機能障害の脳領域（MRI 画像）

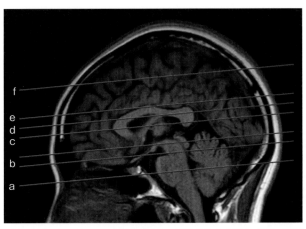

図8　図7の6つの水平断を同一脳MRI矢状断に重ねた図

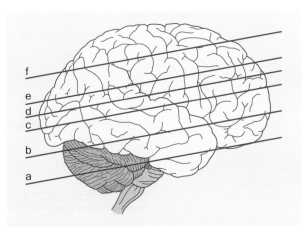

図9　外側から見た右脳図に6つの水平断の位置を重ねたイメージ

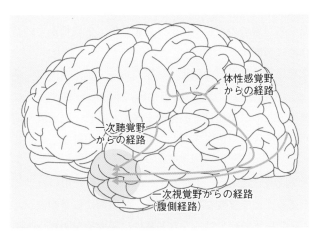

図10　側頭葉先端部への経路
側頭葉先端部は，さまざまな感覚様式からの経路が到達する多様式性高次連合野である.

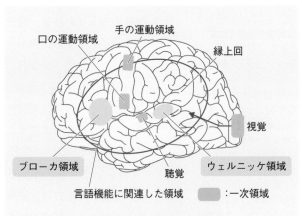

図11　シルビウス裂周囲の言語関連領域

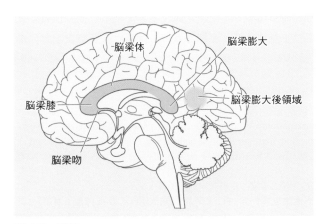

図12　脳梁

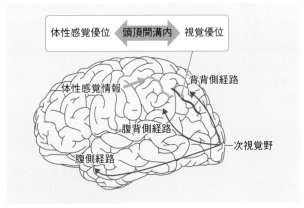

図13　視覚情報処理の3つの経路と頭頂間溝，上頭頂小葉への感覚情報の入力

前方の一次体性感覚野からの情報と，後方の一次視覚野の情報を統合する領域で，頭頂間溝内は前方ほど体性感覚情報の影響が大きく，後方ほど視覚情報の関与が大きい．この領域は体性感覚と視覚の情報を統合する多様式性高次連合野であり，「見たものに正確に手を伸ばす」はたらきと，「見たものを正確につかむ」はたらきを担うため，この領域を含む脳損傷では，視覚性運動失調や把握の障害を生じる.

6）大脳半球が縦に割った卵に見える水平断（図7〜9のf）

脳の頭頂部の水平断で，前頭葉と頭頂葉が確認できる．脳室は見えず，側頭葉と後

頭葉も見えない．中央に左右の大脳半球を分ける大脳縦裂が確認できる．大脳縦裂を後方にたどり，最初に縦裂に直行する溝が帯状溝辺縁枝である．帯状溝辺縁枝から脳回1つ分前方で，外側から斜め後方に走る溝が中心溝である．中心溝の前後は一次領域で，中心溝の前部の中心前回は一次運動野，後部の中心後回は一次体性感覚野である．

前頭葉内側では，行為の複雑さの濃淡があり，後方から前方に行くほど行為として複雑な抑制にかかわる．この領域の損傷では，後方から前方に向かいより複雑な行為の障害を呈し，把握反射，本能性把握反応，使用行動，模倣行動を呈する．

3. 脳画像から高次脳機能障害を予測するための注意点

MRIやCTの脳画像があれば，それを参考に症状を予測して臨床での実践にあたる．しかし，疾患や症状によっては必ずしも脳画像だけでは予測できないことが少なくない．高次脳機能障害を予測する際には，脳画像からだけでなく，病歴や一般的な神経学的所見の情報，臨床場面での対象者の言動や反応，評価結果，他職種からの情報など，すべての情報から総合的に判断する．

特に，利き手，発症日，併存疾患，年齢などの情報は必須である．言語機能は，多くの場合，左大脳半球にあるが，左利きの人では右大脳半球にある可能性が高くなる．加えて，経時的変化を把握するために発症日と脳画像を撮像した日，脳血流や病態の広がりなどを考慮するために動脈硬化や糖尿病などの併存疾患，年齢などの情報も重要である．

「脳室などが逆立ちしたザリガニの形に見える水平断」といった表現を用いたように，脳室の見え方は，脳画像を見るうえで重要な指標になる．脳室内に脳脊髄液がたまることにより脳室が拡大する正常圧水頭症では，左右対称性に脳室やシルビウス裂などが拡大し，高位円蓋部（前頭葉）の脳溝が狭小化する．一方，アルツハイマー型認知症や加齢などで脳の萎縮が生じているときには，脳室の拡大に加え，脳溝も拡大する．

多くの場合，脳画像の撮像時に読影情報レポートが添付されている．その情報と成書を参考に，損傷部位と保存部位を見極める．不明な点は，医師や先輩職員などに尋ねるとよい．

■引用文献

1) Mesulam MM：Behavioral neuroanatomy：Large-scale networks, association cortex, frontal syndromes, the limbic system, and hemispheric specializations. In：Mesulam MM, ed.：Principles of Behavioral and Cognitive Neurology. 2nd edition. Oxford University Press；2000. p.1-120.
2) 平山和美編著：高次脳機能障害の理解と診察．中外医学社；2017.
3) INFORMA for Medical：解剖・画像をスマホ・PCで学ぶ!!『病気がみえる vol.7 脳・神経』．メディックメディア．https://informa.medilink-study.com/web-informa/post17382.html/

■参考文献

1) Lanfermann H, et al. 著，真柳佳昭，渡辺英寿訳：脳の機能解剖と画像診断．第2版．医学書院；2018.
2) 石原健司：脳画像の読み方：基礎編．高次脳機能研究 2018；38（2）：184-7.
3) 梗間 剛：国家試験にも臨床にも役立つ！リハビリ PT・OT・ST・Dr. のための脳画像の新しい勉強本．三輪書店；2019.
4) 山鳥 重，早川裕子ほか：高次脳機能障害マエストロシリーズ①基礎知識のエッセンス．医歯薬出版；2007.
5) 早川裕子：脳画像情報を作業療法に活かす1 "見立て" のコツ．作業療法ジャーナル 2020；54（1）：43-8.

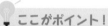

把握反射，本能性把握反応，使用行動，模倣行動
▶ Lecture 7 参照．

CT（computed tomography；コンピュータ断層撮影）

💡 ここがポイント！

脳画像の情報を臨床で活かすために
臨床で出会った患者について，自分のデータベースを作るつもりで，臨床像と脳画像をセットにするという作業を積み上げることを推奨する．臨床像は難しく考えず，その患者について自分が見たこと，感じたこと，考えたことでよい．脳画像についても，最初は正確に脳部位の同定ができず，「あの辺が白くなっていたな」くらいの感想でよい．この作業を何例か行ったら，脳画像から残存する機能と障害される機能を予測し，自分の言葉にする．たとえ間違っていても，間違ったことを自分のデータとして，間違ったこと，修正したことの両方を蓄積する．正確さは経験の積み重ねがつく．最初は脳画像から残存する機能と障害される機能を予測するという思考を身につけることが肝要である．

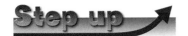

脳画像から障害を考える

1）症例

70歳代，男性，右利き．脳梗塞を発症し，3か月が経過している．

2）脳画像から病巣を確認する

（1）脳画像を見て病巣を考える（図1）

講義の「2．MRI画像からの症状の推測」を参照し，図1を見て病巣がどこにあり，どの領域に病変が広がっているか，どの領域が保存されているかを考える．その後，以下の解説を読む．

（2）病巣を確認する（図2）

最初に左右の大脳半球を比較する．左大脳半球には右大脳半球より黒く見える（低信号）の領域が確認できることから，病巣は左大脳半球にあることがわかる．

次にそれぞれの水平断について詳しく見てみる．

脳室などが逆立ちしたザリガニの形に見える水平断（図2a）で，シルビウス裂を確認する．右大脳半球では明確に確認できるが，左大脳半球では病巣があり判然としない．右大脳半球から推察すると，左大脳半球は島を含む前頭葉には病巣は及んでいないと考えられる．一方，シルビウス裂の後方の上側頭回にあるウェルニッケ領域，さらにその後方の中側頭回が損傷されている．後方内側の鳥距溝周囲を含む後頭葉には，病変は確認できない．

脳梁膨大部の見える水平断（図2b）では，左大脳半球では前方のシルビウス裂が確認できるが，後方は低信号域であり，縁上回にも病変が及んでいることがわかる．右大脳半球の視床やその外側の白質に小さな点状の低信号域

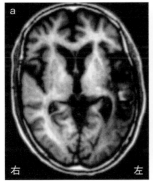
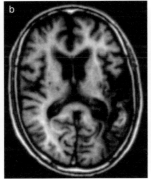
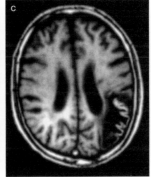
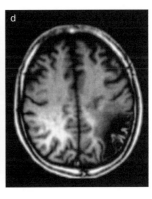

図1　発症3か月後のMRI T1画像
a：脳室などが逆立ちしたザリガニの形に見える水平断，b：脳梁膨大部の見える水平断，c：側脳室が八の字に見える水平断，
d：大脳半球が縦に割った卵に見える水平断．

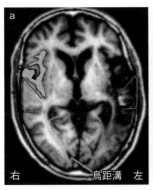
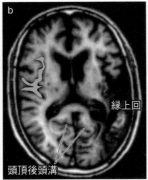
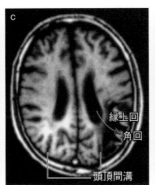
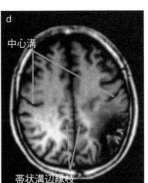

図2　図1に重ねた鍵となる脳溝と脳回
a，bの薄いピンクで囲んだ部分はシルビウス裂．aの右大脳半球の濃いピンクの線は上側頭回のウェルニッケ領域に相当する領域．
左大脳半球では黒く見えて同定できないが，右大脳半球から推測したウェルニッケ領域．

が確認できるが，前頭葉，脳梁，後頭葉には病変は確認できない．

側脳室が八の字に見える水平断（図2c）では，左側の側脳室の八の字の傾きを後方に延長してぶつかる領域の角回，その前方の縁上回に病変が及んでいることがわかる．一方，頭頂間溝より内側の部分には病変は及んでいない．

大脳半球が縦に割った卵に見える水平断（図2d）では，中央の大脳縦裂を後方にたどり，最初にほぼ直行する溝である帯状溝辺縁枝を見つける．その帯状溝辺縁枝から脳回1つ分前方で，外側から斜め後方に走る中心溝をみると，中心溝の前方である中心前回も後方の中心後回にも病巣は確認できない．頭頂葉の病変は，一次感覚野には及んでいない．

3）障害を予測する

（1）3つの領域の損傷と保存を考える

講義の「1. 脳画像から高次脳機能障害を理解するための基礎知識」を参照し，一次領域，単一様式性連合野，多様式性高次連合野の3つの領域の損傷と保存を考える．その際，症例の利き手の情報と言語領域のある大脳半球も併せて考える．その後，以下の解説を読み，確認する．

（2）障害を予測する

最初に，右利きで左大脳半球の病変であることから，症例の言語領域は左大脳半球にある可能性が高い．

一次領域については，左側の側頭葉の一次聴覚野は損傷されていた可能性があるが，図2a，bの水平断の後方で確認できる後頭葉の視覚領域，図2dの水平断で確認できる一次体性感覚野，一次運動野に病変はなく，視覚，体性感覚，運動に障害はない可能性が高い．

単一様式性連合野については，右大脳半球に関しては，聴覚，視覚，体性感覚，そして運動の高次領域に病変がないことから，右大脳半球で処理する単一様式の失認症などの高次脳機能障害は存在しない可能性が高い．左大脳半球においても，視覚に関連する領域に病変をみとめないので，視覚失認も存在しないと思われる．また，前頭葉性の運動行為の障害も存在しないと考える．一方，体性感覚や聴覚に限局した触覚失認や聴覚失認などの高次脳機能障害は存在する可能性があるが，より高次の多様式性高次連合野に損傷があることと失語症の影響から，確認するのは困難である可能性が高い．

症例の病変は，左大脳半球の後方の多様式性高次連合野である縁上回と角回が含まれているため，単一様式では説明できない高次の障害を呈する可能性が高い．視覚や体性感覚の情報処理そのものは保たれており，例えば目の前に道具があれば，見え方や感じ方には問題がないため，それが何であるかは了解できるが，それを統合して使うことができない可能性がある．

4）実際の臨床像

症例はウェルニッケ失語で，構音は保たれ発音は明瞭であったが，発話は錯語を伴っていた．言語による理解では，挨拶や簡単な言語指示でしか意思疎通ができなかった．

明らかな麻痺や感覚障害はなく，歩行も問題なかった．言語を介した詳細な検査は困難で，模倣などはできなかった．検査場面で道具を使用してもらうと，道具を正しく把持するものの使用方法の誤りがあり，失行症をみとめた（図3）．

日常生活では大きな問題はなく，食事や整容に使う道具も使用できた．症例はウェルニッケ失語があり，言語が必要な高次脳機能障害のテストバッテリーを用いて評価することは困難であるが，日常生活の観察から，物品の認知は良好で失認症はないこと，前頭葉性の抑制障害などもなく，前方の多様式性高次連合野の機能も保存されていると判断した．

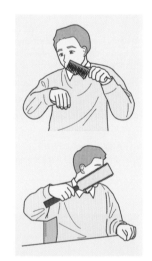

図3　道具使用検査の場面
くしを持つと，反対の手を叩くように動かした．のこぎりを持つと，ひげをとかすように動かした．

■参考文献

1）Hayakawa Y, Yamadori A, et al.：Apraxia of single tool use. Eur Neurol 2000；43（2）：76-81.

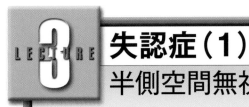

失認症（1）
半側空間無視

到達目標

- 半側空間無視の症状と病巣を理解する.
- 半側空間無視の評価と介入方法を理解する.
- 半側空間無視に併発しやすい右半球症状について理解する.
- 半側空間無視による生活への影響を理解する.
- 行動性無視検査（BIT）を理解し，実施する（実習）.

この講義を理解するために

　私たちは常に周囲の空間情報を処理・認知しながら行動しています．半側空間無視とは，視覚や聴覚に問題がないにもかかわらず，身体や身体周囲の空間情報のうち，左右の一側を無視する症状を示します．そのため，半側空間無視は日常生活を非常に困難にさせます．急性期においては，半側空間無視は左右どちらにも出現しますが，ほとんどは右半球損傷に伴う左半側空間無視です．右大脳半球を損傷した場合，左半側空間無視以外にもさまざまな高次脳機能障害を併発することがあり，それらはまとめて右半球症状とよばれています．

　左半側空間無視はリハビリテーションを阻害する要因として知られており，左半側空間無視がない場合と比べて，機能改善や自宅退院率は低く，在院日数は長くなると報告されています．そのため，左半側空間無視の評価や介入方法を理解しておくことは，リハビリテーションを効率的に進めるうえで重要です.

　半側空間無視を学ぶにあたり，以下の項目を学習しておきましょう.

　　□ 脳の機能局在について学習しておく.
　　□ 右大脳半球の解剖学的，生理学的な知識を学習しておく.
　　□ 脳を損傷する可能性のある疾患について学習しておく.

講義を終えて確認すること

　　□ 半側空間無視の分類について説明できる.
　　□ 半側空間無視の病巣，神経基盤について説明できる.
　　□ 半側空間無視による生活への影響について説明できる.
　　□ 半側空間無視に対する評価方法を説明し，実施できる.
　　□ 半側空間無視に対する介入方法について説明できる.
　　□ 右半球症状について理解できた.

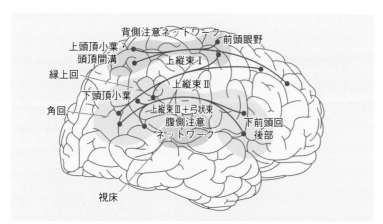

半側空間無視
（unilateral spatial neglect：
USN）

MEMO
同名半盲
左右のいずれかの視野感度が著しく低下している状態を半盲といい，両眼の同じ側が半盲を示す場合を同名半盲という．視交叉よりも中枢の視路障害に起因する視野の障害である．同名半盲のみであれば，眼球を動かしたり頸部や体幹を回旋したりすることで視野を左右均等に戻すことができる．さらに，視野障害を補うための代償性眼球運動（積極的に眼球を左方へ動かすこと）が観察される．

ADL（activities of daily living；
日常生活活動）

覚えよう！
左半側空間無視は，右側の中大脳動脈領域損傷により生じることが多いが，その他にもさまざまな部位の損傷で出現するため，右半球損傷後に最もみとめやすい高次脳機能障害の一つである．

MEMO
上縦束
双方向性の神経束であり，大脳の前部と後部を結んでいる．その範囲は広く，前頭葉，後頭葉，側頭葉，頭頂葉を接続している．

メズラム（Mesulam MM）

1. 総論：半側空間無視

半側空間無視は，大脳半球の病巣と反対側の刺激に対して，発見して報告したり，反応したり，その方向を向いたりすることが障害される病態である[1]．半側空間無視のほとんどは右半球損傷により生じる左半側空間無視である（時に，右半側空間無視もみられることもある）．そのため，本講義における半側空間無視は，左半側空間無視を指した用語とする．

半側空間無視は，空間を認知する処理の障害であり，視野障害（同名半盲）とは大きく異なる．半側空間無視を呈する対象者は，左側の空間に注意を向けることが困難であり，いったんは左側の見落としに気がついたとしても再び見落とすことが多い．また，その病態について無関心であり，他者から指摘されても深刻さのない反応を示す．そのため，見守りや介助を必要とする場面が多くなり，その結果，運動麻痺や感覚障害が軽度であってもADLの自立が妨げられる．

1）責任病巣

責任病巣は右大脳半球の前頭葉，側頭葉，頭頂葉，視床，内包後脚と幅広く，なかでも下頭頂小葉（縁上回，角回）が重要である（図1）．臨床的には中大脳動脈領域で生じることが多いが，右大脳半球の脳血管疾患であれば，どの部位であっても半側空間無視を呈する可能性を考えて評価にあたる．近年では，上縦束をはじめとした白質（神経線維）が半側空間無視に大きく関与すると報告されている[2]．病巣によって半側空間無視の症状や予後が異なるため，画像評価は介入方法を検討するうえで重要となる．

2）機序

半側空間無視が生じる機序には諸説ある．以下に代表的なものを紹介する．

（1）空間性注意障害説

空間性注意とは，空間からの感覚入力に対して検出力を高める注意の機能である．メズラムは，後部頭頂葉，前頭眼野，帯状回，そして視床や線条体，上丘から成る線維連絡を空間性注意の神経ネットワーク（図2）[3]として提唱した．この空間性注意の神経ネットワークには左右の大脳半球において機能差があり，右大脳半球は左右の空間に注意を向けることができるが，左大脳半球は右の空間にしか注意を向けることができない（図3）[4]．そのため，右大脳半球が損傷されると左大脳半球による右空間への空間性注意のみが残り，半側空間無視が起こるという説である．なお，空間性注意

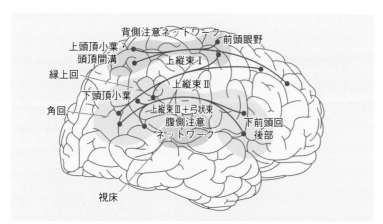

図1 半側空間無視の責任病巣と空間性注意の神経ネットワーク

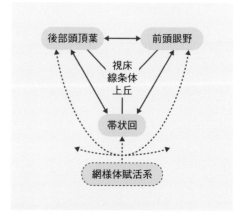

図2 空間性注意の神経ネットワーク
（Mesulam MM：Ann Neurol 1981；10〈4〉：309-25[3]）

の神経ネットワークは，一部でも損傷されると半側空間無視が生じるとされている．

（2）方向性運動低下説

左側へ向かう運動が減少することで半側空間無視が生じるという説である．正面から右側へ向かう運動と左側へ向かう運動において，左側へ向かう運動が速度，距離ともに低下する現象を示す．感覚入力における注意の機能と鑑別するため，テグネールとレバンダーによる合わせ鏡を用いた線分抹消試験やビジャックらの滑車を用いた線分二等分試験など多様な研究がなされた．前頭葉損傷の半側空間無視において，左側へ向かう運動の計画が障害される原因の一つと考えられている．

（3）表象地図障害説

表象とは，知っている景色や物品，人などを脳内でイメージすることである．ビジャックらは，イタリアのミラノ大聖堂を正面から見た風景と，背中を向けて見た風景を思い出して述べる課題において，一部の半側空間無視を呈した対象者は，どちらの風景についても右側の建物のみを述べたことを報告した[5]．一部の半側空間無視においては，脳内での表象レベルで半側空間無視が生じていると考えた．しかし，今日では表象地図障害は半側空間無視による障害の一つとされ，これだけで半側空間無視を説明することはない．

3）空間の分類

半側空間無視を理解するにあたり，どのような空間を無視するのかという空間の分類を知っておく必要がある．どの空間を無視しているのかにより，介入方法が異なる．半側空間無視における空間の概念は，距離による空間の分類と空間座標による分類の2種類がある．

（1）距離による空間の分類（図4）

遠近による空間の分類では，自分の身体を示す身体空間，手の届く距離である身体周辺空間，手の届かない距離である遠位空間の3つに分けられる．それぞれ評価方法は異なり，一般的な机上検査は身体周辺空間の評価，遠くの人や風景などの認識は遠位空間の評価として用いられる．また，身体空間の半側空間無視は，外空間と区別され，片側性の身体失認として分類されることがある．

3つの空間における半側空間無視は独立すると報告されており[6]，身体周辺空間の半側空間無視があるからといって，身体空間や遠位空間の半側空間無視も同様にあるとは限らない．

（2）空間座標による分類

諸家によりさまざまな分類がなされているが，臨床的には自己中心空間と対象中心空間の2つに分類される（図5）．

MEMO
前頭葉損傷では主に運動的探索が障害され，頭頂葉・側頭葉損傷では主に空間認識や表象が障害されると考えられている．

テグネール（Tegnér R）
レバンダー（Levander M）
ビジャック（Bisiach E）

MEMO
表象（representation）
想起により思い浮かぶ具体的なイメージのことをいい，抽象的な理念や概念のことではない．
▶ Lecture 10 参照．

身体空間（personal space）
身体周辺空間（peripersonal space, reaching space）
遠位空間（extrapersonal space, far space）
片側性の身体失認
▶ Lecture 5 参照．

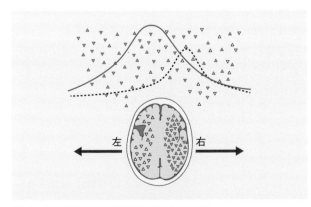

図3 空間性注意の半球差に関する仮説
（太田久晶ほか：Clinical Rehabilitation 2010；19〈11〉：1018-24[4]）

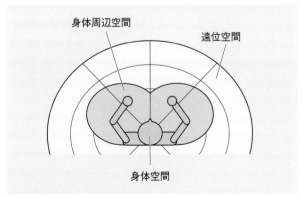

図4 距離による空間の分類

身体周辺空間
遠位空間
身体空間

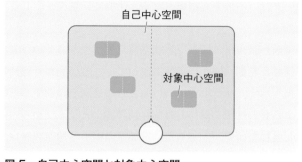

図5　自己中心空間と対象中心空間

a．自己中心空間

　対象者を中心として，空間を左右に分けた分類のことである．自己中心性無視では左空間を広く見落とすため，左側の人や物を発見することが困難になり，それは左側であればあるほど症状が強くなる．

　身体を中心とした分類であるため，位置を移動する，または頸部や体幹を回旋することによって対象者にとっての右空間および左空間は変化する．よって，身体運動により無視する空間内の人や物を認識することが可能となる．

b．対象中心空間

　ある物品や個体を中心として左右に分けた空間であり，物体中心空間ともいわれる．対象中心性無視は，個体が占有している空間の半側を見落とすため，認識可能な右の空間内においても起こりうる．対象物の左側を見落とすため，8を3と読み誤まる，または複数の絵を模写する際に絵の見落としはないものの，各々の絵の左側が欠損するなどのエラーが出現する．

　自己中心空間の半側空間無視は左半球損傷によっても生じる場合があるが，対象中心空間の半側空間無視は右半球損傷固有の症状とされている．近年の研究では，上側頭回や中側頭回，海馬傍回の損傷で出現すると報告されている．

2．臨床評価

　半側空間無視の評価には，観察と神経心理学的検査が用いられる．評価の前には半盲の有無を確認する．同名半盲を併発する半側空間無視は多いが，同名半盲のみである場合，頸部・体幹回旋や眼球運動で視野欠損を自発的に代償するため，左空間の見落としは目立たない．

1）観察

（1）ベッドサイドでの観察

　急性期では離床が困難な場合が多い．その際にはベッドサイドでの観察が主な評価となり，観察や声かけから半側空間無視について評価することが可能である．

　以下に記載する状態が観察される場合，半側空間無視が疑われるため，離床可能となった段階で机上検査を実施する．

● 目線や顔が常に右向きの非対象姿勢である．

● ベッドの右端に寄っている．

● 左側から声をかけると反応しない．または右側を探す．

● 左側にある物品（ナースコール，タオルなど）を見つけられない．

　意思の疎通が可能な状態であれば，スクリーニングとして以下の評価を実施する．

● ひも二等分検査：対象者の正面に30cm程度のひもを水平に提示し，真ん中をつまむよう指示する．中心よりも右側をつまんだ場合，半側空間無視を疑う．

表1　ADL 場面における半側空間無視の症状

食事	●左側の食器に気がつかない ●皿の左側を食べ残す
整容	●歯磨きのときに左側を磨かない ●整髪のときに左側をとかさない ●ひげを右側しか剃らない
更衣	●左手を袖に通せない ●左側の襟や袖を整えない ●左足の靴の着脱を忘れる
トイレ	●ズボンの引き上げが不十分（特に左殿部） ●左側にあるトイレットペーパーやレバーに気がつかない ●便座の右寄りに座る
入浴	●身体の左側を洗わない，拭かない
移乗	●車椅子の左側のブレーキをかけない，外さない ●左側のフットレストを上げない，下げない
移動，歩行	●車椅子や身体の左側をぶつける ●左側にある曲がり角に気がつかない

表2　Catherine Bergego Scale 日本語版（CBS-J）

1. 左側の整容を忘れる
2. 左側の着衣困難
3. 左側にある料理を食べ忘れる
4. 左側の歯を磨き忘れる
5. 左側への注視が困難
6. 左上下肢への認識が困難
7. 左側への聴性注意が困難
8. 移動時の左側への衝突
9. 左側空間見当識が困難
10. 左側の身の回りのものを探せない

各項目 0〜3 点で評価（合計点：0〜30 点）
0点：困難なし
1点：時々あり
2点：明らかにあり
3点：左側の探求ができない

LECTURE 3

- **指数え検査**：対象者の眼前に複数の指を立てた手を提示し，本数を答えるよう指示する．対象者から見て左側の指を見落とした場合，半側空間無視を疑う．

（2）ADL 場面の観察

　半側空間無視は ADL に大きく影響する障害である．どのような ADL が阻害されているのか確認する．半側空間無視の ADL と神経心理学的検査には乖離があるため，検査で問題がなければ ADL にも問題がないということはない．そのため，セラピストによる詳細な ADL の観察は，半側空間無視の評価において重要な役割を占める．

　ADL 場面における半側空間無視の症状を**表1**に示す．これらはリハビリテーション場面だけでは観察できない内容であるため，実際の ADL 場面に立ち会うか，病棟スタッフや家族から情報収集する．

　定量的な ADL 観察評価として，Catherine Bergego Scale（CBS）がある（**表2**）．10項目の観察内容を 0〜3 点の 4 段階で採点し，点数が高くなるほど ADL 場面における半側空間無視の症状が強いと解釈する．0〜30 点で点数化ができるため，同一対象者の症状改善を測る指標としても用いることができる．CBS をセラピストや看護師などによる評価（観察評価）と対象者自身による評価（自己評価）を行うことにより，この点数差を「（半側空間無視に対する）病態失認」として解釈し，半側空間無視に対する本人の病識（アウェアネス）の評価としても利用することができる．

2）神経心理学的検査

　車椅子座位がとれる時期には，神経心理学的検査を実施する．机上での検査実施にあたり，以下の点に注意する．

- 半側空間無視の多くは，全般性注意障害を合併している．そのため，不必要な刺激がなく集中しやすい環境で評価を実施する．
- 紙面を用いる場合は，対象者の正面に設置する．対象者が紙面を動かす場合は，文鎮やテープで紙面を固定してもよい．
- セラピストが不必要な刺激とならないよう，対象者の正面に位置する．セラピストが右側に位置すると対象者の注視を過剰に右側へ引き寄せる可能性があり，左側に位置すると対象者に認識されず教示が十分に伝わらない可能性がある．

　意識障害や認知機能低下の影響により神経心理学的検査が実施困難な場合は，ペグボードやお手玉などを用いることで，探索可能な範囲を評価できる．

MEMO
病識（アウェアネス〈awareness〉）
病的な状態にあることを自分で認識することである．

全般性注意
▶ Lecture 9 参照.

MEMO
ペグボードからペグを抜き取る（または差し込む），または机に置かれたお手玉を取るという課題から，反応できる空間の範囲を推察できる．

表3 行動性無視検査（BIT）のカットオフ点と最高点

通常検査	カットオフ/最高点	行動検査	カットオフ/最高点
線分抹消試験	34/36	写真課題	6/9
文字抹消試験	34/40	電話課題	7/9
星印抹消試験	51/54	メニュー課題	8/9
模写試験	3/4	音読課題	8/9
線分二等分試験	7/9	時計課題	7/9
描画試験	2/3	硬貨課題	8/9
		書写課題	8/9
		地図課題	8/9
		トランプ課題	8/9
合計得点	131/146	合計得点	68/81

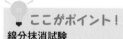

覚えよう！

行動性無視検査（Behavioural Inattention Test：BIT）
半側空間無視の代表的な検査である．紙面検査である通常検査と，物品を用いた行動検査に分かれる．各検査にカットオフ点が設定されており，合計点または下位検査のいずれか一つでもカットオフ点を下回ると半側空間無視と考えられる．
▶実習参照．

ここがポイント！

線分抹消試験
簡易であるため，この検査でカットオフ点を下回る場合は重度の半側空間無視と考えられる．右半球症状を伴う場合は，一度印を付けた右側の線分に繰り返し印を付けることがある．

選択性注意障害
▶ Lecture 9 参照．

脱抑制
▶ Lecture 12 参照．

MEMO

陽性誤反応（false positive；偽陽性）
指定された標的以外にも反応するエラーのことである．すべきではない行為をするという意味から，コミッションエラー（commission error）ともいわれる．

（1）行動性無視検査（BIT）

　紙面と鉛筆を用いる通常検査と，さまざまな物品を用いる行動検査の2つから成る，標準化された検査である．通常検査はすべてA4用紙の紙面を用いており，6つの下位検査で構成され，行動検査は9つの下位検査から成る．各下位検査にはそれぞれカットオフ点が設定されている（**表3**）．半側空間無視の症状は個人差が大きく，一つの検査だけではとらえきれない可能性があるため，複数の下位検査で構成されたBIT通常検査をすべて実施することが望ましい．

a．線分抹消試験

　25 mmの線分が6本ずつの縦6列，さまざまな向きに配置されており，中央には教示用の4本の線分から成る列がある．すべての線分に鉛筆で印を付けるよう指示する．見落としがある場合の多くは，右上から開始して左下に印を付けずに終了する（**図6a**）[8]．

b．文字抹消試験

　5行の平仮名の文字列から「え」と「つ」に印を付けるよう指示する．多くの場合，文章を読むのと同様に左上から開始して右へ進むが，重度の半側空間無視では，開始点が左端にならず文字列の途中から開始することが多い．この検査は「え」と「つ」以外の文字が妨害刺激となるため，文字選択にかかる負荷が高くなり，左側だけでなく右側にも見落としが起きやすい（**図6b**）[8]．

c．星印抹消試験

　大小の星印と平仮名の文字が散在するなかから小さい星印を選択して印を付けるよう指示する．半側空間無視では，線分抹消試験と同様に，右上から開始して左下に印を付けずに終了することが多い（**図6c**）[8]．文字抹消試験と星印抹消試験において，妨害刺激の存在によって反応範囲が狭くなるかについては得点で量的に確認することが可能だが，それに加え，選択性注意障害や脱抑制により妨害刺激に印を付けてしまう陽性誤反応が出現するかという質的な評価としても解釈できる．

d．模写試験

　見本と同じ図形を描き写すよう指示する．星，立方体，花，3つの図形の4種類を実施する．典型例では左側の一部が欠損した状態で終了するが（**図6d**）[8]，重度の場合は見本を発見することができなかったり，右側のみを描いたりして終了する．また，左側一部分の欠損ではなく，中心から左側をまったく描かずに終了する場合には，対象中心性無視の可能性を考える（**図6e**）[8]．脳血管疾患の場合，半側空間無視でなくても立方体の模写ができないことがあるため，左右差に着目して評価する．

e．線分二等分試験

　右上，中央，左下に配置された204 mmの水平線分の中心に，目分量で印を付ける

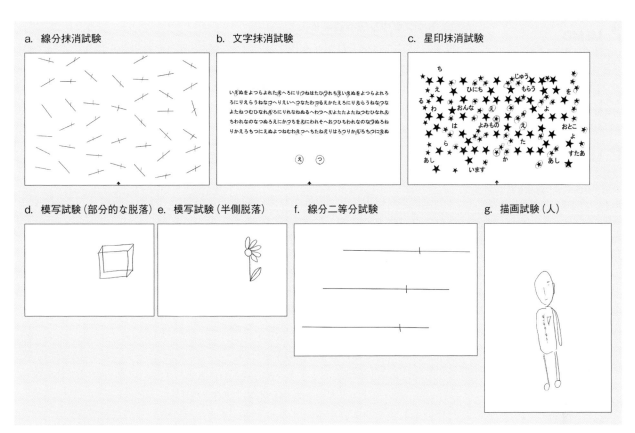

a. 線分抹消試験　　b. 文字抹消試験　　c. 星印抹消試験

d. 模写試験（部分的な脱落）e. 模写試験（半側脱落）　f. 線分二等分試験　　g. 描画試験（人）

図6　行動性無視検査（BIT）の結果
（BIT 日本版作製委員会：BIT 行動性無視検査 日本版. 新興医学出版社；1999[8]）の通常検査の結果〈新興医学出版社より許可を得て掲載〉）

よう指示する．中点から 12.75 mm 以内であれば問題ないが，それ以上の偏位は得点が下がる．多くは右上よりも中央，中央よりも左下の線分において印が右に偏位する傾向にある（**図 6f**）[8]．線分二等分試験は簡便かつ検出率が高いため，臨床で用いられることが多い．

f. 描画試験

　白紙の A4 用紙に時計，人，蝶の絵を描くよう指示する（**図 6g**）[8]．左右のバランスが異なるかという観点で採点するため，絵の出来栄えは考慮しない．時計描画に関しては，前頭葉機能，主に言語性知能による影響を受けやすいため，減点となった場合は他の下位検査の結果とあわせて解釈する．

（2）その他の神経心理学的検査

　BIT 通常検査以外にも多数の紙面検査が開発されており，自己中心空間と対象中心空間の無視を同時に評価する検査として，Apples Cancellation Test（**図 7**）や Ota Search Task がある．紙面を用いずに行動から半側空間無視を評価する方法としては，Baking Tray Task や障害物コーステストなどが開発されている．近年では，二次元の紙面検査と三次元の生活空間との乖離を埋める手段として，仮想現実（VR）や複合現実（MR）を用いた半側空間無視の評価が研究・開発されている．

3. 介入方法

　半側空間無視に対する介入方法は多種多様である．半側空間無視には右半球症状（後述）が合併することが多く障害像の個人差が大きいことに加え，認識できる空間を拡大させたいのか，または ADL の自立度を向上させたいのかという目的によっても介入戦略が異なる．病期やリハビリテーション目標に合わせて，適切な介入方法を検討する．

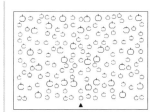

図 7　Apples Cancellation Test

✎ MEMO

● Apples Cancellation Test, Ota Search Task
ともに，右側が欠損した図形と左側が欠損した図形，そして欠損のない図形が不規則に配置された用紙を用いる．対象中心性無視がある場合，欠損のない図形を選択するよう指示すると，左側が欠損した図形も選択してしまう．

● Baking Tray Task
枠内に 16 個の積み木をまんべんなく配置する検査である．半側空間無視があると，右に偏った配置となる．

● 障害物コーステスト
両脇にコーンが設置された通路を歩行または車椅子で移動し，コーンに当たった回数を左右で比較する検査である．

仮想現実（virtual reality：VR）
複合現実（mixed reality：MR）

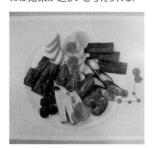

図8　半側空間無視の注視点
青いマーカーは，BIT行動検査の写真課題中の注視点である．左側を見ていないことが確認できる．

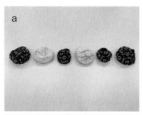

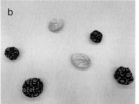

図9　お手玉の連続的配置（a）とランダム配置（b）

1) トップダウンアプローチ

　視覚的・言語的な手がかりを与えることや，左空間内での運動を促すことにより，左空間を自発的に意識できるよう促すアプローチである．

(1) 目印

　左側が目立つよう，赤いテープを貼ることや物を置くことによって左側への注意を促す．対象者の左手を左端に置き，それを手がかりにすることも有効である．車椅子のブレーキの延長もこれに該当する．

(2) 視覚走査訓練（視覚探索訓練）

　半側空間無視によって，視線が右側に偏ることが多い（**図8**）．視線を左方向へ動かすトレーニングを通じて，左空間の探索を促す方法である．本来，視覚走査訓練は視線を動かすトレーニングであるが，お手玉や輪入れを用いた探索訓練と併用することが多い．難易度や実施環境の調整が必要となるため，実施時のポイントを以下に記載する．

- 頸部を左回旋させて左空間を認識させる．
- 必要に応じて段階的に声かけをする．
  - ①「まだ残っている」とだけ伝える．
  - ②「左側にある」と伝える．
  - ③「（思っているより）もっと左側にある」と伝える．
  - ④それでも困難であれば手添え介助で誘導する．
- 探索すべき範囲の左端に目印を設置する．
- 探索空間の外枠を手（指）でなぞりながら確認する．
- 妨害刺激を取り去る．
- 刺激の密度を減らした状態から開始して徐々に増やす．
- 探索範囲を狭いところから開始して徐々に広げる．
- 訓練を何度も繰り返す．
- 日常生活に即した内容を取り入れる．

(3) 左上肢の運動

　左空間を見るだけよりも，左上肢を左空間内で動かし，それを見ることにより半側空間無視が改善することが報告されている．左上肢の運動を通じて右大脳半球が賦活されることにより，半球間抑制のアンバランスが補正された結果，半側空間無視の症状が軽減すると考えられているが，明確な機序はわかっていない．この方法には，左上肢や手指の運動麻痺がないか軽度であることが条件となる．左空間内での運動が難しい場合，右から左へ連続的に物品を配置し，左方向へのリーチを引き出すとよい（**図9**）．

(4) 頸部，体幹の回旋運動

　頸部または体幹を左回旋することによって，半側空間無視が改善するという報告がある．視覚走査訓練や左上肢の運動を実施する際に，頸部や体幹の左回旋を引き出すような課題を設定すると取り入れやすい．

2) ボトムアップアプローチ

　意識的に左空間を向かせるトレーニングではなく，無意識にはたらきかけるアプローチである．末梢からの感覚入力を利用して，半側空間無視そのものを軽減させることを目的とする．

(1) 一側性感覚刺激

　左外耳道に冷水を流す方法，左後頸部筋に振動刺激を与える方法などがある．効果はいずれも即時的であり，持続性はみとめられていない．

（2）プリズム順応

右方向に10度シフトして見えるプリズム眼鏡をかけた状態で，右示指で標的を50回ポインティングする．感覚と運動にずれを生じさせることによって，即時的な効果だけでなく，反復によりプリズム眼鏡を外した後も改善効果が一定期間持続する．

3）ADLへのアプローチ

目標の動作を直接練習することにより，動作獲得を目指すアプローチである．

（1）言語化

ADLを工程に分け，その一つひとつを声に出して確認する方法である．代表的な例として，車椅子操作時に「左のブレーキをかける」「左足を床に置く」などと声に出しながら動作を進めることで転倒予防を図る方法や，歯磨きや整髪の際，ストローク回数が左右同じになるよう数えることで左側が不十分なまま終了しなくなり，整容の質を改善する方法などがある．右半球損傷では言語性知能が保たれていることが多いため，残存している言語機能を用いた代償的な介入方法である．

（2）目印，手がかり

食事トレイの左端にテープを貼ることや，食事前に献立を読み上げることによって左側にある食器の見落としを軽減したり，移動場面で見落としやすい場所（ドア，曲がり角など）に目印を設置する．

4）環境調整

半側空間無視によるADLの制限を軽減・支援するためには，環境の調整が必要となる．人的環境調整として，病棟スタッフや家族に，対象者の症状および対応策について丁寧に説明する．その説明によって，転倒やADLでの失敗，過介助による学習機会減少の予防を図る．物的環境調整としては，居室内のベッドの位置やトイレとの位置関係を適切に変更したうえで，右側にある妨害刺激の撤去などを検討する．目印や手がかりの付与も物的環境調整に含まれる．

4. 右半球症状

半側空間無視以外にも，右大脳半球が損傷されることによってさまざまな高次脳機能障害を呈する．それらは右半球症状とよばれ，半側空間無視と合併することも珍しくない．代表的な右半球症状について以下に説明する．

1）病態失認

左上下肢に運動麻痺があるにもかかわらず，麻痺の存在を否認する状態のことであり，他者から麻痺を指摘されても「何ともない」「ちゃんと動く」と否定する．麻痺を認識していないため，本人はリハビリテーションの必要性を感じておらず，積極的なリハビリテーションが実施困難となることから予後不良となりやすい．

2）身体パラフレニア

病態失認に加えて，麻痺肢に対して異常な認識を示す状態である．麻痺肢を自分のものと認めない非所属感，麻痺肢を他人のものとする他人帰属化，麻痺肢を妄想的に人格化する擬人化，麻痺肢を憎悪する片麻痺憎悪などに分けられる．いずれも急性期でみられる症状であり，長期間持続することは少ない．

3）消去現象

一側の感覚刺激は左右とも知覚できるが，両側同時刺激では左側の刺激を消去してしまい，右側しか知覚できなくなる障害である．視覚，聴覚，触覚について，独立または重複して起こる．

4）注意障害

右大脳半球が損傷されると，注意の維持や選択が障害されることが多い．ぼんやり

💡 ここがポイント！

単なる反復練習にならないよう，半側空間無視や右半球症状の評価内容をふまえて練習方法を検討する．

📖 MEMO

手がかりとして数字を用いることもある．食器の個数を前もって示す，ドアや曲がり角に番号をつけて順序どおりに進むなど，数えることにより見落としに気づきやすくなる．

病態失認（anosognosia）

身体パラフレニア
（somatoparaphrenia）
▶ Lecture 5 参照．

📖 MEMO

Visual Extinction Test
（視覚消去テスト）
検査者は対象者から約80cm離れた場所に位置し，両手を広げ，左右の示指を立てて素早く曲げる．対象者に，検査者の目を見たまま左右どちらの示指が動いたかを問う．

注意障害
▶ Lecture 9 参照．

したり，不注意であったり，注意が逸れやすく集中できない状態が観察される．これは覚醒システムが右大脳半球に局在していることによる影響と考えられる．

5) 感情障害

右半球損傷では無関心，感情鈍麻などの感情障害が起こりやすい．そのため，表情の変化や会話の抑揚，ボディランゲージなどの情動的な内容が表現できなくなり，理解する能力も低下する．

6) 地誌的障害

熟知している場所で道に迷う障害であり，道順障害（地誌的見当識障害）と地誌的記憶障害に分けられる．道順障害は，空間認知が障害されることによって目的地までの距離や方向がわからなくなり，自室に戻れなくなったり外出先から帰宅できなくなったりする障害である．地誌的記憶障害とは，知っているはずの建物や風景，間取りなどが思い出せず，それを見ても認識できなくなる障害のことである．

7) 姿勢，運動の障害

（1）ライトネックローテーション

頭頸部と眼球が正中を向くことができず，常に右方向へ回旋している状態である．多くは重度の半側空間無視と合併する．正面や左側からの声かけに対しても右側を向いてしまうため，頸部だけでなく体幹まで右回旋することがある．介入しなければ脊柱に関節可動域制限が生じる可能性があるため，早期から他動運動を実施する．

（2）プッシャー症候群による姿勢の障害

右上下肢に力を入れて左側へ強く押すことにより，姿勢が左に傾斜する現象である．この現象はすべての姿勢で起こりうるため，座位や立位の獲得を阻害する大きな因子となる．身体認知や垂直軸のずれにより生じると考えられている．

（3）ペーシング障害

ペーシングとは，動作速度の調節のことである．右半球損傷では動作速度が速く，粗雑となるために動作の失敗やエラーが起こりやすい．

（4）運動維持困難

動作は可能だが，その状態を維持できない，または2つ以上の動作を組み合わせて保持できない障害のことである．基本動作において症状が出現する場合は，転倒リスクが高くなるため，移乗や移動に注意が必要である．

8) コミュニケーションの障害

プロソディが障害され，平坦で単調な発話となる．また，話題が一貫性に欠けるため，情報量の乏しい発話内容となる．さらに，複雑な会話では状況が処理できないため，話し手の意図をくみ取ることや推論することが困難になる．

■引用文献

1）石合純夫：半側空間無視．高次脳機能障害学．第2版．医歯薬出版；2012．p.151-73．
2）Doricchi F, Tomaiuolo F：The anatomy of neglect without hemianopia：a key role for parietal-frontal disconnection? Neuroreport 2003；14（17）：2239-43．
3）Mesulam MM：A cortical network for directed attention and unilateral neglect. Ann Neurol 1981；10（4）：309-25．
4）太田久晶，石合純夫：半側空間無視についてのオーバービュー．Clinical Rehabilitation 2010；19（11）：1018-24．
5）Bisiach E, Luzzatti C：Unilateral neglect of representational space. Cortex 1978；14（1）：129-33．
6）Vuilleumier P, Valenza N, et al.：Near and far visual space in unilateral neglect. Ann Neurol 1998；43（3）：406-10．
7）種村留美：右半球障害について—特に左半側無視の多様性とその捉え方を考える．作業療法 1998；17（6）：448-54．
8）BIT日本版作成委員会：BIT行動性無視検査 日本版．新興医学出版社；1999．

LECTURE 3

道順障害
▶ Lecture 4 参照．

ライトネックローテーション
（right neck rotation）

プッシャー症候群
（pusher syndrome）

ペーシング障害
▶ Lecture 9 参照．

MEMO

プロソディ（prosody）
韻律，つまり発話の抑揚，リズムである．プロソディが障害されるとアクセントのない一本調子な発話となる．
▶ Lecture 8 参照．

実習 ･･

行動性無視検査（BIT）の実施

1）実習目的
BIT 通常検査の適切な実施方法と解釈の仕方を学習する．

2）実習方法
　検査者と患者役に分かれて，BIT 通常検査を実施する．検査者は患者役の正面に位置する．検査者は，患者役が検査終了を宣言するまで止めない．すべての下位検査が終了した後，検査者が採点する．合計得点の最高点は 146 点である．

（1）線分抹消試験

　患者役の正面に矢印がくるように用紙を配置する．検査者は「すべての線を示します」と言い，ペンを上下左右に動かして全範囲を示す．次に「このように，すべての線に印を付けてください」と説明し，中央にある 4 本の線のうち 2 本に印を付ける．

- ●採点：抹消した線分の合計本数を得点とする．中央列の 4 本は採点に含まない．最高点は 36 点．

（2）文字抹消試験

　患者役の正面に矢印がくるように用紙を配置する．検査者は「平仮名がたくさん書いてあります．このなかから『え』と『つ』を見つけて印を付けてください」と言い，用紙下部の「え」と「つ」に印を付けてみせる．

- ●採点：印を付けた「え」と「つ」の合計数を得点とする．採点用紙を用いると，4 つの区分に分けて採点できる．最高点は 40 点．

（3）星印抹消試験

　患者役の正面に矢印がくるように用紙を配置する．検査者は「2 種類の大きさの星があります．これが小さい星です」と言い，用紙下部の矢印の真上にある小さい星 2 つに印を付けてみせる．続けて，「このなかから小さい星を見つけて，すべてに印を付けてください」と説明する．

- ●採点：印を付けた小さい星の合計数を得点とする．検査者が印を付けた 2 つの星は採点しない．採点用紙を用いると，6 つの区分に分けて採点できる．最高点は 54 点．

（4）模写試験

a. 星，立方体，花

　患者役の正面に用紙を配置する．検査者は「上に描いてある絵を，下に描き写してください」と説明する．

b. 幾何学図形

　手本の下に白紙の A4 用紙を配置する．検査者は「この紙に描いてある図形を，下に描き写してください」と説明する．その際，個々の図形を指差してはいけない．

- ●採点：各々の絵について，左右のバランスを考慮した完成度を基準にして採点する．絵の主要な部分が脱落している場合は誤りとする．最高点は 4 点．

（5）線分二等分試験

　患者役の正面に用紙を配置する．検査者は「3 本の線があります」と言い，ペンを動かして各線分をたどり指し示す．次に「それぞれの線の真ん中に印を付けてください」と説明する．患者役は指や鉛筆を用いて長さを測ってはならない．

- ●採点：25 mm の各線分ごとに中点から印までの偏りを測り，左右方向に 12.75 mm 以内のずれであれば 3 点，25.5 mm 以内であれば 2 点，38.25 mm 以内であれば 1

LECTURE **3**

MEMO
採点用紙を用いなくても採点は可能だが，文字抹消試験と星印抹消試験は，採点用紙で区分することによって，どの範囲に見落としがあるかが明確になるため，検査結果をより詳細に分析できる．

調べてみよう
BIT の手引きに付録として誤反応例が記載されているので参考にするとよい．

点を与える．採点用紙を用いて採点できる．最高点は9点．

(6) 描画試験

患者役の正面に白紙を配置する．検査者は「大きな時計の文字盤を描いてください．数字と針も描き入れてください」，次に「正面から見た，立っている人の絵を描いてください．（必要に応じて）顔も描いてください」，最後に「羽を広げた蝶の絵を描いてください」と説明する．

● **採点**：各々の絵について，左右のバランスを考慮した完成度を基準にして採点する．最高点は3点．

3) 考察

(1) 抹消試験

線分抹消試験，文字抹消試験，星印抹消試験は，自己中心性無視や探索範囲を反映するとされる．文字抹消試験と星印抹消試験には妨害刺激があるため，線分抹消試験よりも難易度が高くなる．

得点による量的評価だけでなく，エラー分析によって得点には反映されない質的評価として用いることもできる．

(2) 模写試験，線分二等分試験

模写試験，線分二等分試験は，自己中心性無視に加え，対象中心性無視を反映するとされる．立方体模写は，半側空間無視ではなくても構成できない可能性が高いため，他の神経心理学的検査とあわせて解釈する．

(3) 描画試験

描画試験は，表象レベルの半側空間無視を反映するとされる．一方，時計描画テストは前頭葉機能や認知機能の評価として用いられることもあり，言語性知能の影響を受けやすい検査である．

言語性知能が低下している場合，誤りがあったとしても半側空間無視ではない可能性があり，言語性知能が保たれている場合は，半側空間無視があっても言語性知能で代償できている可能性があるため，他の検査結果をふまえて解釈する．

■**参考文献**

1) BIT 日本版作成委員会：BIT 行動性無視検査 日本版．新興医学出版社；1999.

MEMO
● **量的評価**：対象者の様子や変化を数値にして評価する手法である．
● **質的評価**：数字では表せない性質に着目した評価を指す．

MEMO
時計描画テスト
(clock drawing test：CDT)
前頭葉機能や認知症の評価として用いられている．11時10分の針を描くよう指定される．

LECTURE
3

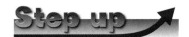

応用実習：脳梗塞患者の半側空間無視について ICF モデルに基づいた統合と解釈を行う

以下の症例について，理解を深めるため，**実習課題1～3**を設けている．それぞれの課題に対して，各自考察し，ICF（国際生活機能分類）モデルに基づいた統合と解釈を行う．なお，模範解答は**巻末資料**に記載している．

1）症例の概要

76歳，男性，右利き．意識障害と左上下肢に麻痺をみとめたため緊急搬送．麻痺の所見は，脳卒中機能評価法（Stroke Impairment Assessment Set：SIAS）56/76点（上肢近位3，上肢遠位1，下肢近位〈股〉3，下肢近位〈膝〉5，下肢遠位3，上下肢腱反射1A，上肢筋緊張1A，下肢筋緊張2，上下肢触覚3，上下肢位置覚3，上肢関節可動域3，下肢関節可動域3，疼痛3，腹筋力2，垂直性3，視空間認知1，言語機能3，非麻痺側大腿四頭筋力3，非麻痺側握力3），およびブルンストロームステージ（Brunnstrom recovery stage）上肢Ⅳ，手指Ⅲ，下肢Ⅴの運動麻痺．入院時の頭部MRIで右中大脳動脈の一部に梗塞を確認．

第3病日から理学療法，作業療法を開始．リハビリテーション開始時のGCS（Glasgow Coma Scale）はE4V4M6，JCS（Japan Coma Scale）は2で，会話に問題はないが，ぼんやりとして医師や看護師の話を聞いていない場面がたびたびあった．左側に上肢優位の運動麻痺があり，感覚障害はみとめなかった．眼球と頸部は常に右を向いていた．

同居家族は妻（72歳，専業主婦，健康）．2階建ての戸建住宅では，主たる生活空間は1階だが，寝室は2階でベッドを使用．自宅周辺の道は平坦だが，人や車の交通量が多い．

会社員を60歳で退職した後，地域のボランティア活動に参加し，現在は地域の小学校の通学見守りをしている．本人のニーズは自宅退院であり，現在困っていることは「ない」とのことだった．家族のニーズは身の回りのことが自立できること，日中の留守番ができることであった．

2）他部門からの情報

(1) 医師

脳梗塞の拡大，再発はなく，病状は安定している．右中大脳動脈領域に梗塞巣が散在しており，上肢優位の左片麻痺をみとめている．

(2) 看護師

移動時に左上下肢をぶつけることが多い．ナースコールを押すよう指導しているが，押さずに一人で離床している．食事は右側にある食器のみ，自分で摂取可能である．整容や更衣では，左側が不十分なまま終了することが多いため，声をかけている．失禁はない．

(3) 理学療法士

下肢と体幹の運動麻痺は軽度のため，歩行能力は見守りレベルだが，左側の壁や人にぶつかることや，左側の曲がり角を見つけられないことがあるため，介助や誘導が必要である．

(4) 医療ソーシャルワーカー（medical social worker：MSW）

回復期病院へ転院後，自宅退院を目指す方針．

3）作業療法評価

(1) 神経心理学的検査

MMSE，BIT通常検査，CBS-Jの結果を表1に示す．

(2) ADL場面の評価

● **食事（箸）**：右手で自己摂取しているが，右側にある食器からしか食べない．左側の食器は，促されたり食器の配置を変更されたりするまで手をつけない．食器の中身が少なくなっても左手で固定しないため，食器が傾いて中身がこぼれることがある．

● **整容（歯磨き，ひげ剃り）**：右手のみで実施．歯磨き，ひげ剃り（電動）ともにストローク回数が右に偏っており，範囲，仕上がりともに左側が不十分なまま終了する．その点について指摘しても，「そうですか」と答えるのみ

表1　神経心理学的検査の結果

MMSE	22/30 点（減点項目：時間の見当識 2，計算 4，書字指示 1，図形模写 1） ● 書字指示では，「閉じなさい」と音読した ● 図形模写では，右側の五角形のみを模写した
BIT 通常検査	99/146 点 線分抹消試験 36/36 点，文字抹消試験 16/40 点，星印抹消試験 37/54 点，模写試験 3/4 点，線分二等分試験 5/9 点，描画試験 2/3 点 ● 文字抹消試験と星印抹消試験では，標的以外にも印を付けていた ● 模写試験と描画試験では，左側の一部が脱落していた
CBS-J	（　）内は自己評価 20/30 点（3/30 点） 左側の整容を忘れる　2（0） 左側の着衣困難　3（0） 左側にある料理を食べ忘れる　2（1） 左側の歯を磨き忘れる　1（0） 左側への注視が困難　2（0） 左上下肢への認識が困難　2（0） 左側への聴性注意が困難　1（0） 移動時の左側への衝突　2（1） 左側空間見当識が困難　2（0） 左側の身の回りのものを探せない　3（1）

MMSE：Mini-Mental State Examination，BIT：行動性無視検査，CBS-J：Catherine Bergego Scale 日本語版.

表2　ICF（国際生活機能分類）を用いた課題の抽出

	マイナス面	プラス面
心身機能・身体構造		
活動		
参加		
環境因子		
個人因子		

で動作を再開しないため，動作の完遂には介助を要する.

● **トイレ（病室内）**：ナースコールを押さずに一人でトイレまで移動する．排泄後の下衣の引き上げは左側が不十分であり着衣が乱れている．トイレへの移動後，左側にあるベッドへ戻らず，右側にある病棟廊下へ出てしまう.

4）実習課題

1. 作業療法評価計画を立案する.

①右中大脳動脈が病巣である場合に予測される症状を考えなさい.

②作業療法評価計画を立案しなさい.

2. 神経心理学的検査の結果（表 1）を解釈する.

3. ここまでの情報をふまえて，「統合と解釈」を記述し，表 2 を完成させる.

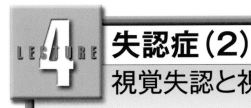

失認症（2）
視覚失認と視空間失認

到達目標

- 視覚情報処理の経路と症状の特徴を理解する.
- 視覚失認と視空間失認に対する評価と介入方法を理解する.
- 標準高次視知覚検査（VPTA）を理解し, 実施する（実習）.

この講義を理解するために

　私たちが安全で効率的な生活を送るうえで, 視覚情報は重要な役割を担っています. 視覚情報は, 後頭葉の一次視覚皮質からいくつかの経路を通って処理されるため, 脳のどの経路が損傷されたかによって異なった症状が出現します. そのため, 最初に視覚情報処理のメカニズムを理解する必要があります. 加えて, 症状についても区別して理解しておかなければ, 対象者の見え方の違和感を見逃してしまう可能性があります.

　この講義を理解するには, 視覚情報処理の経路と症状の特徴をそれぞれ覚えていくのではなく, 組み合わせて理解することが重要です. そのポイントを把握できれば, 対象者に合わせた介入方法につながります.

　視覚失認と視空間失認を学ぶにあたり, 以下の項目を学習しておきましょう.

　　□ 脳の機能局在について学習しておく.

　　□ 脳を損傷する可能性のある疾患について学習しておく.

講義を終えて確認すること

　　□ 視覚情報処理の2つの経路の機能を説明できる.

　　□ 腹側経路と背側経路の損傷により生じる症状の特徴を説明できる.

　　□ それぞれの症状によって生じる生活への影響を説明できる.

　　□ 視覚失認と視空間失認に対する評価方法を説明し, 実施できる.

　　□ 視覚失認と視空間失認に対する介入方法について説明できる.

1. 総論：視覚失認と視空間失認

1) 視覚情報処理の 2 つの経路

一次視覚皮質
（primary visual cortex：V1）

MEMO

一次視覚皮質から頭頂葉の上部へ向かう背背側経路は，対象の位置や運動，形の情報をあまり意識にのぼらない形で処理し，行為を直接コントロールする．一次視覚皮質から頭頂葉の下部へ向かう腹背側経路は，ものがどこにあり，どのように動いているか把握するため，対象の位置や運動を意識にのぼる形で処理する．

MEMO

視覚情報処理の例（図 1）

歩道を歩いていて交差点に差しかかった際，事故に合わないよう，自動車の走行状況や信号を確認する．自動車が動いているのか止まっているのか，またはどの方向に進んでいるのかを把握するとともに，信号を確認するために信号の位置を探索する．ここまでの処理は，背側経路が担っている．次に，信号の色が青か赤かを判断し，赤は止まれ，青は進めという知識と結びつけられる．この処理を腹側経路が担っている．背側経路と腹側経路の視覚情報処理を駆使し，私たちは安全で効率的な生活が実現できる．

意味記憶
▶ Lecture 10 参照．

MEMO

視覚失認（visual agnosia）

統覚型（知覚型）は両後頭葉内側にある，一次・二次視覚皮質における不完全な損傷によって起こりうる．連合型の病巣は左内側側頭葉後頭葉領域，特に左舌状回，紡錘状回，下後頭回が重要視されており，対象がもつ視覚的な性質を分析する領域の障害と考えられている[1]．

物体失認（object agnosia）

ヒトの視覚情報処理は，網膜から視床の外側膝状体を経由し，後頭葉の一次視覚皮質に伝えられるところから始まる．一次視覚皮質からの視覚情報は，背側経路と腹側経路に分かれて処理される．実際には，背側経路は背背側経路と腹背側経路の 2 つに分類される[1]（図 1）．

一次視覚皮質から頭頂葉の上部へ向かう背側経路は，対象の位置や運動の情報を中心に処理し，「どこ系」とよばれる（where system）．一次視覚皮質から側頭葉へ向かう腹側経路は，対象の色や形を中心に情報処理を行う．対象が何であるかを把握するためには色や形の情報が重要であり，それらの情報は対象についての知識（意味記憶とよばれる）の存在する側頭葉先端に伝えられ，対象がどのような意味をもつかを判断する．そのため，腹側経路は「なに系」とよばれる（what system）．

2) 視覚失認

腹側経路が損傷されると，失語や明らかな意識障害はなく，全般的な知能低下や視覚（視力や視野）は保たれているにもかかわらず対象が認識できない視覚失認を呈する．しかし，視覚以外の経路，例えば物に触れたり，物からの音や動く音が聞こえたりするとその対象を認識することができる．

視覚失認はある特定の意味的なカテゴリーに属するものを認識できない場合があり，物品は物体失認，文字は失認性失読，顔は相貌失認，風景は街並み失認，色は色彩失認などのカテゴリーで分類されている．また，視覚失認を病態で分類すると統覚型（知覚型），連合型の 2 つに分類される．

(1) 意味カテゴリーによる分類

a. 物体失認

対象の知識は保たれているが，対象を見ても何かわからない症状である．リンゴは赤くて丸い果物であることは理解しているが，リンゴを見ても何であるかがわからない．しかし，リンゴに触ればすぐに何であるかがわかる．

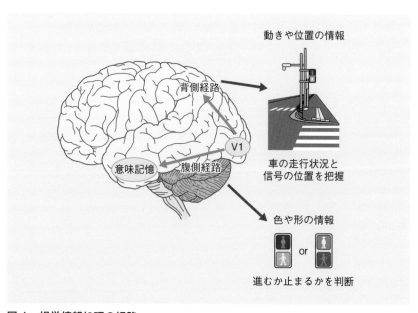

図 1　視覚情報処理の経路
V1：一次視覚皮質．

b．失認性失読

　純粋失読ともいわれる．文字を読むことだけが障害され，書くことや話し言葉には障害はない．自分の書いた文字も読めないなどの特徴がある．しかし，文字をなぞったり写字すると読むことができる．

c．相貌失認

　対象が顔であることはわかっており，顔の要素も認識できる．しかし，特定の顔が誰の顔であるかがわからない．声，髪型，眼鏡，ひげやその人のシルエット，歩き方など顔以外の手がかりが与えられれば即座にその人物を認知できる．相貌失認のなかには，熟知している人物の顔写真を明白に認知できないが，本人の意識にのぼらないレベルで親近感や熟知しているという感覚をもっていたり，顔に関するなんらかの情報をつかんでいたりすることがある．これをコバート（covert）認知という．

d．街並み失認

　よく知っている場所の建物や風景をみて，それが建物とわかっているが，何の建物か，誰の家なのかが理解できず，場所を特定することができない．目の前の建物や風景が道順をたどるための指標（ランドマーク）にならないため，道に迷ってしまう．

e．色彩失認

　形は認知できるが，その色がわからない状態であり，処理過程により以下の4タイプに分類される．

● 大脳性色盲：「すべてが灰色に見える」「色が洗い落とされた」「汚れている」と訴える．色の区別はつかないが，色に関する知識は保存されている状態である．

● 色彩失名辞：色覚障害や失語がみとめられていないのに，提示された色名の呼称や聞かされた色名に合う正しい色をポインティングできない状態である．

● 特殊性色彩失語：色と色のみの照合や分類などの課題には異常はみとめないが，しばしば形態と色の組み合わせに障害がみられ，塗り絵をさせると奇妙な色を塗りつける状態である．

● 失語に伴う色の障害：失語が基盤にあり，色名の呼称や色の認知に障害が及んでいる状態である．

（2）病態による分類

　一次視覚皮質から側頭葉へ向かう腹側経路のうち，障害される情報処理の段階で病態が異なって出現する．いずれの病態においても，見たものを意味に結びつけることができない．

a．統覚型（知覚型）

　代表的な原因は，一酸化炭素中毒や低酸素脳症であり，最も初期段階の視覚処理過程の障害である．光の強弱，対象の大小，運動の方向の知覚は可能で，視力も保たれているにもかかわらず，簡単な幾何学的図形がわからず，線の傾きもほとんどわからない．近年では「視覚性形態失認」とよばれることが多い[1]．形のあるものを弁別・同定することができないため，どのカテゴリーに属する対象も認識できない．

　鑑別が必要な病態として，皮質盲がある．皮質盲は，大脳皮質の損傷により，眼球や視神経に障害がなく，対光反射や眼球運動が保たれているにもかかわらず，対象がまったく見えない状態をいう．対象が見えているのに形がわからない統覚型視覚失認とは異なる．皮質盲のなかには，自分が見えていないことを否定し，「問題なく見えている」と発言する場合があり，これをアントン症候群とよぶ．

b．連合型

　対象の形態認知は可能である．模写に関しても，正確に素早く模写ができ，対象の形態を十分に把握できるにもかかわらず，それが何であるかがわからない．

MEMO

統合型視覚失認
統覚型と連合型の中間として統合型がある．見たものの部分的な形はわかるが，全体の形と関係づけられず，それが何であるかがわからない．そのため，どのように見えるかを尋ねると大まかな形は把握しているものの，同定を誤るときは形の似たものと誤る．模写は可能だが，部分と部分をつなぐような方法（ピースミールアプローチ）をとり，結果的に時間がかかる．

MEMO

ピースミールアプローチ（piecemeal approach）
部分と部分をつなぐことで正解に至る例として，豚の線画を見せると，「この少しカールしたところから判断すると豚に違いない」と答えるなどがある[2]．

バリント（Bálint）症候群
バリント（Bálint R）

MEMO

視空間ワーキングメモリ
位置や角度，方向，動きの状態，奥行き，対象物との距離など視空間情報を一時記憶しながら操作をしていく機能．

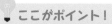

ここがポイント！
街並み失認と道順障害の違い
街並み失認は，熟知した街並み（風景や建物）が同定できない状態で，道順障害は，目的地の空間的位置（方角）がわからなくなる状態である．

鑑別が必要な病態として，視覚（性）失語がある．視覚（性）失語は視覚的に提示した物品の認識は可能だが，その名前が言えない状態をいう．対象の意味記憶との照合で障害が生じる連合型視覚失認とは異なる．

3) 視空間失認

背側経路が損傷されると，左半側空間無視，バリント症候群，道順障害，その他に位置，角度，方向，動きの状態，奥行き，対象物との距離に関する多様な障害が生じる．これらを含めて視空間失認とよぶ．

(1) バリント症候群

1909年にバリントが報告したバリント症候群は，両側の頭頂葉から後頭葉の損傷により，精神性注視麻痺，視覚性失調，視覚性注意障害の三徴候を呈するとされている[3]．三徴候のなかでも視覚性注意障害は主徴候とされており，障害が残存しやすい[4]．三徴候がすべて出現しない場合は不全型バリント症候群とよばれる．

a. 精神性注視麻痺

眼球運動の障害がないにもかかわらず，自発的に対象物に視線を動かすことができない症状である．一度，1つの対象を注視すると，視線はその対象に固着してしまい，自発的に視線を動かすことができない．

b. 視覚性失調

対象に対し，正確に手を伸ばすことができない症状であり，中心視野（注視下）での症状か周辺視野での症状かの2つの意味で用いられる．中心視野の場合，"optische ataxie"とよび，対象者の前方に指標を提示して，左右どちらかの手でつかむよう指示し，困難な場合はこれにあたる．周辺視野の場合，"ataxie optique"とよび，対象者に検査者の眉間などを注視させたうえで，指標を外側から出す．指標が見えていることを確認して，左右どちらかの手でつかむよう指示し，困難な場合はこれにあたる．

c. 視覚性注意障害（背側型同時失認）

一度に複数の対象物を注視できなくなる症状である．音を聞いたり，対象に触れたりすれば，複数の対象を認知することができる．見ることができる範囲は対象の数で決まり，対象が1つの図形であれば，小さくても大きくても見ることができる．しかし，図形が2つ以上になると，小さくても大きくても1つしか見えない．

この障害では，位置関係を再現させる課題で成績低下が生じ（**図2a，b**）[5]，視覚探索課題では同じところを何度も探してしまう"revisiting behavior"が生じることが報告されており（**図2c**）[6]，視空間ワーキングメモリの低下と関連していると考えられている．

類似した症状に腹側型同時失認（腹側経路の損傷）があり，背側型同時失認と同様に1つの刺激は認知することができるが，刺激が2つ以上ある場合や複雑な場合は認知が困難になる[2]．しかし，腹側型同時失認は，複数の刺激を認知することはできないが，複数の刺激を見ることはできるため，時間をかければ対象を認知できるといった点で背側型同時失認とは異なる．

(2) 道順障害

周りの風景がわかり，今いる場所もわかるが，そこから目的地までの道順や方角がわからなくなった状態である．自宅の部屋の位置関係がわからなくなる，病棟での自室やトイレの位置関係がわからなくなるなどの比較的狭い環境でみられる方向定位障害から，通い慣れた道がわからなくなり迷う道順障害までを含み，地誌的見当識障害ともいわれる[7]．

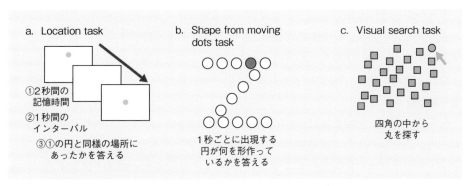

図2　視空間ワーキングメモリ課題
(a, b：Funayama M, et al.：Cortex 2015；69：255-64[5]，c：Pisella L, et al.：Ann N Y Acad Sci 2015；1339
〈1〉：165-75[6]）

（3）背側経路の損傷で生じる他の症状

a．把握の障害

　視覚対象を正確につかむことができない症状である．私たちは物をつかむ際，意識をしていないにもかかわらず，対象物へのリーチの途中で最大に指が開き，徐々に閉じていき，対象に到達したときには対象の大きさに合わせて指が開いている．この障害では，視力や視野，運動，体性感覚の障害はないが，対象に合わせて指を開くことができない．

b．自己身体定位障害

　視覚的に与えられた物体の位置，方向，傾き，動きといった視空間を把握し，自分の身体の位置や姿勢を定めることができない．私たちは，椅子に座る，ベッドに横たわるなどの際，意識せずに身体の向きや姿勢を正して行動することができる．この障害では，身体の軸と対象の軸を合わせられないため，背もたれを背にして座れず，ベッドに斜めにまたは垂直に横たわることがある．電話の受話器を戻すなど，自分の身体以外のものなら正しく操作することができる．

c．失運動視症

　対象の動きがわからなくなるという症状である．道を渡る際，遠くの車が急に近くに来ているように見えることや，カップにそそぐ液体の水面が凍っているように見え，水面が上がってくることがわからないと訴える．この障害は視野に対応するため，病変が両側なら全視野で障害され，病変が左なら右視野，右なら左視野で動きがわからなくなる．

4）生活への影響

（1）背側経路での障害（バリント症候群）

　精神性注視麻痺，視覚性失調，視覚性注意障害を伴っている場合，歩行中に周りのものにぶつかることや，椅子に座ろうとしても手探りで椅子の場所を把握し，ようやく座れるなどが起こる．また，就寝する際に正しい布団の位置に横になることができない．そのため，屋外の移動や自宅内の生活に多くの介助を要する．一方，三徴候のうち視覚性注意障害が残存した不全型のバリント症候群の場合，身辺動作など自宅内の生活は自立して可能なものの，取った物をもとの位置に戻せないことや，アナログの時計では時針，分針，秒針の位置関係が理解できず時間がわからないなどがある．スマートフォンや銀行のATMなど視覚情報量が多い電子機器の使用が困難になることもある[8]．

（2）腹側経路での障害（視覚失認）

a．統覚型

　盲のように振る舞い，触覚や聴覚の情報を頼りに判断することが多い．移動では，

LECTURE 4

ここがポイント！
バリント症候群は，三徴候がどの程度出現するかで重症度が異なり，生活への影響も変わる．

ここがポイント！
視覚失認の場合，対象の認識が視覚情報処理のどの段階で障害されているのかという病態の観点と，認識できない対象がどのようなカテゴリーかという観点が重要である．それにより生活への影響も異なる．

MEMO

統合型視覚失認の生活への影響

単純な形態の弁別は可能だが，対象が複数になると急に弁別が困難になる．意味カテゴリーの観点では，相貌失認が生じた場合，顔を見てパーツはわかるが，顔全体をとらえられず，「アイドルグループのメンバーがすべて同じに見える」と言う．失読がある場合，なぞり読みを用いながら仮名一文字の音読は可能である．日常生活では，服装の選択は服の形態や材質ではなく，メーカーのロゴや襟元の形状で判断する．

MEMO

カテゴリー特異性障害

特定のカテゴリーに対して特異的に障害（ここでは失認）をきたす．具体的な症状としては，生物と非生物の間で乖離が生じることがある．
●生物カテゴリー：野菜，果物，植物，動物など．
●非生物カテゴリー：日用品，乗り物，建物，道具など．

MEMO

視覚（性）失語は，対象を視覚的に提示されると呼称ができないが，対象が何か理解している点で視覚失認とは異なっている．

MEMO

標準高次視知覚検査（Visual Perception Test for Agnosia：VPTA）

構成は，①視知覚の基本機能，②物体・画像認知，③相貌認知，④色彩認知，⑤シンボル認知，⑥視空間の認知と操作，⑦地誌的見当識から成っている．
▶実習・表1参照．

MEMO

使用の説明は，物品を示し，見ただけで何に使うものかを問う．触覚呼称は，視覚を介さずに触って呼称させる．聴覚呼称は鈴などを耳元で振って何かを呼称させる．物品使用は，眼前の物品を実際に触って使用させる．模写は，眼前の物品を模写させる．物品による指示は，いくつかの物品を提示し，そのなかから，検査者が指示を出したものをポインティングさせる．パントマイムは，検査者の物品使用のふりを真似させる．

手すりや壁を伝いながら歩くことは可能であるが，トイレなどの場所を判断（男女の区別も含めて）するように視覚的な判断が必要な場面で困難が生じる．食事では，食材がわからないが，手から伝わる温かさや器の大きさで予測して食べ，口に入れてから食材を理解する．

b. 連合型

模写は可能で，複雑な図形の異同弁別にも問題はない．しかし，物体失認のなかでも生物カテゴリーを中心に認識ができない場合，リンゴを見ても「食べる物のような気がするが，具体的に何かわからない」というように，果物や野菜を区別することができない．そのため，買い物では果物や野菜や加工食品を見ても何かわからず，プレートの文字で判断している．生物カテゴリーを中心に形態と意味との連合が不良である場合はこのような場面が生じる．しかし，非生物カテゴリーの日用品であれば認識も使用も可能である．

2. 臨床評価

1）類似症状の鑑別 （図3）[9]

最初に，意識障害や全般的な知能低下がないかをチェックする．その際は，こちらの問いかけに答えるか，一定時間会話を続けられるか，容易に注意がそれないか，視線が合うかをみる．次に，対象者の物体認知に対する行動を観察し，失語，失行，失認，記憶障害，注意障害などのさまざまな高次脳機能障害と鑑別する．

対象を注視することに困難が生じた場合は，注意障害やバリント症候群などが考えられる．注視することはできるが，呼称の際に音韻的，意味的に誤りがみとめられた場合，失語症が考えられる．対象の呼称ができない場合，視覚失認や視覚（性）失語が考えられる．

2）視覚失認や視空間失認を疑った場合の検査

評価方法には，標準高次視知覚検査（VPTA）[10]がある．重度のバリント症候群や統覚型視覚失認の場合は，視知覚の基本機能で成績不良となる場合が多い．

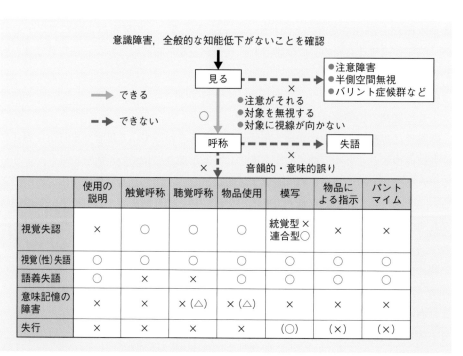

	使用の説明	触覚呼称	聴覚呼称	物品使用	模写	物品による指示	パントマイム
視覚失認	×	○	○	○	統覚型× 連合型○	×	×
視覚(性)失語	○	○	○	○	○	○	○
語義失語	○	×	×	○	○	○	○
意味記憶の障害	×	×	×（△）	×（△）	×	×	×
失行	×	×	×	×	（○）	（×）	（×）

図3　物体認知における類似症状の鑑別方法
（種村留美：高次脳機能研究 2018；38（2）：211-5[9]）をもとに作成）

　バリント症候群のなかでも精神性注視麻痺が生じた場合，視線を移すように促すと，スムーズな眼球運動が困難であり，対象に注視できたとしても見続けることができず，あらゆる方向へ視線がそれてしまう．そのため，課題中の眼球運動に着目する必要がある．視覚性失調の場合，検査者の指やペンなどを注視させ，リーチを促すとずれが生じる．

　不全型のバリント症候群において，主に背側型同時失認が残存した場合，複数対象を同時に把握できないことや位置関係の把握が困難となるため，状況図の説明や標準注意検査法（CAT）の視覚性スパン（Tapping Span）[11]にて成績不良となる場合が多い．

3. 介入方法

　バリント症候群や視覚失認に対するリハビリテーションに関しては，障害されている処理過程そのものに対してはたらきかける直接的アプローチと，他の処理過程や視覚以外の聴覚や触覚など他のモダリティを活用した代償的アプローチに分けられる[12]．これらに加え，障害された処理過程以外にはたらきかけ，視覚認知能力を補う間接的アプローチがある．

1）バリント症候群に対するリハビリテーション

（1）直接的アプローチ

　眼球運動訓練，一点を注視させる訓練，視覚走査訓練が用いられている（訓練における具体例は，後述の「前提条件を整えるアプローチ」を参照）．バリント症候群の場合，狭い視野から開始し，徐々に広げる．

（2）代償的アプローチ

　触覚や聴覚など視覚以外の機能を用いて対象の位置関係を特定する．椅子への着座が困難だった対象者に対して，触覚の手がかりから椅子の位置や向きを把握させ，反復訓練をとおして手続き記憶を強化する[14]．

（3）間接的アプローチ

　背側経路の処理が困難であるため，腹側経路の処理である色や形から判断させる．対象物の位置関係が把握できないため部屋の対象物が散乱する場合は，色分けした収納を用意して色で収納場所を判断させる．

2）視覚失認に対するリハビリテーション

（1）前提条件を整えるアプローチ[15]

　視覚失認に対しては，視野の中に入ってきた対象を素早く視野の中心でとらえる衝動性眼球運動の練習や，複数のディストラクター（妨害刺激）から特定の標的を探す視覚的探索の練習などの眼球運動の走査訓練を行う．しかし，それにより，眼球運動の改善は得られたが，それに伴った視覚的な同定や認識が改善することはなかったと報告されている．前提条件の改善を得ることはできたが，その訓練だけでは視覚認知の改善までは至らなかった場合も，その後，他の訓練をとおして視覚認知の改善が得られていることから，前提条件を整える訓練は有効といえる．

（2）直接的アプローチ

　視覚対象を認識するには，対象の特徴をとらえることが重要である．物品の場合は，大きさ，明暗，色，肌理などの視覚的特徴を利用しながら呼称課題やマッチング課題を行う．赤いトマトのカラー写真を見せ，「赤いトマト」と答えさせる．文字の場合は，見た目がまったく違う大文字のペア（例えば，IとO，AとD），次に似ているがはっきりと区別できる文字のペア（例えば，IとH，BとD），最後に，1つの特徴のみが異なる文字のペア（IとT，OとC）を使用し，異同弁別を訓練する[15]．

標準注意検査法
（Clinical Assessment for
Attention：CAT）
▶ Lecture 9 参照．

　ここがポイント！
机上の検査では把握しきれないものが生活上では障害となる可能性があるため，生活の多様な場面での障害も把握し，障害像を検証する．

　ここがポイント！
バリント症候群や視覚失認は機能回復が乏しい[13]こともあり，障害された処理過程の回復はなくても，これらの方法を対象者に合わせて組み合わせることが重要である．

視覚走査訓練（視覚探索訓練）
▶ Lecture 3 参照．

手続き記憶
▶ Lecture 10 参照．

LECTURE
4

MEMO
顔の認識過程
顔の特徴を分析し，それを記憶内にある顔の構造的特徴に関する表象と照合した後に，知覚した顔が知っている人の顔か否かを判断し，名前の検索に至る[16].

💡 **ここがポイント！**
代償的アプローチの例
ベッド周りでは，手の届く範囲にテレビのリモコンやペットボトルなどの置き場所を決めておくと，手の体性感覚を利用し，物品を確認しやすくなる.

LECTURE 4

相貌失認に対しても，顔の認識過程[16]を考慮すると，顔の特徴（年齢，性，表情）の異同弁別の訓練は有効である．顔の特徴をとらえるには，顔の方向の変化（view point）および表情の変化（expression）の両面から訓練する[17].

（3）代償的アプローチ

視覚以外の他のモダリティ（聴覚，触覚，運動覚など）を利用することや，今までの経験による手続き記憶を利用し，視覚情報に頼らない方法である．視覚イメージが保たれた対象者では，イメージからトップダウンに対象を同定する訓練を実施する．生活場面に適応させる際，物品の配置を一定にすることや，トイレへの導線を一定にするなどの配慮が必要である.

（4）間接的アプローチ

物体失認，形態失認に対して，対象をつかむ動作をし，そのときの手の形から対象の形を判断する方法[18]や，動いているものに対して，到達運動や把握運動を促しながら形態を識別させる方法である．視覚情報のなかでも把持しようとした際の背側経路を賦活させ，形態区別の能力向上に影響しているとの報告がある[19].

3）本人と家族への対応

視覚的な判断が困難な状況でも，触覚や運動覚を利用するとともに，慣れた環境での作業では手続き記憶を利用して行動できることが多々ある．見えにくさの自覚があったとしても，症状として運動麻痺がみとめられないことが多いため，周りの人が生活のやりにくさを理解していない場合がある．しかし，実際はさまざまな生活への影響があり，社会参加が制限されていることが多い．そのため，本人が自身の症状について把握し，周りの人にどのように伝えるか，家族や周りの人がどのような対応をとるのかについて，医療者が一緒に解決策を検討する.

■引用文献

1）平山和美編著：高次脳機能障害の理解と診察．中外医学社；2017．p.61-121.
2）武田克彦：視覚失認について．認知神経科学 2008；10（1）：88-93.
3）Bálint R：Seelenlähmung des "Schauens", optische Ataxie, räumliche Störung der Aufmerksamkeit. Monatsschr Psychiatr Neurol 1909；25：51-66.
4）Rizzo M, Vecera SP：Psychoanatomical substrates of Bálint's syndrome. J Neurol Neurosurg Psychiatry 2002；72（2）：162-78.
5）Funayama M, Nakagawa Y, Sunagawa K：Visuospatial working memory is severely impaired in Bálint syndrome patients. Cortex 2015；69：255-64.
6）Pisella L, Biotti D, Vighetto A：Combination of attentional and spatial working memory deficits in Bálint-Holmes syndrome. Ann N Y Acad Sci 2015；1339（1）：165-75.
7）種村 純編：やさしい高次脳機能障害用語事典．ぱーそん書房；2018．p.420-2.
8）Sunagawa K, Nakagawa Y, Funayama M：Effectiveness of use of button-operated electronic devices among persons with Bálint syndrome. Am J Occup Ther 2015；69（2）：6902290050.
9）種村留美：道具の意味知識について．高次脳機能研究 2018；38（2）：211-5.
10）日本高次脳機能障害学会：標準高次視知覚検査．改訂版．新興医学出版社；2003.
11）日本高次脳機能障害学会：標準注意検査法・標準意欲検査法．新興医学出版社；2006.
12）Spikman J, Fasotti L：Recovery and treatment. In：Kessels R, Eling P, et al. eds.：Clinical Neuropsychology. Boom；2017：p.113-33.
13）Heutink J, Indorf DL, Cordes C：The neuropsychological rehabilitation of visual agnosia and Balint's syndrome. Neuropsychol Rehabil 2019；29（10）：1489-508.
14）北潟純子，青木晶子ほか：両側後頭・頭頂葉病変により，水平性下半盲，空間失認，ADL障害を呈した症例—障害メカニズムと訓練法．認知リハビリテーション 2006：85-92.
15）Zihl J：Rehabilitation of Visual Disorders After Brain Injury. Psychology Press 2000./平山和美監訳：脳損傷による視覚障害のリハビリテーション．医学書院；2004．p.157-77.
16）Bruce V, Young A：Understanding face recognition. Br J Psychol 1986；77（Pt 3）：305-27.
17）Davies-Thompson J, Fletcher K, et al.：Perceptual learning of faces：a rehabilitative study of acquired prosopagnosia. J Cogn Neurosci 2017；29（3）：573-91.
18）平山和美：失認に対するアプローチ．Monthly book medical rehabilitation 2016；192：47-55.
19）Schenk T, Milner AD：Concurrent visuomotor behaviour improves form discrimination in a patient with visual form agnosia. Eur J Neurosci 2006；24（5）：1495-503.

実習 ••

標準高次視知覚検査（VPTA）の実施

1）実習目的

VPTA の適切な実施方法と解釈の仕方を学習する．

2）実習方法

検査者と患者役に分かれて，VPTA を実施する．すべての項目を実施するとおよそ 1 時間 20 分程度の時間を要す．準備に関して，呼称のための物品は，検査内で指定されたものを用意する．また，家族の顔写真は患者役に合わせて用意する．

3）考察

VPTA が対象とする症状は，大きく分けて視覚失認と視空間失認である．VPTA の項目は「視知覚の基本機能」の項目で始まり，それ以降は知覚する意味カテゴリーごとに大項目としてまとめられている（表1）．各項目は原則として 3 段階で評価され，即反応で正答は 0 点，遅延反応で正答もしくは一部の誤りは 1 点，無反応，誤答は 2 点である．中項目ごとに点数を合計し，点数が高いほど成績が悪いことを示す．

VPTA は誤反応得点から個々の症状の重症度を判定し，意味カテゴリー別に症状をとらえることができる．それだけではなく，実施中の過程をよく観察し，例えば，逐次的か，既知感，眼球運動はどうか，時間経過によって改善するかなど，症候学を考察しながら実施する．介入方法の検討（逐次読みなら可能か，対象の距離，大きさ，刺激量によって認知は可能かなど）にも利用するとよい．

（1）錯綜図

包丁，金槌，鍵，カップの 4 つの物品が重ね合わせて描かれている線画を提示し，

💡 **ここがポイント！**
「2.物体・画像認知」の「14）触覚による呼称」または「15）聴覚呼称」は，視覚以外のモダリティでの能力をみるもので，視覚失認の場合，これらの成績は良好であるが，視覚呼称の成績が不良となる．

⚠ **気をつけよう！**
「3.相貌認知」で家族の顔を用いる場合，眼鏡や帽子などの付属品やほくろなど特徴的な要素がある写真は避ける．それにより誰であるか判断がつかないよう配慮する．

LECTURE 4

表1　標準高次視知覚検査（VPTA）の項目

大項目	中項目	大項目	中項目
1.視知覚の基本機能	1）視覚体験の変化 2）線分の長さの弁別 3）数の目測 4）形の弁別 5）線分の傾き 6）錯綜図 7）図形の模写	4.色彩認知	25）色名呼称 26）色相の照合 27）色相の分類 28）色名による指示 29）言語−視覚課題 30）言語−言語課題 31）色鉛筆の選択
2.物体・画像認知	8）絵の呼称 9）絵の分類 10）物品の呼称 11）使用法の説明 12）物品の写生 13）使用法による指示 14）触覚による呼称 15）聴覚呼称 16）状況図	5.シンボル認知	32）記号の認知 33）文字の認知（音読） 　イ）片仮名 　ロ）平仮名 　ハ）漢字 　ニ）数字 　ホ）単語・漢字/仮名 34）模写 35）なぞり読み 36）文字の照合
3.相貌認知	17）有名人の命名（熟知相貌） 18）有名人の指示（熟知相貌） 19）家族の顔（熟知相貌） 20）未知相貌の異同弁別 21）未知相貌の同時照合 22）表情の叙述 23）性別の判断 24）老若の判断	6.視空間の認知と操作	37）線分の 2 等分 38）線分の抹消 39）模写　花 40）数字の音読　右/左読み 41）自発画
		7.地誌的見当識	42）日常生活 43）個人的な地誌的記憶 44）白地図

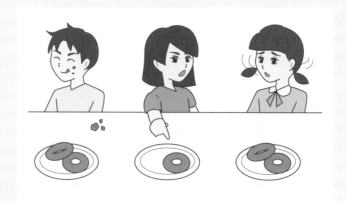

図 1　VPTA の状況図
（日本高次脳機能障害学会編：標準高次視知覚検査．改訂版．新興医学出版社；2003[2] をもとに作成）

何が描かれているのかを答えさせる．視覚的提示で答えられなければ，線画をなぞらせて答えてもらう．

　腹側経路の障害では，重なっているものが物品であることが把握できない場合や，物品であることがわかったとしても，それが何であるかわからない場合がある．前者は，指でなぞった際，金槌の頭部（金属の部分）のみをなぞったり，時間を要したりする．後者は，全体をスムーズになぞることができる．背側経路の障害では視覚的な注意を 1 つの対象から他の対象に切り替えることが困難となり，対象が認知できない．

(2) 状況図

　状況図（**図 1**）[2] を提示し，この 3 人の間で何が起こっているのかを詳しく説明させる．完全な説明としては「ぬれぎぬ」という主題が説明できていることである．状況図では，同時に多くの視覚情報を処理し，説明することが求められるため，同時失認の有無が確認できる．同時失認に関しては，細部の視覚認知ができるにもかかわらず全体の意味理解が困難であるタイプ（意味型同時失認），時間をかければ個々の細部をみることはできるが意味理解まで到達できないタイプ（知覚型同時失認），複数の視覚対象に対して同時に注意を向けることができず，二次的に状況図の認知が困難になるタイプ（注意型同時失認）が考えられている[5]．注意型同時失認は，背側型同時失認におおむね相当する．

　意味型同時失認では，真ん中と右の女の子のやりとりには気づいても，左の男の子との関係に気づかないなどの反応がみられる．知覚型同時失認では，部分の認知にも時間を要し，全体のパーツの把握までに至らない反応がみられる．注意型同時失認は，ドーナツに注意が向くと，それがドーナツであることは認知できるが，ドーナツ以外には注意が向きにくいため全体の把握に至らない[5]．

■引用文献

1) 種村 純編：やさしい高次脳機能障害用語事典．ぱーそん書房；2018．p.518-9.
2) 日本高次脳機能障害学会編：標準高次視知覚検査．改訂版．新興医学出版社；2003.
3) 平山和美：認知症における視覚認知機能障害．老年精神医学雑誌 2011；22 (11)：1246-54.
4) 成田 渉：新皮質型アルツハイマー病：logopenic progressive aphasia と posterior cortical atrophy．高次脳機能研究 2020；40 (2)：171-80.
5) 大東祥孝：同時失認．鹿島晴雄ほか編：よくわかる失語症セラピーと認知リハビリテーション．永井書店；2008．p.379-86.

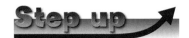

応用実習：脳梗塞患者の視覚失認について ICF モデルに基づいた統合と解釈を行う

以下の症例について，理解を深めるため，**実習課題1～3**を設けている．それぞれの課題に対して，各自考察し，ICF（国際生活機能分類）モデルに基づいた統合と解釈を行う．なお，模範解答は**巻末資料**に記載している．

1）症例の概要

53歳，男性，右利き．通勤中の電車内にて意識障害とけいれん発作が出現し救急搬送．脳梗塞と診断され，保存的加療後，2か月後にADL（日常生活活動）の向上，自宅復帰，復職のためのリハビリテーションを目的に転院．その2か月後に自宅復帰を果たすが，復職には至らず，外来にてリハビリテーションを継続中．

家族構成は，母親（78歳，無職，健康）との2人暮らしで，妻（52歳，近隣に在住，事務職，健康）と長男（23歳，社会人で近隣に在住，健康）は別居中．自宅は2階建ての戸建住宅．キーパーソンは，社会的手続きは妻が行っているが，その他の協力は得られていない．生活全般の援助は母親が行っている．

職業歴は，大学卒業後，新聞社に勤めていたが，復職は困難と判断，現在は無職．経済的には障害厚生年金を受給，社会資源は介護保険が要介護1，身体障害者手帳が5級．日々の生活は，週2回のリハビリテーションと週2回のデイケア以外は自宅で過ごし，本人からは「楽しいことはない」との発言が聞かれている．

家族のニーズは，母親が高齢ということもあり，家事動作を含めて自分でできることを増やしてほしいとのことである．本人のニーズは，「自宅内では困ることはない」との発言があり，「一人で外出できないのでストレスを感じる」と，一人での外出機会の増加をあげている．

2）他部門からの情報

（1）医師

病巣は両側の舌状回から紡錘状回にかけての領域であり，視覚失認と前向（性）健忘が残存している．意味記憶は保たれており，親戚などの名前も忘れていない．運動機能に問題はなく，年齢は50歳代なので，次のステップにつなげてほしい．

（2）言語聴覚士

視覚失認においては，単純な形態の弁別は可能だが，対象が複数になると認知は困難である．顔の認知では，目，鼻，口などのパーツを言い当てることは可能だが，人物の特定は困難で声で判断している．色彩認知では，明暗の区別は可能だが，色調や彩度，明度により弁別することは困難である．失読，失書では，なぞり読みを用いながら仮名1文字の音読は可能である．記憶障害については，予定表を見なければ今日の予定もわからない状況である．現在は，予定の確認や視覚認知課題を中心に実施している．

（3）病院の付き添いのヘルパー

屋外を歩いていて，転びそうになることや物にぶつかることはない．標識など目で見る判断は難しく，のぞき込んだり，体をのけぞらせたりしているため，わからないことは教えている．病院内では，待合室やリハビリテーション室がどこかなど把握しており，自ら移動している．

3）作業療法評価

（1）神経学的検査

運動麻痺，感覚障害はみとめられず，視力は右0.9，左0.7であった．右1/4同名半盲が残存している．

（2）神経心理学的検査

改訂長谷川式簡易知能評価スケール（HDS-R）は20/30点であり（減点項目：日時の見当識3，言葉の記銘2，言葉の遅延再生3，物品記銘2），日付では「平成○年生まれの息子が大学生になったから○年」と答えていた．VPTAの結果を図1に示す．模写の際は，部分と部分をつなぐ方法をとっている．

（3）ADL 場面の評価

● **食事**：箸を使用し，取り損ねることはなく，動作は自立している．食事内容の判断は，母親が作る食事内容を大枠で把握しており，トップダウンより判断している．例えば，みそ汁の具材は豆腐か大根か油揚げとわかってい

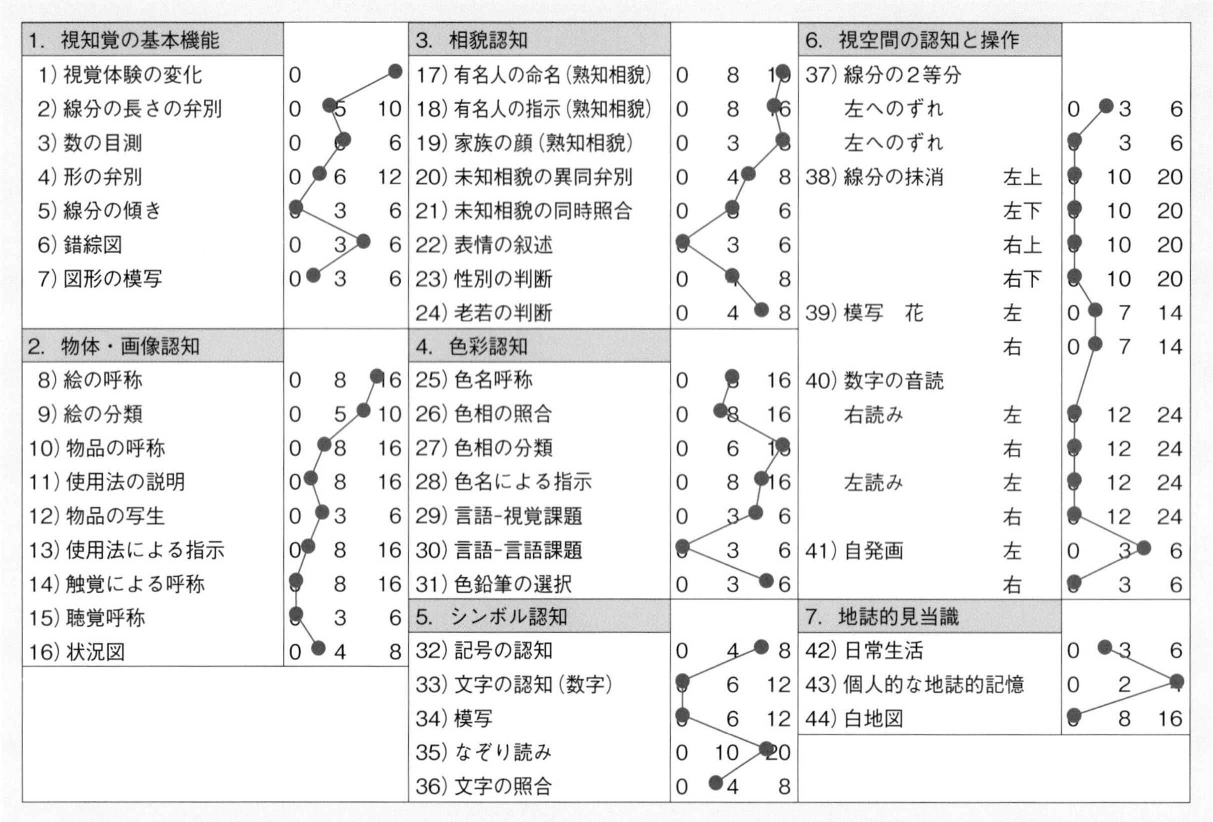

図1 標準高次視知覚検査（VPTA）の結果

1. 視知覚の基本機能
- 1) 視覚体験の変化　0
- 2) 線分の長さの弁別　0　5　10
- 3) 数の目測　0　6
- 4) 形の弁別　0　6　12
- 5) 線分の傾き　0　3　6
- 6) 錯綜図　0　3　6
- 7) 図形の模写　0　3　6

2. 物体・画像認知
- 8) 絵の呼称　0　8　16
- 9) 絵の分類　0　5　10
- 10) 物品の呼称　0　8　16
- 11) 使用法の説明　0　8　16
- 12) 物品の写生　0　3　6
- 13) 使用法による指示　0　8　16
- 14) 触覚による呼称　0　8　16
- 15) 聴覚呼称　0　3　6
- 16) 状況図　0　4　8

3. 相貌認知
- 17) 有名人の命名（熟知相貌）　0　8　16
- 18) 有名人の指示（熟知相貌）　0　8　16
- 19) 家族の顔（熟知相貌）　0　3　6
- 20) 未知相貌の異同弁別　0　4　8
- 21) 未知相貌の同時照合　0　6
- 22) 表情の叙述　0　3　6
- 23) 性別の判断　0　8
- 24) 老若の判断　0　4　8

4. 色彩認知
- 25) 色名呼称　0　16
- 26) 色相の照合　0　8　16
- 27) 色相の分類　0　6　12
- 28) 色名による指示　0　8　16
- 29) 言語-視覚課題　0　3　6
- 30) 言語-言語課題　0　3　6
- 31) 色鉛筆の選択　0　3　6

5. シンボル認知
- 32) 記号の認知　0　4　8
- 33) 文字の認知（数字）　0　6　12
- 34) 模写　0　6　12
- 35) なぞり読み　0　10　20
- 36) 文字の照合　0　4　8

6. 視空間の認知と操作
- 37) 線分の2等分
  - 左へのずれ　0　3　6
  - 左へのずれ　3　6
- 38) 線分の抹消
  - 左上　0　10　20
  - 左下　10　20
  - 右上　10　20
  - 右下　10　20
- 39) 模写　花　左　0　7　14
  - 右　0　7　14
- 40) 数字の音読　0　16
  - 右読み　左　12　24
  - 右　12　24
  - 左読み　左　12　24
  - 右　12　24
- 41) 自発画　左　0　3　6
  - 右　0　3　6

7. 地誌的見当識
- 42) 日常生活　0　3　6
- 43) 個人的な地誌的記憶　0　2
- 44) 白地図　0　8　16

表1 ICF（国際生活機能分類）を用いた課題の抽出

	マイナス面	プラス面
心身機能・身体構造		
活動		
参加		
環境因子		
個人因子		

るため，箸でつまんだ感覚とにおいで判断する．

● **更衣，排泄，整容などの身辺動作**：更衣動作は可能で，服の選択はタグを確認して間違えることはない．歯磨きやひげ剃りにおいても，物品の取り損ねや，ひげのそり残しなどはない．その他の身辺動作においては，動作的には可能であり，自宅内では自立して可能である．

● **移動**：自宅以外で場所を判断することは困難であり，外出の際はヘルパーを利用している．お金の管理（小銭や札の判断）やカードの識別では時間を要するため，ヘルパーが手伝っている．

4) 実習課題

1. 作業療法評価計画を立案する．
① 両側の舌状回から紡錘状回に病巣がある場合に予測される症状を考えなさい．
② 作業療法評価計画を立案しなさい．また，検査をする理由を説明しなさい．
③ 日常生活において，記載以外にも予測される困難となる場面を考えなさい．
2. 神経心理学的検査の結果（図1）を解釈する．
3. ここまでの情報をふまえて，「統合と解釈」を記述し，表1を完成させる．

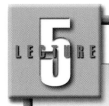

LECTURE 5 失認症（3）
その他の失認

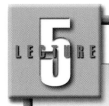
LECTURE
5

到達目標

- 身体失認（両側性，片側性）の症状と生活への影響について理解する．
- ゲルストマン症候群の症状について理解し，検査を実施する（実習）．
- 触覚失認，聴覚失認の症状の種類と評価について理解する．

この講義を理解するために

　この講義では，視覚失認以外の失認について学びます．これらの失認は，特に急性期に症状が現れやすく，知識がなければ見逃してしまう危険性があります．作業療法士は，評価や治療にあたるとき，常に病巣から症状を予測し，「その他の失認」について，あるかもしれないと疑ってかかわっていく必要があります．身体失認，触覚失認，聴覚失認などの症状があると，どのように生活に支障があるのかを想像することは大切です．それぞれの症候や特徴を理解し，評価と介入の方法について学んでいきます．

　身体失認，触覚失認，聴覚失認を学ぶにあたり，以下の項目を学習しておきましょう．

　□ 頭頂葉の解剖学的，生理学的な知識を学習しておく．

　□ 失認症について理解を深めておく（Lecture 3，4 参照）．

講義を終えて確認すること

　□ 身体失認の種類や症状の特徴，評価について説明できる．

　□ 身体失認による生活への影響と介入方法が理解できた．

　□ ゲルストマン症候群の検査が実施できる．

　□ 触覚失認，聴覚失認の種類や症状の特徴，評価について説明できる．

　□ 触覚失認，聴覚失認の生活への影響について説明できる．

1. 身体失認

　身体を扱う用語には，身体図式，身体イメージ，身体表象などがある．身体図式は「自分の身体の姿勢や動きを制御する際にダイナミックにはたらく無意識のプロセス」であり，身体イメージは「自分自身の身体について意識的にもつ表象」，また身体表象は「狭義では身体イメージと類似した意味をもつが，広義では動きや演じる身体を含んだ表現」とされている．身体失認とは，身体に対する認知の障害で，自分の身体に対する身体図式の障害であり，身体図式の障害により，自身がどのような姿勢で，上肢や下肢がどのような位置にあるかの認知が難しくなる．

1) 分類

　身体の両側に生じる両側性の身体失認と，身体の片側（病巣の反対側）のみに生じる片側性の身体失認がある．

(1) 両側性の身体失認

a. ゲルストマン症候群

ゲルストマン（Gerstmann）症候群

　手指失認，左右失認，失算，失書の四徴候によって定義されており[1]，身体図式の障害ととらえられている．責任病巣は，左角回上部から上頭頂小葉下部近傍とされている（**図1**）．四徴候がすべてそろうことはまれであり，不全型をとる場合が多く，また，失語症の合併により，手指や左右の呼称ができなくなり，計算や書字にも影響が出るため，注意が必要である．それぞれの症状を**表1**に示す．

　最近の報告では，イメージのメンタルローテーションの障害，また，心的イメージ

📝 MEMO
イメージのメンタルローテーション
頭の中で思い浮かべたイメージを回転させる認知的機能（図2）．

📖 調べてみよう
純粋失読，失読失書は，どこの損傷でどのような症状が生じるのか確認しておこう．

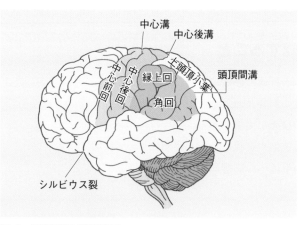

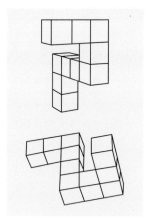

図1　頭頂葉の機能解剖

図2　平面上で80度回転させたブロック

表1　ゲルストマン症候群の四徴候

手指失認	●両側性で，自分の指や他人の指の名前を呼称できない，指の名前を言われても指差すことができない ●示指，中指，環指のエラーが多いとされており，評価の際には注意する
左右失認	●自己や他者における左右の識別が障害される ●上下方向など他の方向の障害はみられないが，左右を識別することが困難になる ●右手で左耳を触るなど，2つ以上の部位を含む課題でさらに症状が明らかになる
失算	●暗算や筆算で障害がみられ，1桁の計算でも間違える ●計算は加減乗除のすべてが障害される ●計算の概念だけでなく，数の概念や数配列の混乱など，障害の内容は多彩である
失書	●書字障害のことで，読みの能力は良好で，失語のない純粋失書である ●文字の想起が困難で，錯書がみられ，形態的に類似した誤りもある ●文字の形の変容など，判読不能な文字もみられる ●自発書字に比べ，写字が比較的良好である

の障害であるとされている[2].

b. 身体部位失認

言語に関する障害はないものの，身体の部位について，質問された部位を指し示したり，呼称したりすることができない症状である．部位は目，耳，鼻，肩，肘，膝などが対象であり，身体部位に限って生じるという特徴がある．自分の身体だけでなく，他者の身体，絵や写真においても生じる．

（2）片側性の身体失認

a. 半側身体失認

麻痺肢を提示し誰のものかを尋ねても自分のものと認めないが，積極的に他人の手であるとは訴えない症状である[3]．自身の身体部位について，自分のものであるという所属感（ownership）を失うために生じると考えられている．一般的に，右大脳半球の脳卒中によって生じる．

b. 身体パラフレニア

片麻痺の否認だけでなく，麻痺肢を「他人のもの」と訴えるなど，麻痺側半身欠如の体験に錯覚，作話，妄想が結びついたものである．麻痺した上下肢を自分のものではなく他人のものであると訴える妄想性の誤認を示す症状である．麻痺した上肢に対する所属感の喪失を基盤とした症状であるという報告もある[3]．

身体パラフレニアの責任病巣は，**表2**[3-9]に示すように一致した見解が得られていない．以下の4つの症状に分類される．

- **非所属感**：麻痺肢を示されても自分のものであると認めない．
- **他人帰属化**：麻痺肢を「他人の手」というなど，他人に帰属させる．
- **擬人化**：麻痺肢を「○○ちゃん」とよぶなど，自分以外の人格として扱う．
- **片麻痺憎悪**：麻痺肢を激しく叩くなど，憎しみの感情を表す．

c. 片麻痺に対する病態失認

病態失認とは，自分の病態に気がつかない状態をいい，皮質盲や皮質聾に対するアントン症状，左片麻痺の否認を呈するバビンスキー型病態失認，健忘症候群や社会的行動障害などにおける病態失認，ウェルニッケ失語における病識の欠如がある．

以下，片麻痺に対する病態失認について解説する．片麻痺に対する病態失認とは，片麻痺の存在を無視または否認する症状である[10]．自発的な訴えはほとんどみられず，主に検者が質問することで病態失認として明らかになる．責任病巣は，病巣が大きい場合に起こりやすく，島前部あるいは島後部，運動前野との関連が注目されている．

検者が「左手を上げてください」と言って，左上肢を上げることができないことを本人に示しても，「今は疲れているから」や，「左の肩が痛いから」などとできない理由を言ったり，左上肢がまったく動いていないにもかかわらず，「左手を上げました」「上がっています」と錯覚する．さらに，動いていないことを本人に認めさせても，しばらく時間がたつと病態失認の症状を示すことがある．

d. 半身異常知覚

余剰幻肢，半身喪失感，半身変容感などがある．

表2 身体パラフレニアの責任病巣

- 縁上回，後部放線冠[4]
- 内側前頭葉・眼窩部[3]
- 後部島[5]
- 皮質下白質，大脳基底核と視床，中下前頭回右海馬と扁桃体[6]
- 右白質：内包の後脚と放線冠，大脳基底核と視床，右海馬と扁桃体[7]
- 大脳基底核と白質周囲[8]
- 右側頭葉前部内側から島近傍の病変とともに鉤状束を含んでいる[9]

身体部位失認
（autotopagnosia）

 MEMO
半側身体失認
縁上回と後部放線冠，右島後部についての研究[4]や，病態失認や半側身体失認についての研究[5]において，右島後部の重要性が指摘された．さらに，右前頭葉内側部の重要性が指摘[3]されるなど，いまだ責任病巣は意見の一致がみられていない．

身体パラフレニア
（somatoparaphrenia）

擬人化
（personification）

MEMO
妄想性同定錯誤症候群
（delusional misidentification syndrome：DMS）
人物や自分の身体，物体などの知覚対象に対して，その同定を妄想的に誤る病態の総称で，人物に関する代表的なDMSとして，カプグラ（Capgras）症候群やフレゴリ（Frégoli）の錯覚が知られている．麻痺肢に対する疎遠な感情的態度から，身体パラフレニアは自分の身体の一部に対するカプグラ症候群にたとえられたが，身体パラフレニアの麻痺肢に対する表現では，親近感を呈している場合が多く，むしろフレゴリの錯覚に類似している[9]．

MEMO
「自分で手を上げた」と自覚できるのが自己主体感，「上がったのは自分の手である」という感覚が自己所属感である．自己所属感は，自分で行っているという感覚やその行為が自分の身体の中で行われているという感覚である．

MEMO
片麻痺に対する病態失認（anosognosia）は，急性期に多く，右半球損傷で10％前後，左半球損傷で数％である．高齢であることや発症前に認知症がある場合により多く発現する．

アントン（Anton）症状

バビンスキー（Babinski）型病態失認

ウェルニッケ（Wernicke）失語

LECTURE
5

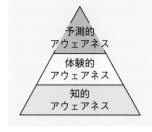

図3　自己への気づきの階層モデル
(Crosson B, et al.：J Head Trauma Rehabil 1989；4〈3〉：46-54[11] より)

表3　（半側）身体失認の検査法

①検者は，患者の右側からアプローチする．右上肢を持ち上げて，「これは何ですか？」と聞く．患者は，健常な右上肢を自分のものと正確に認知することが必要である

②病巣と対側の左上肢を持ち上げて，左の前腕を病巣と同側（右側）の半側空間に持ってくる．そして，再び「これは何ですか？」と聞く．その際，検者の手と前腕が患者の右側空間に入らないように注意する．左上肢を自分のものと認知できないとき，（言語性）身体失認と診断する

③左上肢の誤認として，妄想や作話がみられれば，それを記録する

(Feinberg TE, et al.：Neurology 1990；40〈9〉：1391-4[4])

余剰幻肢とは，本来の麻痺肢とは別に，もう1本余分な上肢や下肢があると感じる症状である．右頭頂葉皮質化領域の損傷後に生じるとされ，発症後1か月程度の急性期に左上肢に出現することが多い．

半身喪失感とは，左半身がなくなってしまったと訴える症状である．「肘から先がだんだん細くなってなくなっている感じがする」などと訴えるが，本人に深刻な様子がみられない場合もある．

半身変容感は，手が大きくなったり伸びたりすると訴える症状で，「グローブをつけているように大きく感じる」と発言することがある．

2）臨床評価

身体失認の評価の基本は観察である．ベッド上では，麻痺肢を身体の下敷きにしていても気がつかないことや，起き上がりの際に麻痺肢を置き去りにするなどがみられる．車椅子座位では，車輪に巻き込まれていたり，殿部の下に敷いていたりしても気がつかないことがある．整容動作では，麻痺側の髪をとき忘れることや，ひげを剃り忘れることがある．また，言語表現によっても確認できる（**表3**）[4]．

病態失認では，自発的な発言がみられないため，**表4**[12]，**5**[13]の質問検査を実施する．

3）生活への影響

半側身体失認においては，生活への影響として，まるで身体の片側が存在しないかのように振る舞い，麻痺側上肢がベッドから垂れていたり，車椅子の車輪に挟まっていたりしても気にしないなど，関心を向けられない．更衣においては，麻痺側上肢が袖を通っていなくても気がつかないことがある．身体パラフレニアでは，周りの人の理解が不十分であると，認知症などと誤解されやすい．

病態失認においては，身体失認や身体パラフレニアの症状同様，リハビリテーションの必要性を自覚できず，積極的な訓練につながりにくいという問題がある．ただし，右半球損傷においては，病識の欠如から深刻に受け止めず，落ち込むことや，悲観的になることはまれである．

4）介入方法

身体失認や身体パラフレニア，病態失認に対する作業療法では，その症状について正確に評価することが必須である．症状によって生活のどの部分に支障が出ているのかを見極め，認めさせるのではなく，自ら気づけるようにはたらきかける．

身体失認や身体パラフレニアの症状の根底には，麻痺肢の非所属感がある．感覚障害が重度であることも多く，感覚入力が失われた状態で，自分の手を認識できない状態である．訓練としては，覚醒レベルを上げることが良い効果を生む．感覚障害に対しては，感覚入力のアプローチだけでは不十分であり，鏡などを使用した視覚的なアプローチと併せて行う．

発症メカニズムの一つとして，急激な自身の身体の変化を心理的に受け入れられ

表4　片麻痺に対する病態失認のスコア

スコア0	自発的に，または「具合はいかがですか」のような一般的な質問に対して，片麻痺に関する訴えがある
スコア1	左上下肢の筋力に関する質問に対して，障害の訴えがある
スコア2	神経学的診察で運動麻痺があることを示すとその存在を認める
スコア3	運動麻痺を認めさせることができない

（Bisiach E, et al.：Neuropsychologia 1986；24〈4〉：471-82[12]）

表5　片麻痺に対する病態失認症状の評価のための質問項目

①どこか力の入りにくいところはありませんか？
②あなたが腕を使う際に何か問題はありませんか？
③あなたの腕に何か異常があると感じませんか？
④以前と同じように腕を使うことができますか？
⑤あなたの腕が使えなくなって何か心配はありませんか？
⑥あなたの腕の感覚は，正常ですか？
⑦あなたの主治医は，あなたの腕に麻痺があると言っていましたが，あなたはそう思いますか？
⑧（左空間で検者が左手を持ち上げてから手を離して下ろす）左手に力が入らないようですが，あなたはそう思いますか？
⑨（右空間で検者が左手を持ち上げてから手を離して下ろす）左手に力が入らないようですが，あなたはそう思いますか？
⑩右手で左手を持ち上げてください．あなたの左手に力が入りにくいことはありませんか？

0，0.5，1の3段階で評定し，その合計で上肢の片麻痺に対する病態失認症状の程度を判定する

（Feinberg TE, et al.：J Neurol Neurosurg Psychiatry 2000；68〈4〉：511-3[13]）

調べてみよう
覚醒レベルの評価法を確認しておこう．

ず，無意識に左上肢を他人のものに置き換え，抑圧していることもあるため，麻痺を認めさせようと説得することは慎む．

対象者が麻痺に気づかず，その所属感を否定する場合，積極的なリハビリテーションの参加は望めない．作業療法士は，家族や医療者が統一した対応ができるようコーディネートする必要がある．加えて，麻痺肢の管理が不十分となりやすいため，環境を調整し，麻痺肢を保護する．

2. 触覚失認

触覚失認（tactile agnosia）

触覚情報は，皮膚や骨格筋，関節にある感覚受容器から末梢神経，神経伝達路を経由して，大脳の一次体性感覚野（中心後回：SI）で素材や形，重さなどが分析される．全体が把握された後に二次体性感覚野（頭頂弁蓋，島：SII）や頭頂連合野，運動野などに情報が伝達される．触覚認知は，一次体性感覚野および二次体性感覚野から，ものの概念に関する記憶の貯蔵場所に至る神経経路によって行われる．

体性感覚野
（somatic sensory cortex）

触覚失認とは，体性感覚である触覚，痛覚，温度覚，振動覚，運動覚，位置覚，2点識別覚のいずれにおいても障害を示さないが，物品を触って何であるかを認知できない症状である[14]．閉眼でポケットや袋の中の物品を触らせて検査するが，明らかに形のわかる硬貨や鍵，スプーン，くし，洗濯バサミなどを触っても名称や用途が言えず，使用方法なども説明することができない．しかし，触った対象と同じものを選択肢の中から選び出すことはできる．

1）分類

視覚失認と同様に，統覚型（知覚型）触覚失認と連合型触覚失認に分けられる．

視覚失認の分類
▶ Lecture 4 参照．

（1）統覚型（知覚型）触覚失認

対象の素材がわからない，つまり手触りや肌理，形態が認識できないという症状である．多くは病巣と反対側の手にのみ生じ，左右どちらの損傷でも同等に生じうる．形や肌理がわからないため，絵に描かせても不正解となる．責任病巣（**図4**）は，体性感覚の腹側の経路に関係し，特に腹側の経路のはじめのほうに集中している．このうち，統覚型触覚失認の責任病巣とされているのは一次体性感覚野，二次体性感覚野および縁上回である．

（2）連合型触覚失認

肌理や形態は認識できるが，それを対象の知識（意味記憶）と結びつけられないために対象がわからないという症状である．統覚型触覚失認と同様に，病巣と反対側の

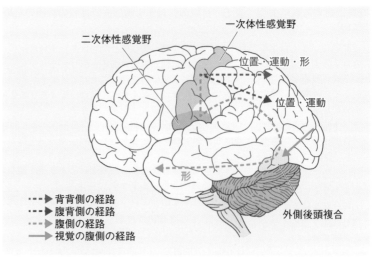

図4　体性感覚情報処理の3つの経路

凡例:
- ┈┈▶ 背背側の経路
- ┈┈▶ 腹背側の経路
- ┈┈▶ 腹側の経路
- ━━▶ 視覚の腹側の経路

手にのみ症状が現れる．物品を触った後に，絵に描いてもらうと，対象を見て描いたときと変わらない程度で正確に描く．責任病巣としては，角回が重視されており，統覚型触覚失認で報告されている病巣より腹側経路の後ろよりで，意味記憶が存在する側頭葉先端部が影響している．

2) 臨床評価

触覚失認は，視覚によって代償されることがあり，障害があっても気づかれないことがある．最初に，物品を見せ，それが何であるか言えるかどうか，意味記憶の障害の有無を確認する．また，失語の有無も確認する．

次に，体性感覚（触覚，痛覚，温度覚，振動覚，運動覚，位置覚，2点識別覚）が正常であることを確認する．併せて，触点定位，皮膚書字覚，重量判断，大きさの判断を評価する．

(1) 統覚型触覚失認の評価

閉眼で左右それぞれの手について評価する．三角形，正方形，円などの形を触り，その特徴が言えるか，あるいは閉眼で物品を触った後に絵を描いてもらい，同じ物品を見て描いた絵と比較する．統覚型触覚失認では，物品を触った後に描いた絵はうまく描けない．手触り（肌理）の評価は，特徴のある素材の表面を触り，その特徴を言わせる．閉眼で金属，木材，プラスチック，布などを触り，その特徴を言えるか，同じ素材を選べるかを評価する．

(2) 連合型触覚失認の評価

上記の形や手触りに問題がないにもかかわらず，触った物品を呼称できない場合は連合型触覚失認と判断する．閉眼で物品を触った後に目を開けて描いた絵と，同じ物品を見て描いた絵を比較すると，連合型では明らかな差はみられない．

3) 介入方法

触覚失認の介入として，エビデンスのある方法は少ない．統覚型触覚失認の場合は，反対側の手のみに手触りや肌理，形態が認識できないため，症状のない側の手で物体を認識してから，症状のある側の手で物体を認識するなど左右差を比較する．また，開眼，閉眼で触れて物体の肌理や形態を繰り返し確認する．刺激量の大きな物体からはじめ，徐々に刺激量を減らしていく．連合型触覚失認の場合は，意味記憶との照合が困難であるため，使い慣れた道具を使用して繰り返し左右差を確認する．

アクティブタッチの感覚を利用し，物体の探索を行うことも形態の認識に役立つ可能性がある．統覚型，連合型とも訓練で使用する物体は，使い慣れた道具や使用方法

がわかりやすい道具で開眼と閉眼，左右差を確認する．いずれも詳細な介入方法の報告は少ない．

3. 聴覚失認

聴覚失認（auditory agnosia）

音の存在に気づくが（聞こえているが），音声や音楽，環境音の認知が障害される症状を指す[15]．対象者から聞こえにくいとの訴えがあるため，難聴と誤診されることがある．狭義の聴覚失認は，言語音の認知は保たれるが，環境音である道具使用の音，乗り物などの音，また，動物の鳴き声や風や雷などの自然の音が何であるのかの認知が障害されることをいう．

1）分類

音の種類は，言語音，環境音，音楽に分けられる．言語音の障害は純粋語聾，環境音の障害は環境音失認，音楽の障害は感覚性失音楽とよばれる（**表6**）．

聴覚についても，視覚の情報経路と同様に背側経路（where）と腹側経路（what）が存在する．背側経路では，聴覚野に入った音の情報は上側頭回後部を経て，縁上回に至り，音の空間的位置情報を伝える．腹側経路では，聴覚野からの情報が上側頭回前部などを経て，側頭葉下部に至り，動物の声や意味が認識される．

(1) 純粋語聾

文章の読みや書字，発話には問題はないが，話し言葉を聞いても理解できないという病態である．言語音以外の音楽や環境音に関しては保たれていることが多い．相手の口の動き（読唇）や表情，状況からある程度の話の内容を理解することができるが，口の動きがわからないように口元を隠したり，電話やラジオなどの代償ができない状況では理解できない．責任病巣としては，一側病変では左あるいは両側の上側頭回後部と考えられている．

(2) 環境音失認

話し言葉の理解は保たれるが，環境音が何であるのか認知できないという病態である．そのものを見たり触ったりすると，それが何の音かはわかるため，意味記憶の障害はみられない．対象者が症状を訴えることは少なく，検査をして初めて発見されることが多い．責任病巣は，両側あるいは右の側頭葉と考えられている．

(3) 感覚性失音楽

脳の後天的な疾患によって生じた音楽能力の障害もしくは喪失と定義されている[16]．音楽の構成要素として，ピッチ，リズム，ハーモニーがあり，その受容性が障害された状態を指す．受容性失音楽と表出性失音楽に分けられる．責任病巣は側頭葉と考えられているが，左右大脳半球や脳部位などとの関連は明らかにされていない．

2）臨床評価

聴覚失認の評価では，最初に純音聴力が保たれているか確認する．

MEMO

環境音
電話などの日用品の音，電車などの乗り物の音や救急車のサイレン，ピアノなどの楽器の音，犬や猫などの動物の鳴き声，雷や風などの自然現象の音をいう．

MEMO

● **単語の聴覚的理解のモデル**
単語の聴覚的理解に関わるプロセスを図5a[17]に示す．聞いて意味を理解するという過程には，以下の3つの段階がある．

・**聴覚的音韻分析**：聞こえた音のつながりを分析して語音を同定する．

・**音韻入力レキシコン**：単語の聴覚的な認識単位が貯蔵されている．単語を聞いて，知っている語として認識することで，その単語の音形にアクセスする．

・**意味システム**：単語の意味の貯蔵庫で，単語の認識を受けて活性化される．

● **単語の口頭表出モデル**
絵・物体の呼称に関わるプロセスを図5b[17]に示す．意味システムからの喚語（例えば，絵の呼称）に関し，主に以下の4つの段階がある．

・**意味システム**：単語の意味の貯蔵庫で，考えや概念によって活性化される．

・**音韻出力レキシコン**：発話しようとする単語の音韻形態の貯蔵庫．単語の音韻形態へのアクセスを提供する．

・**音韻出力配列**：表出するために，韻律的に特定された音素のつながりを創り出す．

・**構音プログラミング**：音素を神経筋の命令に変換する．

表6　聴覚認知障害の分類

		損傷部位	純音聴力	認知障害
聴覚障害（難聴）		外耳，中耳，内耳や聴神経	軽度～重度障害	語音，環境音，音楽とも低下
失語		ブローカ野，ウェルニッケ野など	正常	言語機能の障害
聴覚失認（広義の聴覚失認）	純粋語聾	左あるいは両側の上側頭回後部 内側膝状体からウェルニッケ領域をつなぐ聴放線（投射線維）の病変	正常	語音認知の障害
	環境音失認（狭義の聴覚失認）	両側あるいは右の側頭葉	正常	環境音認知の障害
	感覚性失音楽	側頭葉と考えられている	正常	音楽認知の障害

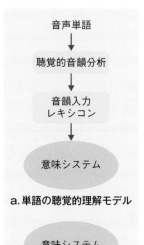

音声単語
↓
聴覚的音韻分析
↓
音韻入力
レキシコン
↓
意味システム

a.単語の聴覚的理解モデル

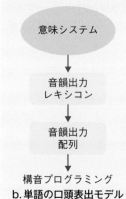

意味システム
↓
音韻出力
レキシコン
↓
音韻出力
配列
↓
構音プログラミング

b.単語の口頭表出モデル

**図5　単語の聴覚的理解の
モデルと口頭表出モ
デル**

（Whitworth A,et al. 著，長塚紀子監訳：失語症臨床の認知神経心理学的アプローチ．協同医書出版社；2015．p.37-65[17]）

MEMO

標準失語症検査（Standard
Language Test of Aphasia：
SLTA）
プロフィール分析による失語症の重症度，失語症者の経時的な変化，リハビリテーションの指針を得ることを目的として作成された．
▶ Lecture 8 参照．

MEMO

Montreal Battery of
Evaluation of Amusia（MBEA）
音楽的要素の認知を検討する標準化された検査であり，音の高低，音程，音符の長さなどの項目がある．

MEMO

感覚性失音楽はようやく研究が始まったところであり，詳細な介入方法の報告は少ない．

　純粋語聾では標準失語症検査（SLTA）を実施し，単語の理解や復唱などの項目の成績が低下しているかを確認する．対象者は言葉が聞き取れないことを自覚していることが多い．読唇により検査結果が変わる場合があり，注意深く観察する．

　環境音失認では，電話などの日用品，電車などの乗り物，救急車などのサイレン，ピアノなどの楽器，犬や猫などの動物の鳴き声，雷や風などの自然現象などの音源を聞かせ，名称を答えさせるか，絵の選択肢から選ぶ．視覚や触覚など，聴覚以外の感覚入力で認知できるかについても評価する．

　感覚性失音楽では，音の高低，強さ，リズム，長さ，音色などを検査し，よく知られている童謡などがわかるか検査する．検査バッテリーは Montreal Battery of Evaluation of Amusia（MBEA）が用いられる．

3）介入方法

　聴覚失認の介入として，エビデンスのある方法は少ない．純粋語聾は，ゆっくり話すことで聞き取りやすくなる場合がある．対象者の読唇能力や状況の把握で理解が促進するかの確認も必要である．重度の場合は筆談が必要となることが多い．環境音失認は，日常場面で困ることがなく，対象者から症状を訴えることが少ないため，検査によって明らかにされることがある．自然に改善することが多いが，介入方法として環境音の弁別訓練，絵カードとのマッチングなどがある．

■引用文献

1) Gerstmann J：Zur Symptomatologie der Hirlasionen im Ubergangsgebiet der unterell Parieta-lund mittleren Occipitalwindung (Das Syndrom Fingeragnosie, Rechts-Links-Störung, Agrapie, Akalkulie). Nervenarzt 1930；3：691-5.
2) Mayer E, Martory MD, et al.：A pure case of Gerstmann syndrome with a subangular lesion. Brain 1999；122 (Pt 6)：1107-20.
3) Feinberg TE, Venneri A, et al.：The neuroanatomy of asomatognosia and somatoparaphrenia. J Neurol Neurosurg Psychiatry 2010；81 (3)：276-81.
4) Feinberg TE, Hanber LD, Leeds NE：Verbal asomatognosia. Neurology 1990；40 (9)：1391-4.
5) Baier B, Karnath HO：Tight link between our sense of limb ownership and self-awareness of actions. Stroke 2008；39 (2)：486-8.
6) Gandola M, Invernizzi P, et al.：An anatomical account of somatoparaphrenia. Cortex 2012；48 (9)：1165-78.
7) Romano D, Maravita A：The dynamic nature of the sense of ownership after brain injury. Clues from asomatognosia and somatoparaphrenia. Neuropsychologia 2019；132：107119.
8) Moro V, Pernigo S, et al.：Motor versus body awareness：Voxel-based lesion analysis in ano-sognosia for hemiplegia and somatoparaphrenia following right hemisphere stroke. Cortex 2016；83：62-77.
9) Kakegawa Y, Isono O, et al.：Incidence and lesions causative of delusional misidentification syndrome after stroke. Brain Behav 2020；10 (11)：e01829.
10) Babinski J：Contribution a l'etude des troubles mentaux dans l'hemiplegie organique cerebrale (anosognosie). Rev Neurol 1914；27；845-8.
11) Crosson B, Barco PP, et al.：Awareness and compensation in postacute head injury rehabilitation. J Head Trauma Rehabil 1989；4 (3)：46-54.
12) Bisiach E, Vallar G, et al.：Unawareness of disease following lesions of the right hemisphere：ano-sognosia for hemiplegia and anosognosia for hemianopia. Neuropsychologia 1986；24 (4)：471-82.
13) Feinberg TE, Roane DM, Ali J：Illusory limb movements in anosognosia for hemiplegia. J Neurol Neurosurg Psychiatry 2000；68 (4)：511-3.
14) Reed CL, Caselli R, Farah MJ：Tactile agnosia. Underlying impairment and implications for normal tactile object recognition. Brain 1996；119 (Pt 3)：875-8.
15) Delay J：Les Astéréognosie：Pathologie du Toucher. Masson & Cie；1935.
16) Henson RA：Amusia. In：Frederiks JAM, ed.：Handbook of Clinical Neurology Revised Series. Clinical Neuropsychology. Elsevier Science Publication；1985. p.483-90.
17) Whitworth A, Webster J, Howord D 著，長塚紀子監訳：失語症臨床の認知神経心理学的アプローチ：評価とリハビリテーションのためのガイドブック．協同医書出版社；2015．p.37-65.

LECTURE
5

実習

種村によるゲルストマン症候群関連検査の実施

1）実習目的

種村によるゲルストマン症候群関連検査の適切な実施方法と解釈の仕方を学習する．

2）実習方法

検査者と患者役に分かれて，種村によるゲルストマン症候群関連検査（**図1**）を実施する．すべての項目を実施するとおよそ20分程度の時間を要す．鉛筆，紙，コップを用意する．

				聴覚	視覚
I．手指の定位「今触っている指は？」 　1．右手中指　　2．右手親指　　3．右手示指　　4．右手小指　　5．右手薬指 　6．左手薬指　　7．左手小指　　8．左手中指　　9．左手親指　　10．左手示指					/10
II．手指の肢位模倣 　1．右手の示指で鍵　　　　　　　　　　6．右手グーチョキパー 　2．左手親指と小指の先を合わせる　　　7．左手グーチョキパー 　3．左手中指と右手示指の先をつける　　8．右手OKサイン 　4．左手示指と右手中指を合わせる　　　9．左手OKサイン 　5．右手の親指を回す　　　　　　　　　10．両手で蝶の形					/10
III．手指認知「私が言った指はどれか？」 　1．右手中指　　2．左手小指　　3．左手薬指　　4．右手示指　　5．右手親指				聴覚 /5	視覚 /5
IV．左右弁別テスト（Ayresの左右弁別） 　1．右手を出してください　　　　　　　　6．あなたの右目を触ってください 　2．左耳を触ってください　　　　　　　　7．あなたの右足を見せてください 　3．この鉛筆を右手で取ってください　　　8．この鉛筆はあなたの右側？左側？（右） 　4．その鉛筆を私の右手に置いてください　9．この鉛筆を左手で取ってください 　5．この鉛筆はあなたの右側？左側？（左）10．その鉛筆を私の左手に返してください					/10
V．身体部位認知 　1．左手　　2．左足　　3．右肘　　4．右耳　　5．左足首 　6．右目　　7．左肩　　8．左膝　　9．左手首　　10．右親指				聴覚 /10	視覚 /10
VI．空間概念 　1．鉛筆を線の右に置く　　　　　　　4．コップをひっくり返す 　2．コップを線の左に置く　　　　　　5．コップの上に鉛筆を置く 　3．鉛筆をコップの向こう側に置く					/5
VII．計算 　1．筆算　①　65　　②　193　　③　58　　④　264 　　　　　　＋　2　　　＋78　　　－14　　　－74 　　　　　⑤　32　　⑥　218　　⑦　2⟌24　　⑧　12⟌252 　　　　　×　4　　　×73					/8
2．暗算　①100－7＝　　　②93－7＝　　　③5＋3＝　　　④10＋24＝					/4
3．九九　①5×2＝　　　②3×5＝　　　③6×7＝　　　④9×9＝					/4
VIII．書字 　1．書取　①本　　　　　　　　　　2．写字　①本 　　　　　②仕事　　　　　　　　　　　　　　②仕事 　　　　　③教科書　　　　　　　　　　　　　③教科書 　　　　　④バイオリン　　　　　　　　　　　④バイオリン 　　　　　⑤今日は雨が降っています　　　　　⑤今日は雨が降っています				書取 /5	写字 /5
3．自発書字					

図1　種村によるゲルストマン症候群関連検査

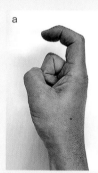

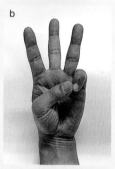

図2　手指の肢位模倣
a：右手の示指で鍵．
b：左手親指と小指の先を合わせる．

3) 考察

　種村によるゲルストマン症候群関連検査が対象とする症状は，手指失認，左右失認，失算，失書の四徴候である．左頭頂葉に病変があればゲルストマン症候群を疑って評価する．

　それぞれ1点で，点数が低いほど成績が悪いことを示す．

　評価前に以下を確認しておく．

- 失語の影響：言語指示に対して，指示理解の低下により従命できないなど，ウェルニッケ失語や伝導失語がないか確認する．
- 道具操作のエラーなどの観念運動失行や観念失行：失行によって動作に障害があれば，ゲルストマン症候群とはいえない．
- 失書：失書の症状だけが強くあり，その他の症状はないかごく軽度であれば，頭頂葉性純粋失書を疑う．
- 手指失認：手指だけに限局しているか，それ以外の身体部位にも徴候がみられるかを確認する．他の身体部位にも障害があれば，身体部位失認となる．
- 構成の障害：有無を確認する．

（1）手指の定位

　検査者が患者役の指を触り，どの指を触っているのかを答えさせる課題である．右手中指を触り，「右手の中指」と答えられれば1点である．

（2）手指の肢位模倣

　「右手の示指で鍵」の課題は，**図2a** のように示指を鉤形にする．「左手親指と小指の先を合わせる」の課題では，**図2b** のように母指と小指の先をつける．

（3）身体部位認知

　手指だけではなく，その他の身体部位の認知に障害がみとめられれば手指失認とはよばず，身体部位失認となる．

（4）空間概念

　「コップを線の左に置く」（**図3a，b**），「コップの上に鉛筆を置く」（**図3c**）の項目において，左右だけでなく，患者役と対象物との空間的な概念が保たれているかについても評価する．

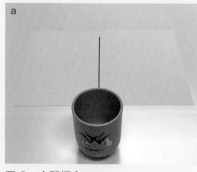

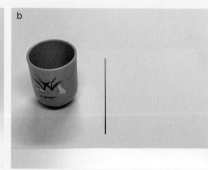

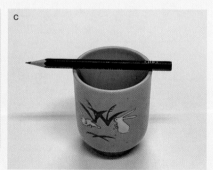

図3　空間概念
a, b：コップを線の左に置く．
c：コップの上に鉛筆を置く．

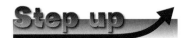

応用実習：脳梗塞患者のゲルストマン症候群について ICF モデルに基づいた統合と解釈を行う

　以下の症例について，理解を深めるため，**実習課題 1～3** を設けている．それぞれの課題に対して，各自考察し，ICF（国際生活機能分類）モデルに基づいた統合と解釈を行う．なお，模範解答は**巻末資料**に記載している．

1）症例の概要

　80 歳，女性，右利き．自宅で意識障害が出現し救急搬送．脳出血と診断され保存的加療後，リハビリテーション目的で転院．

　家族構成は，夫（83 歳，無職，健康）と 2 人暮らし，近隣に娘夫婦が在住．自宅は 2 階建ての戸建て住宅．キーパーソンは夫で，特に認知機能の低下はない．家事全般は本人が行っており，夫はその手伝い程度．これまでは介護保険で週 1 回デイサービスを利用．教育歴は 12 年．多弁ではあるが，つじつまの合わない会話はなく，意思疎通は良好．

　「バカになってしまった」との訴えがある．右同名半盲以外，特に大きな身体機能の症状はなく，病院内の ADL（日常生活活動）は自立しており，リハビリテーションにも積極的に参加．言語，行為，視空間認知，日常生活上の記憶は保持している．

　家族のニーズは，身の回りのことや料理ができるようになることと，社交ダンスや散歩，外食など趣味が多いため，それらを再び楽しめるようになってほしいとのことであった．

2）他部門からの情報

（1）医師

　病巣は，左角回の脳出血で，保存的加療で状態は落ち着いている．手指失認，左右失認，失算，失書の四徴候がそろったゲルストマン症候群である．

（2）看護師

　病院内の ADL は問題なく，入浴も入院当初は見守りで行っていたが，現在は自立している．他患者との交流があり，コミュニケーションは良好である．売店での買い物や入院費用などの金銭管理は介助が必要である．

（3）理学療法士

　身体的には，右上下肢とも運動麻痺はみとめず（SIAS 74/76〈減点項目は，麻痺側運動機能（下肢遠位テスト）4/5，体幹機能（腹筋力）2/3〉，ブルンストロームステージはすべてⅥ），感覚障害，運動失調はなく，歩行も安定している．耐久性の低下をみとめているため，屋外歩行などのトレーニングを実施している．

（4）言語聴覚士

　失語の症状はみられず，理解や発話にも問題はない．しかし，書字は漢字，単語の書き取り，写字で想起困難を主体とする障害をみとめる．計算では，加算や減算で繰り上がりや繰り下がりがあるものは誤る場合があり，乗算や除算はほぼ行うことができなかった．

（5）医療ソーシャルワーカー（MSW）

　家族は，身の回りのことができれば自宅の受け入れは可能．

3）作業療法評価

（1）神経学的検査

　運動麻痺，感覚障害，運動失調はみとめられないが，右同名半盲が残存している．

（2）神経心理学的検査

　神経心理学的検査を表 1 に，構成を図 1 に示す．コース（Kohs）立方体組み合わせテストは，IQ の低下がみられた．種村によるゲルストマン症候群関連検査を表 2 に示す．計算，書字で著明な障害がある．

（3）ADL 場面の評価

　食事，排泄，更衣，整容，入浴とも自立しており，入院生活において困っていることはないが，耐久性の低下がみとめられる．売店での買い物，入院費用の管理に介助を要している．

LECTURE
5

表 1　神経心理学的検査の結果

HDS-R	18/30 点（減点項目：日時の見当識，言葉の遅延再生，逆唱，計算）
MMSE	19/30 点（減点項目：時間の見当識，単語の遅延再生，計算，自発書字，口答指示で左右の間違い）
WAIS-Ⅲ	言語性 IQ（VIQ）89，動作性 IQ（PIQ）83，全検査 IQ 85
コース立方体組み合わせテスト	7/131 点（IQ 換算で 51） 積み木を回転させて模様が作れない
MST	Part Ⅰ 20 秒，Part Ⅱ 68 秒，差 48 秒
FAB	12/18 点（語の流暢性や GO/NO-GO 課題で低下）
BIT：線分抹消試験 BIT：線分二等分試験	35/36 点（右側の消し忘れ） ほぼ中央
図形模写	立方体の図形にならず（図 1）

HDS-R：改訂長谷川式簡易知能評価スケール，MMSE：Mini-Mental State Examination，WAIS-Ⅲ：ウェクスラー成人知能検査Ⅲ，MST：Modified Stroop Test，FAB：前頭葉機能検査，BIT：行動性無視検査.

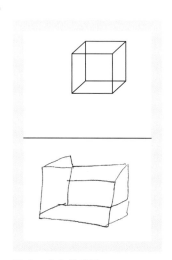

図 1　立方体模写

表 2　種村によるゲルストマン症候群関連検査

Ⅰ. 手指の定位	9/10	
Ⅱ. 手指の肢位模倣	8/10	
Ⅲ. 手指認知	聴覚 4/5	視覚 2/5
Ⅳ. 左右弁別テスト	7/10	
Ⅴ. 身体部位認知	聴覚 10/10	視覚 10/10
Ⅵ. 空間概念	5/5	
Ⅶ. 筆算・暗算・九九	8/16	
Ⅷ. 書字	書取 2/5	写字 4/5

表 3　ICF（国際生活機能分類）を用いた課題の抽出

	マイナス面	プラス面
心身機能・身体構造		
活動		
参加		
環境因子		
個人因子		

4) 実習課題

1. 作業療法評価計画を立案する.

①左角回が病巣である場合に予測される症状を考えなさい.

②作業療法評価計画を立案しなさい. また，検査をする理由を説明しなさい.

③日常生活，特に IADL において，記載以外にも予測される困難となる場面を考えなさい.

2. 神経心理学的検査の結果（表 1，2，図 1）を解釈する.

3. ここまでの情報をふまえて，「統合と解釈」を記述し，表 3 を完成させる.

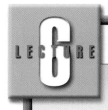

動作・行為の障害（1）
失行症

到達目標

- 失行症の種類を理解する．
- 失行症の評価と介入方法を理解する．
- 失行症による生活への影響を理解する．
- 標準高次動作性検査（SPTA）を理解し，実施する（実習）．

この講義を理解するために

　失行は，失語や失認と並び，昔から研究されてきた症候ですが，今もなお，その解釈や定義について議論が続いています．失行症は「動作・行為」の障害のため，出力系の問題ではありますが，失行症以外の入力系の問題のために出力において問題が顕在化しているのか，出力そのものの問題なのか，判別の難しさがあります．そのため，症状を判別し，理解するために丁寧に評価する必要があり，臨床推論に基づく介入が必須となります．また，人の行為を理解する際には，作業療法の「人-環境-作業」の視点も重要となってきます．使う道具や状況などの環境が異なれば，失行症の現れ方は異なりますし，更衣は良好でも，整容では症状がみられるなど活動（作業）の違いにも影響を受けます．臨床場面で遭遇することの多い症状なので，各症状の違いを整理して着実に理解することが必要です．

　失行症を学ぶにあたり，以下の項目を学習しておきましょう．

- □ 脳の解剖学的・生理学的な知識を学習しておく（特に頭頂葉，脳梁）．
- □ 右大脳半球と左大脳半球の機能的特徴を学習しておく．
- □ 脳を損傷する可能性のある疾患について学習しておく．

講義を終えて確認すること

- □ 観念運動失行の特徴について説明できる．
- □ 観念失行の特徴について説明できる．
- □ 肢節運動失行の特徴について説明できる．
- □ 観念運動失行，観念失行，肢節運動失行による生活への影響について説明できる．
- □ 失行症に対する評価方法を説明し，実施できる．
- □ 失行症に対する介入方法について説明できる．

失行症，失行（apraxia）

MEMO
リープマン（Liepmann HC）の述べた観念運動失行，観念失行，肢節運動失行は，その後に失行と名のついたものとの対比で古典的失行とよばれる．

観念運動失行
（ideomotor apraxia）

MEMO
BPO（body parts as object）
歯磨きの際に，示指を伸ばして「歯ブラシ」を表現するなどの身体部位の物品化の現象である．

観念失行（ideational apraxia）

MEMO
日常生活の多段階の行為の障害はADS（action disorganization syndrome）として前頭葉などが重視されるが，失行との鑑別は容易ではない．

1．総論：失行症

　失行症は，リープマンによって最初に記載された概念であり，指示された運動や物品使用を誤って行うなどが代表的な事象であるが，この原因について運動障害（運動麻痺など）や失語症などによる言語理解の障害，失認症などの視知覚認知障害，課題意図の理解障害（認知症），意欲の障害がないか，それでは十分に説明できない場合をいう．加えて，失行症は，経験，例示，学習された精巧な記憶による運動の障害とし，生得的な歩行や立位バランスは失行症では障害されないとされている[1]．

　失行症の分類には諸説あり，リープマンの古典的失行の分類でさえも異論がある．諸家により，失行症の分類や定義，想定するメカニズムが異なるため，文献を読む際や用語を用いる際には注意する．臨床的には，象徴的行為（バイバイと手を振る動作や敬礼など），物品を使用しない動作の身振り（くしを使って髪をとく真似をするなど），単一物品の使用（くしを使う，スプーンを使うなど），複数の物品を使用する系列行為（茶筒と急須と湯飲みを使ってお茶を入れるなど）の可否と誤りの内容から症状の類別を検討する．

1）観念運動失行

　バイバイやおいでおいでなどの慣習性の高い象徴的な行為（ジェスチャー）や物品使用の真似（パントマイム）が障害される．動作の方向や位置，リズムの障害や保続がみられる．また，自分の身体の一部を道具に見立てた行為（BPO）をすることが特徴的である．日常生活の自然な状況では問題が軽度にとどまることが多く，検査場面との乖離がある．左頭頂葉の縁上回，上頭頂小葉の皮質と皮質下の病変では症状は両側に，脳梁の病変では症状は左半身に生じるとされる[2]（**図1**）[3]．

2）観念失行

　道具に関する認知が保たれ，運動機能に問題がないにもかかわらず，物品の使用が障害される状態であり，症状は両側に生じる．例えば，「茶筒と急須と湯飲みを使って，お茶を入れる」といった，時間的空間的な性質をもち，複数の道具を用いる系列行為が障害される．リープマンは単一物品の使用を観念運動失行としたが，現在では物品使用の障害は単一の物品の誤りも観念失行に分類されることが多い（本講義で

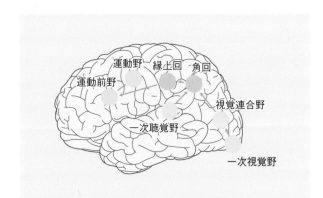

図1　行為にかかわる脳各部位間の情報伝達
行為の情報は頭頂葉に蓄えられており，一次視覚野，一次聴覚野からの指示により，頭頂葉の角回，縁上回から前頭葉に伝達され，道具の使用やジェスチャーとして発現される．
（Golderberg G：Apraxia. The cognitive side of motor control. 2013；Oxford University Press. p.75[3] をもとに作成）

表1　行為の種類でみた観念運動失行と観念失行の分類

行為の種類	古典的分類
象徴的行為（ジェスチャー）	観念運動失行
道具使用の真似（パントマイム）	
道具の使用	観念運動失行または観念失行*
複数物品の系列行為	観念失行

*諸家により異なる．

は，単一の物品の誤りも観念失行として扱う）．当然，単一よりも複数の物品のほう
が誤りやすい．病巣は左頭頂後頭葉（左角回を中心とする領域）である[2]．観念運動
失行を合併していることが多いが，実際の生活上の障害となっているのは，物品使用
が困難な場合である（**表1**）．

3）肢節運動失行

本のページをめくる，ボタンをとめる，ひもを結ぶなど，獲得された滑らかな運動
が拙劣化する．自発運動，模倣動作，道具の使用のすべてにおいてみられる点が観念
失行，観念運動失行と異なる．病巣は中心溝の前後とその周辺とされ，左右大脳半球
の損傷で，それぞれ反対側の肢が障害される．

4）概念失行

道具の有無ではなく，誤反応のタイプによって分類する立場もある．髪をくしでと
く際に，くしの把持様式や，回数や振幅やタイミング，方向性など時間的空間的誤反
応を「行為算出系の誤り」と見なして観念運動失行とし，くしをひげ剃りのように用
いるなど概念的誤反応を「行為概念系の誤り」と見なして概念失行とする立場もある．
概念失行という用語が用いられるようになったのは，観念失行という用語が諸家によ
り用いられ方が異なるという背景がある．

5）意味記憶の障害

意味記憶は，事象，人，物などに対するいわゆる知識を指す．ロッティらの認知モ
デル（**図2**）[4,5] は，行為は言語，物品，ジェスチャーからの入力経路があり，行為に
関する意味記憶を経由して出力されることを示している．そのため，意味記憶の障害
は，行為の出力にも影響を与える．意味記憶は側頭葉外側面の側頭極から後方下部に
向かってカテゴリー別に局在しているため，道具や動物などカテゴリーごとに障害さ
れる．

6）口腔顔面失行

挺舌（舌を前に出すこと）や咳払いなどの喉頭，咽頭，舌，口唇，頬を使う動作を
意図的に行うことが困難となり，口頭での命令では不可能だが，模倣では可能なこと
から観念運動失行の一種とされる．

7）構成失行（構成障害）

細部を明確に知覚し，対象の部分間の関係を把握し合成することを要する，組み合

LECTURE **6**

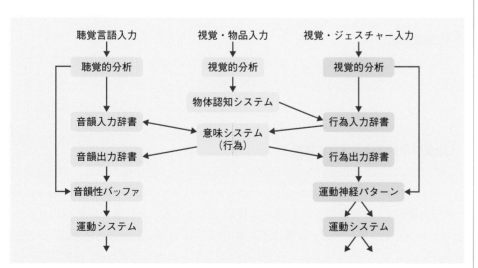

図2　行為の認知モデル
ロッティらの認知モデル[5] を簡略化して示してある．
（矢谷令子監，能登真一編：標準作業療法学 専門分野 高次脳機能作業療法学．第2版．医学書院；2019．p.90[4]）

MEMO
今日，構成障害は，構成的な課題に現れる障害の総体として扱われている．そのため，構成障害は右大脳半球でも左大脳半球でも，そして大脳または大脳基底核や視床の病巣であれば，どの部位でも起こりうる．右半球損傷例では，半側空間無視を伴っていることが予測され，それによる構成障害が生じうる．比較的，後方病変で多いとされる．

着衣失行 (dressing apraxia)

交連線維
▶ Lecture 2・図6参照.

MEMO
言語は左大脳半球優位とされ，視空間認知は右大脳半球が主体と考えられている．

MEMO
左大脳半球に運動の記憶（運動エングラム）が存在し，それが脳梁を介して右大脳半球に伝わらないため，または言語命令に対する左大脳半球での言語理解が右大脳半球に伝わらないため，右大脳半球から出力を受ける左手の行為に問題が生じる．

他人の手徴候，道具の強迫的使用
▶ Lecture 7 参照.

わせまたは構成の活動の障害である[6]．具体的には，平面上，あるいは三次元の対象物の組み立てや，描画などの構成課題で障害が生じる．このような構成課題は，視空間認知の入力の側面と，組み立てや描画などの行為の出力の側面を含む複雑な課題である．実際，構成障害の質は単一ではなく，しばしば損傷半球の側性が指摘される．右半球損傷者の構成障害は，半側空間無視による左部分の欠如，紙面での絵の傾き，空間関係の誤りが特徴であり，左半球損傷者の構成障害は，単純化された絵や見本が与えられると好転することが特徴である．このことから，右半球損傷による視空間的認知の障害，左半球損傷による行為企図の障害が背景にあることが推測される．

8) 着衣失行（着衣障害）

本来は，視覚，体性感覚や運動の障害によらず，身体と衣服との空間関係の認知障害によるものを着衣失行とするが，臨床的には，運動・感覚障害に，半側空間無視や注意障害，視空間認知障害など，その他の高次脳機能障害が加わった結果として着衣が困難となっていることが多い．その場合は着衣障害と表現する．

9) 脳梁離断症状

脳梁は最大の交連線維である．左大脳半球は言語性能力において優位であり，右大脳半球は空間性注意や視空間性能力に優位とされるが，脳梁が損傷を受けると，左右の大脳半球の連携に不全が生じる．脳梁を介した左右大脳半球の間の情報伝達，および抑制が障害されることにより生じる症状は多様であるが，左右大脳半球の機能と，感覚・運動情報の交差性入・出力を考慮すると，理解しやすい．

左大脳半球は言語性能力において優位であるため，脳梁を介した情報連絡に問題が生じると，言語性能力に乏しい右大脳半球だけでは，困難な課題がある．右大脳半球に入・出力がある左視野と左手では，言語に関する課題が困難になり，左視野の失読と呼称障害，左手の失書と触覚性呼称障害が生じる．左手の観念運動失行（脳梁失行といわれる）が特徴的である．

右大脳半球における機能の空間性注意や視空間性能力においては，言語機能ほど側性化は明確ではなく，左大脳半球もこの能力を有しているため，右上肢や右視野での離断症状は少ない．右手の構成障害，右手で反応する際の半側空間無視がみられることはある．

左右大脳半球間の抑制の障害としては，拮抗失行，他人の手徴候，道具の強迫的使用などがある．

2. 臨床評価

1) 情報収集

行為の障害を評価する際には，最初に運動機能の障害や，失認などの使用する道具の認知の障害，失語症などによる指示理解の障害について把握し，失行症以外の問題で説明がつかないことを確認する．併せて，脳画像の確認と多職種からの情報収集を行い，症状と生活場面における障害を推察しておく．

2) 症状の状況依存性と変動性

評価の際に，「意図性と自動性の乖離」を念頭におく．生活場面では，その行為を行う環境が存在し，その環境から行為が誘発されるため，スムーズに道具を使っていても（自動性），検査場面で同じ道具の使用を依頼すると，対象者は自身の意図によってのみ行為を開始する必要性が生じる（意図性）ため，困難であるという状況依存性がみられる．症状も変動し，ある場面ではおおむね遂行できたが，他の場面では困難さを示すことや，その誤り方に変動性があることもしばしばみられる．一般的に，物品を使用しない行為の場合，模倣のほうが口頭命令よりは容易であり，物品を

使用する行為の場合，実物があるほうが，実物がない真似（パントマイム）よりも容易である．

3）標準高次動作性検査（SPTA） [7]

標準化された検査法であり，古典的失行のみならず，構成障害，着衣障害，口腔顔面失行などにも対応している．項目数が多く，実施には90分程度かかるため，急性期の意識障害や耐久性が低下している対象者には実施することが難しい．その場合，少なくとも失行の疑いのある対象者のスクリーニング検査として，象徴的行為，物品使用の真似（パントマイム），単一または複数の物品使用，系列行為を評価する．

4）生活場面の評価

生活場面の観察と面接から得られる情報は，非常に重要である．症状には状況依存性と変動性という特性があること，他者からの聞き取りだけでは，「動作・行為」という空間的，時間的に常に変化する現象を把握するには限界がある．生活場面の観察は，介入のターゲットと方向性に大きな示唆を与えてくれる．特に，さまざまな道具を用い，系列行為を含む活動を観察すると，失行症を確認しやすい．面接では，対象者の視点での困りごとを聞き取るとともに，症状や生活上の影響への気づきを確認する．加えて，現在行っていないが，将来行う可能性のある行為や活動についても聞き取り，検討することは作業療法士として重要な役目である．

3. 介入方法

どの行為を介入のターゲットとするかの検討が非常に重要である．他の高次脳機能障害においても該当するが，介入によって学習したことが，他の行為に汎化するとは限らない．作業療法の立場から考えても，対象者にとって重要な作業やADL（日常生活活動）につながる行為が何であるかを明確にしておく．

1）脳の損傷部位を参考にした介入方法 [8]

病巣が中心溝より後方であれば，感覚様式の特異性を介入の参考にできる可能性がある．病巣部位に関連する感覚様式の特異性のある障害が疑われた場合，障害を受けていない感覚様式を代償的に介入に活用できる．後頭葉損傷では，視覚的に情報を得るような模倣や，視覚的に入力された道具から行為をすることが困難であるかもしれないが，口頭での指示（聴覚）やハンドリングでの誘導（体性感覚）を手がかりとした介入が有効なことがある．一方，「連合野の連合野」といわれる縁上回や角回など様式特異性のない領域の損傷では，行為の誤り方を観察し，運動出力までの情報処理過程の分析が重要になる．

中心溝より前方の病巣では，一次運動野や錐体路の周辺の損傷では不器用さがみられる．さらに前方の補足運動野や前頭前野の損傷であれば，脳の後方領域で分析・統合された情報をもとに意図的に行為を発現することが困難となる．そのため，単なる行為の練習ではなく，意図との関連で介入方法を組み立てる．

2）観察から組み立てた介入方法

行為の障害は，複雑かつ多様である．介入方法を組み立てるには，対象者の行為を丁寧に観察することに尽きる．活動分析を行い，どの工程でどのような誤り方をしているかを整理し，介入方法を組み立てる．

道具の選択を誤るのか，リーチにぎこちなさがあるのか，対象物への手の形づくりや把持形式（机の上にあるコップあるいは硬貨をつかむために手を持っていく際，リーチの時点から手の形づくりや把持の形式が異なるなど）の問題か，把持した道具を他の道具に対して操作する（手に持ったペットボトルを傾けながらコップに近づけるなど）あるいは自分に対して操作する（手に持った歯ブラシを，ブラシの部分が歯

標準高次動作性検査（Standard Performance Test for Apraxia: SPTA）
▶実習・表2 [7] 参照．

📖 **調べてみよう**
WAB（Western Aphasia Battery）失語症検査の「行為」の検査は，項目が少なく，ベッドサイドでも行える簡便なものであるため，参照する．

💡 **ここがポイント！**
病院内の活動では食事，整容，更衣，入浴など，在宅での活動では家事や生活機器の扱い，仕事関連の活動や趣味などで気づかれることが多い．

ADL（activities of daily living；日常生活活動）

✎ **MEMO**
頭頂葉であれば体性感覚，側頭葉であれば聴覚（言語），後頭葉であれば視覚といった感覚様式の特異性がある．

✎ **MEMO**
連合野の連合野
縁上回や角回は，さまざまな感覚領域からの情報の分析と統合，記憶との照合，前頭葉との連絡で表出された運動の検証をしている．

✎ **MEMO**
一次運動野や錐体路の損傷では運動麻痺となる．

誤りなし学習
▶ Lecture 10 参照.

に当たるように近づけるなど）際の問題か，操作の振幅や頻度の問題か，あるいは行為の開始や終了の問題かによって，介入が異なるのは当然である．道具の概念が理解できていないことによる道具の選択や使い方の誤りであれば，正しい道具を与え，その名称や使い方を教えることから始める．道具の動かし方や方向（操作の頻度や振幅）の誤りであれば，体性感覚を利用し，ハンドリングを用いて正しい動かし方を学習させる．これは誤りなし学習の観点と，失行者の多くは失語症を合併していることから，残存した機能を活用するという観点からも理にかなっている．系列行為の誤りでは，時系列的に誤りが絡まり合って生じているため，声かけやハンドリングのタイミングや量の検討がさらに重要となる．使用物品を減らして練習することを検討する．

3) 環境への支援

症状改善へのアプローチとともに，家族や介護者など支援者への指導も併せて行う．失行症者の行為は支援者のかかわり方により，大きく左右される．適切な介助により行為が戸惑いなく開始され，スムーズに持続し，わずかな声かけで適切に終了できることもあれば，支援者の不用意なかかわりにより混乱が生じ，行為の遂行が破綻することもある．

物的環境の変化による影響も大きい．病院内の手洗い設備が手動から自動に変わったことにより，それまでに学習を完了していた手洗いの行為を再学習する必要性が生じることがある．このことは，院内で行えていた行為が自宅復帰した際に自宅の環境の影響を容易に受けるということを示唆している．環境調整においては，必要な物品のみを置き選択肢を減らす，重さや大きさ，行為を引き出しやすい視覚特性のある形状，把持様式を考慮した道具を提供するなどがあり，さらには道具を使わない遂行様式に変更するという視点も必要である．

作業療法の「人-環境-作業」の視点からは，支援者や介護者などの人的環境や，活動を実施する物的環境や状況は「環境」に該当し，作業遂行に影響することが知られている．対象者が社会復帰に向け，退院，復職，復学などをすれば，「作業」も「環境」も大きく変わる．また，介護者の病気や家族構成，友人関係の変化によっても，「作業」が実施できなくなったり，実施方法を再検討する必要が生じる．

作業療法士には「環境」「人」である対象者の特性，そして「作業」である対象者にとって意味のある活動との関連を考え，最大限の作業遂行と，それに伴う対象者の満足感を追求していく視点が求められる．

■引用文献

1) 板東充秋：失行．武田克彦，三村 將ほか編著：CR BOOKS 高次脳機能障害のリハビリテーション．Ver.3．医歯薬出版；2018．p.59-69．
2) 河村 満：古典失行―新しい視点から．神経心理学 1989；5 (2)：108-14．
3) Goldenberg G：Apraxia：The Cognitive Side of Motor Control. Oxford University Press；2013. p.75.
4) 矢谷令子監，能登真一編：標準作業療法学 専門分野 高次脳機能作業療法学．第2版．医学書院；2019．p.90．
5) Rothi LJG, Ochipa C, Heilman KM：A cognitive neuropsychological model of limb praxis and apraxia. In：Rothi LJG, Heilman KM, eds.：Apraxia：The Neuropsychology of Action. Psychology Press；1997.
6) 石合純夫：高次脳機能障害学．第2版．医歯薬出版；2012．p.185．
7) 日本高次脳機能障害学会編：標準高次動作性検査―失行症を中心として．改訂第2版．新興医学出版社；2003．
8) 早川裕子，瀬間久美子：行為の障害．鈴木孝治，早川裕子ほか編：高次脳機能障害マエストロシリーズ4 リハビリテーション介入．医歯薬出版；2006．p.41-6．

LECTURE
6

気をつけよう！
作業療法中に，ある行為の学習を練習していても，病棟で異なる様式で支援をしていては，学習が積み重ならない．見守る工程，手を取り支援する工程，声をかけるタイミングなどを共有して，同様の作業をとおして学習が積み重なるように，あるいは行為がスムーズに進行するように支援する．

実習

標準高次動作性検査（SPTA）の実施

1）実習目的

SPTA の適切な実施方法と解釈の仕方を学習する．

2）実習方法

検査者と患者役に分かれて，SPTA を実施する．原則として，①口頭命令（物品なし→あり），②模倣（物品あり→なし）の順で正反応（正常な反応）が得られるまで指示様式を先に進める．左右両手に対して検査を実施するときは，右手で全項目を施行した後，左手で全項目を行うことを原則とする．

各検査項目は，2（正常な反応で課題を完了した），1（課題は完了したが，その過程に異常があった），0（課題が完了できなかった）の3段階で評価する．加えて，行為の誤りを反応分類として，正反応，錯行為，無定形反応，保続，無反応，拙劣，修正行為，開始の遅延，その他に分類し，質的に評価する（**表1**）．失語症と麻痺の影響をふまえ，修正誤反応率を算出し，プロフィールを作成する．

3）考察

大まかな全体像を**表2**[1]よりとらえる．実際の患者を対象とする場合は，以下の観点を総合的に判断して，これまで解説してきた失行症の特徴と照らし合わせて考察する．

- 身体のどの部位の動作で誤反応がみられたか．
- 右と左で反応の違いがあったか．
- 口頭命令と模倣で反応の違いがあったか．
- 物品の有無で反応の違いがあったか．
- 連続性のある動作や複数物品を使用する課題ではどうだったか．
- 着衣や構成的な課題ではどうだったか．
- 麻痺と失語の影響の有無はどうだったか．

これらの観点をふまえ，総合的に失行症のタイプを検討する．失行症のタイプと関連する可能性の高い SPTA の大項目を**表3**に示す．

MEMO

日本高次脳機能障害学会のホームページより，プロフィール自動作成ソフトウェアが無料でダウンロードできる．

気をつけよう！

検査項目が多岐にわたり実施には時間を要するが，検査開始から終了までの期間は2週間以内とされている．

LECTURE
6

表1　SPTAにおける反応分類と具体例

反応分類		具体例
正反応	正常な反応	スムーズに歯磨きを行っている
錯行為	他の行為と理解される行為への置き換え	金槌で釘を打つよう指示された際に，髪をとく行為を行う
無定形反応	何をしているのかわからない反応，部分的行為も含む	じゃんけんのチョキを出すように指示した際に，両手を空中でひらひらさせるなど，何をしているのか判断できない行為を行う
保続	前の課題の動作が次の課題を行うときにも課題内容と関係なく繰り返される	歯磨きのパントマイムの課題を実施した後に，くしで髪をとくパントマイムを指示された際に，歯磨きのパントマイムをしてしまう
無反応	何も反応しない	指示語に対し，まったく反応がみられない
拙劣	拙劣ではあるが課題の行為ができる	金槌で釘を打つ際に，タイミングと振幅が一定でなく，ぎこちない
修正行為	目的とする行為に対し試行錯誤がみとめられる	歯磨きのパントマイムの際に，頭部に右手を持っていくが，少しずつ口元に持っていきブラッシングをする
開始の遅延	動作を始めるまでに，ためらいがみられ，遅れる	指示後，動作を始めるまでに時間がかかる．道具を手に取るのにためらいがある
その他	上記に含まれない誤反応	咳を指示した際に，言語で「ゴホゴホ」などと表出する Verbalization や，示指を歯ブラシに見立てて歯磨きを行う BPO など

表2 標準高次動作性検査（SPTA）の項目

大項目	指示様式	全項目数	誤反応率(%)	大項目	指示様式	全項目数	誤反応率(%)
1. 顔面動作	口頭命令	3		（2）物品あり	使用命令，右	4	
	模倣	3			使用命令，左	4	
2. 物品を使う顔面動作	物品（－）口頭命令	1			動作命令，右	4	
	物品（－）模倣	1			動作命令，左	4	
	物品（＋）口頭命令	1			模倣，右	4	
	物品（＋）模倣	1			模倣，左	4	
3. 上肢（片手）慣習的動作	右手，口頭命令	3		9. 上肢・系列的動作	口頭命令	2	
	右手，模倣	3		10. 下肢・物品を使う動作	物品なし，右	1	
	左手，口頭命令	3			物品なし，左	1	
	左手，模倣	3			物品あり，右	1	
4. 上肢（片手）手指構成模倣	右手，模倣	2			物品あり，左	1	
	左手，模倣	2		11. 上肢・描画（自発）	右手	2	
	左→右，移送	1			左手	2	
	右→左，移送	1		12. 上肢・描画（模倣）	右手	2	
5. 上肢（両手）客体のない動作	模倣	3			左手	2	
6. 上肢（片手）連続的動作	右手，模倣	1		13. 積木テスト	右手	1	
	左手，模倣	1			左手	1	
7. 上肢・着衣動作	口頭命令	1					
	模倣	1					
8. 上肢・物品を使う動作（1）物品なし	動作命令，右	4					
	動作命令，左	4					
	模倣，右	4					
	模倣，左	4					

（日本高次脳機能障害学会編：標準高次動作性検査：失行症を中心として．改訂第2版．新興医学出版社；2003[1]をもとに作成）

気をつけよう！

問題の質を丁寧にとらえることが重要であり，一つの評価項目が一つの症状に1対1で対応するような単純なものではない．あくまで参考として用いる．

表3 失行症のタイプとSPTAの大項目の対応

失行症のタイプ	SPTAの大項目
口腔顔面失行	1. 顔面動作
	2. 物品を使う顔面動作
観念運動失行	3. 上肢（片手）慣習的動作
	8. 上肢・物品を使う動作（1）物品なし
観念失行	8. 上肢・物品を使う動作（2）物品あり
	9. 上肢・系列
構成失行（構成障害）	11. 上肢・描画（自発）
	12. 上肢・描画（模倣）
	13. 積木テスト
着衣失行（着衣障害）	7. 上肢・着衣

肢節運動失行については，自発動作，模倣動作，道具の使用にかかわらず拙劣さにとどまるという観点から検討する．

■引用文献

1）日本高次脳機能障害学会編：標準高次動作性検査：失行症を中心として．改訂第2版．新興医学出版社；2003.

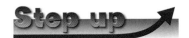

応用実習：脳梗塞患者の失行症について ICF モデルに基づいた統合と解釈を行う

以下の症例について，理解を深めるため，**実習課題 1〜3** を設けている．それぞれの課題に対して，各自考察し，ICF（国際生活機能分類）モデルに基づいた統合と解釈を行う．なお，模範解答は**巻末資料**に記載している．

1) 症例の概要

70 歳，男性．右上肢（利き手）に軽い運動麻痺が生じ，近くの脳外科を受診し，脳梗塞と診断され入院．頭部 MRI で左頭頂葉の皮質下に病巣を確認．入院時，SIAS 63/76 点，ブルンストロームステージⅤ（肘を伸展させて上肢を横水平へ挙上，前方頭上へ挙上，肘伸展位での前腕回内・回外）の右上肢の麻痺がみとめられた．入院 5 日目から理学療法，作業療法を処方．意識は清明で，見当識も保たれている．

同居家族は妻（66 歳，専業主婦，変形性膝関節症）と長女（38 歳，社会人で日中不在，未婚，健康）．2 階建ての戸建住宅はバリアフリーで，トイレは洋式で 1 階と 2 階にある．小学校教諭を定年退職し，地域でボランティア（小学生の登下校の見守り）を行っていた．朝の散歩と書道が日課であり，膝の悪い妻のために車での日用品の買い物や，洗濯，掃除の役割を担っていた．経済的な問題はない．

家族のニーズは，身の回りのことができることである．本人のニーズは，家族に迷惑をかけたくない，家庭のなかでなんらかの役割をもちたいということで，困っていることは，右手が思いどおりに動かず，道具が使えないということであった．

2) 他部門からの情報

(1) 医師

病状は安定し，脳梗塞の病巣は縮小傾向にある．ADL（日常生活活動）自立，独歩での自宅退院を目指す．2 か月程度の入院期間を設定している．

(2) 看護師，介護士

ベッド上で臥床していることが多い．歯磨きやひげ剃りなど，身の回りのことを行おうとする意欲はあるが，戸惑っていることが多く，時間がかかるため介助している．食事はスプーンを逆に持つことがあり，持ち替えに介助を要する．排泄コントロールは良好でトイレは見守りレベル．

(3) 理学療法士，言語聴覚士

右上肢に軽度の運動麻痺があるがブルンストロームステージⅥ（各関節の分離運動）に改善している．100 m の連続歩行が可能で，屋外歩行自立での退院を目指す．喚語困難，迂言（うげん）など健忘失語がみられるが，日常生活上では，コミュニケーション相手の配慮があれば支障はないレベルである．

(4) 医療ソーシャルワーカー（MSW）

経済的問題はなく，家族関係も良好である．身の回りのことができるようになれば，自宅へ受け入れるとのことである．

3) 作業療法評価

(1) 神経心理学的検査

MMSE，SPTA の結果を表 1 に示す．

(2) ADL 場面の評価

● 整容：電動シェーバーの使用では，適切な位置ではない本体の真ん中の部分を握り込み，スイッチの操作が行えなかった．歯磨きでは，左手でブラシの部分をつまみ，動作が止まった．持ち直しを介助するが，歯磨き粉をつけることなく，そのまま口に入れ，ぎこちない動きでブラッシングを継続し，終了に声かけを要した．左口腔内のブラッシングは不十分であった．うがいのためのコップの使用の開始にも声かけを要した．

● 食事：左手でスプーンを使用する．スプーンの反対を持つことがあるが，自分で修正しようとしていた．

表1 神経心理学的検査の結果

MMSE 27/30点（減点項目：計算2，図形模写1）

SPTA

大項目	指示様式	全項目数	誤反応率（%）
1. 顔面動作	口頭命令	3	0
	模倣	3	0
2. 物品を使う顔面動作	物品（−）口頭命令	1	0
	物品（−）模倣	1	0
	物品（＋）口頭命令	1	0
	物品（＋）模倣	1	0
3. 上肢（片手）慣習的動作	右手，口頭命令	3	33
	右手，模倣	3	33
	左手，口頭命令	3	33
	左手，模倣	3	0
4. 上肢（片手）手指構成模倣	右手，模倣	2	0
	左手，模倣	2	0
	左→右，移送	1	0
	右→左，移送	1	0
5. 上肢（両手）客体のない動作	模倣	3	33
6. 上肢（片手）連続的動作	右手，模倣	1	100
	左手，模倣	1	100
7. 上肢・着衣動作	口頭命令	1	0
	模倣	1	0

大項目	指示様式	全項目数	誤反応率（%）
8. 上肢・物品を使う動作 （1）物品なし	動作命令，右	4	50
	動作命令，左	4	50
	模倣，右	4	25
	模倣，左	4	25
（2）物品あり	使用命令，右	4	50
	使用命令，左	4	50
	動作命令，右	4	50
	動作命令，左	4	50
	模倣，右	4	50
	模倣，左	4	50
9. 上肢・系列的動作	口頭命令	2	100
10. 下肢・物品を使う動作	物品なし，右	1	0
	物品なし，左	1	0
	物品あり，右	1	0
	物品あり，左	1	0
11. 上肢・描画（自発）	右手	2	50
	左手	2	50
12. 上肢・描画（模倣）	右手	2	50
	左手	2	50
13. 積木テスト	右手	1	0
	左手	1	0

MMSE：Mini-Mental State Examination，SPTA：標準高次動作性検査.

表2 ICF（国際生活機能分類）を用いた課題の抽出

	マイナス面	プラス面
心身機能・身体構造		
活動		
参加		
環境因子		
個人因子		

4）実習課題

1. 作業療法評価計画を立案する.

①左頭頂葉の皮質下の病巣であることと，他部門の情報から推察される高次脳機能障害の症状とその理由を述べなさい.

②作業療法評価計画を立案しなさい.

2. 神経心理学的検査の結果（表1）と生活場面の観察評価から高次脳機能障害の症状を解釈する.

3. ここまでの情報をふまえて，「統合と解釈」を記述し，表2を完成させる.

■参考文献

1）日本高次脳機能障害学会編：標準高次動作性検査—失行症を中心として. 改訂第2版. 新興医学出版社；2003.

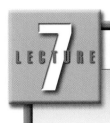

動作・行為の障害（2）
前頭葉性行為障害

到達目標

- 目的に沿った行動や動作を効率よく行うための前頭葉の役割を理解する．
- 前頭葉の病巣で出現する前頭葉性行為障害の種類を理解する．
- 前頭葉性行為障害の評価と介入方法を理解する．
- 前頭葉機能検査（FAB）を理解し，実施する（実習）．

この講義を理解するために

　私たちの行動や動作は，前頭前野，前運動野，感覚野，運動野，大脳基底核，小脳を主とした脳の部位で学習され，学習した運動の記憶は脳内に貯蔵されています．そのときの目的に合わせて，これらの運動の記憶から行動を選択していますが，この際に不適切な反応を常に抑制し，適切な反応のみを選択しています．このような抑制は前頭葉によって制御されており，この前頭葉の抑制的なはたらきが損傷すると，環境刺激に誘発されてさまざまな反応が自分の意志と関係なく自動的に出現します．これらは損傷を受ける脳の部位によって特徴が異なり，具体的には狭義の他人の手徴候，道具の強迫的使用，使用行動などの種類が定義されています．脳の抑制性制御のメカニズムと前頭葉の役割，それぞれの症候の特徴を理解することで，これらをどのように評価し，介入すればよいのかが理解できます．

　前頭葉性行為障害を学ぶにあたり，以下の項目を学習しておきましょう．

- □ 前頭葉の解剖学的，生理学的な知識を学習しておく．
- □ 脳の機能局在について学習しておく．
- □ 脳を損傷する可能性のある疾患について学習しておく．

講義を終えて確認すること

- □ 目的に沿った行動や動作を効率よく行うための前頭葉の役割について説明できる．
- □ 環境刺激によって動作や行動が誘発されるということを具体例をあげて説明できる．
- □ 狭義の他人の手徴候の特徴について理解できた．
- □ 道具の強迫的使用の特徴について理解できた．
- □ 使用行動の特徴について理解できた．
- □ 前頭葉性行為障害に対する評価方法を説明し，実施できる．
- □ 前頭葉性行為障害に対する介入方法について説明できる．

1. 総論：前頭葉性行為障害

前頭葉性行為障害は，前頭葉を損傷した結果，行為や動作，あるいはその一部が前頭葉による抑制から解放され，自分の意志に反して出現する現象をいう．その結果，自分の意志とは関係なく手が勝手に道具を操作する，手に触れたものをいじる，まさぐる，引っ張る，握るなどの動作が出現して，本来行うべき行為を行えない，さらには一度出現した行為や動作を自分の意志で制止できず，予定に沿った行為が阻害されるなどが生じる．

1）前頭葉の抑制性制御

道具操作のような組織立った行為を行ううえでは，より低次な感覚野や感覚連合野からの情報でさまざまな反応が出現する（自動性の更新が生じる）と，効率よく行為を完結することができなくなるため，これから行うべき行為と関連しない反応や動作は抑制されなければならない．このとき，これから何をどのような目的で行うのかという遂行機能に関する情報をもっているのは前頭前野であり，この領域は目的にかなった行為や動作を効率よく行うために不要な反応を抑制している（図1）.

本来行うべき行為や動作に関連しない動作や反応は，「前頭前野→補足運動野などの前運動野→運動野」という情報の流れによって抑制されている．そして，この情報の流れが阻害されると，大小さまざまな脱抑制的反応が出現する．病巣が前方であるほど，ある程度まとまりのある行為が両手に出現し，後方になるにつれて片手の脱抑制的行為・動作，さらに手の限局した部位に生じる反応が出現する．

2）前頭葉の病巣と主な高次脳機能障害 （図2）

補足運動野よりも前方の病巣では，両手で行うまとまりのある行為が脱抑制的に出現し，この症候を使用行動といい，補足運動野と脳梁を含む病巣では，病巣と反対側の手が勝手に動作を行ってしまい，このような症候を他人の手徴候という．他人の手徴候は，右利きの場合，右手に出現する道具の強迫的使用と，左手に出現する狭義の他人の手徴候がある．道具の強迫的使用は，手が触れた物や目の前にある道具を意志と関係なく勝手に操作してしまう症候であり，左手が意志を反映して右手の運動を抑える左右手間抗争が併せてみとめられる．狭義の他人の手徴候は，操作までには至らないさまざまな動作（物をなでまわす，引っ張る，叩くなど）が出現する．

MEMO

ここで出現する現象は，ある程度まとまりのある行為や動作，部分的な反応などさまざまであるが，このような運動に関する記憶は，前頭前野，前運動野，感覚野，運動野，大脳基底核，小脳などに貯蔵されているものと考えられている．

MEMO

これらの不必要な行為や動作が誘発されるのが，抑制されるべき情報の不活性化の問題であるのか，誘発された情報が過度に顕著となることが問題であるのかに関しての結論は，いまだ出ていない．

使用行動
(utiliazation behavior)

他人の手徴候 (alien hand sign)
道具の強迫的使用 (compulsive manipulation of tools)

左右手間抗争
(intermanual conflict)

LECTURE
7

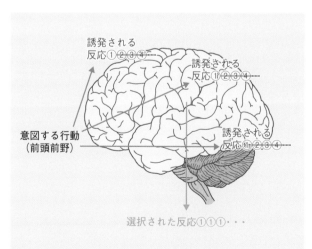

図1　前頭葉の行動文脈に沿った抑制性制御

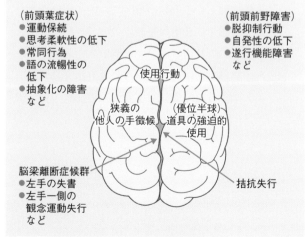

図2　前頭葉の病巣と主な高次脳機能障害

　行為や動作の抑制には脳梁もかかわっており，脳梁の損傷によって拮抗失行が出現する．拮抗失行では，右手は意志に沿った行為を行うが，左手が意志に沿わず，場合によっては右手の反対の動作（右手はひもを結ぼうとするが左手はそれをほどこうとするなどの動作など）をするという症候である．拮抗失行では，左手の拮抗失行の他に，左手一側の観念運動失行が合併することがある．

3）合併する症状

　前頭葉性行為障害に合併する症状としては，前頭葉症状としての（行為や動作に限らない）脱抑制とそれによる社会的行動障害，自発性の低下，遂行機能障害，前頭葉性記憶障害，（妄想性あるいは空想性）作話，思考柔軟性の低下とそれに付随する変換障害，語の流暢性の低下，運動保続，ワーキングメモリと注意の障害などがあげられ，これらに対する評価と介入をセットで考えなければならない．また，補足運動野の損傷で合併しやすい症状としては，無動および不使用，本能性把握反応，強制把握があげられる．

　把握反射は，手掌に触れたものを強く握りしめる現象で，検者が対象者の手掌に指を置くとこれを握りしめ，検者が指を引き抜こうとすると，対象者はさらに強く握りしめる．一方，本能性把握反応は病巣と同側に出現することがあり，同側性本能性把握反応という．非常同的で，より適応的なもので，手に加えられた動かない接触が刺激となり，触って探る動きが生じ，手掌で刺激をとらえ，最後に固く握る．対象者はあたかも握手をするときのようにごく自然な形で検者の手を握る．

2．前頭葉の損傷によって出現する主な高次脳機能障害

1）他人の手徴候，道具の強迫的使用

（1）定義，症状

　他人の手徴候は1972年に初めて報告され[1]，その後，脳梁切断後に左手が自分の意志に関係なく勝手に振る舞う現象として報告された[2]．また，脳梗塞後に右手の強い把握反射，運動保続，超皮質性運動失語と右手の他人の手徴候を呈する脳梁および左前頭葉内側面損傷例が報告された[3]．他人の手徴候は，「自分の意志に反して一方の手が勝手に行動し，患者にはその手が他人の手のように感じられる症状」と定義されている[4]．他人の手徴候の定義には変遷と混乱があるが，左右の手の解離性運動抑制障害であり，把握反射，本能性把握反応，運動保続，拮抗失行，道具の強迫的使用および狭義の他人の手徴候が鑑別すべき症状としてあげられており，他人の手のような意志に反する運動が「ある程度まとまりのある運動」であることを重要視し，把握反射，本能性把握反応，運動保続，拮抗失行，道具の強迫的使用を含まないものを「狭義の他人の手徴候」と定義している[5]．

　道具の強迫的使用は，目の前に置かれた物品や手に触れた物品を意志とは関係なく，罹患した側の手が勝手に操作してしまう症状であり，実際に道具を使用してしまうか否かが相違の要点となる．例えば，目の前に置かれた箸でご飯をつまみ食べ始めるが，本人はそのことを意図しておらず，困惑し，左手で右手の手首をつかみ，操作を制止しようとする場面がみられる．道具の強迫的使用は広義の他人の手徴候に含まれるので，以後は両者を他人の手徴候として論じる．

　他人の手徴候の発現について，視覚や触覚などの感覚が入力されることをきっかけに，これに対する前頭葉からの抑制命令が遮断された結果として，習慣的行為が勝手に起動され，不適切な場面であっても，自分の意志に関係なく罹患手が勝手に動いてしまう現象と説明されている[6]．罹患手には病的把握現象が高頻度に合併し，脳梁損傷がある場合には，左手に一側性観念運動失行，失書，触覚性呼称障害などの脳梁離

MEMO

拮抗失行（diagonistic apraxia）
左大脳半球に存在する言語野のはたらきによって意識化された動作の意図は右手の動作に反映されるが，脳梁損傷の影響によって左手には意図が反映されず，反対の動作が生じるためと考えられる．

ワーキングメモリ（working memory；作動記憶，作業記憶）

MEMO

本能性把握反応（instinctive grasp reaction）
強制把握（forced grasping）
把握反射（grasp reflex）
これらは書籍によって説明される現象が異なる場合もある．把握反射は，手掌に加えられた動的な刺激で誘発される常同的把握運動であり，姿勢反射に相当する高度に統合された反射である．一方，本能性把握反応は，手掌への静的刺激により誘発される緩徐な把握運動である．刺激に対し，より接触を深めようとする指の閉鎖が中核であるが，強い本能性把握反応の場合は，刺激を取り去ろうとするとそれを追ったり（磁性反応〈magnet response〉），それを探索する（探索反応〈groping response〉），そして刺激を取り去ろうとしたとき，把握がさらに強まる（罠反応〈trapping response〉）．把握反射と本能性把握反応は，一方だけが出現することもあるし同時に出現することもある．把握反射は意志によって抑制することは不可能だが，本能性把握反応はある程度は抑制可能である．

MEMO

狭義の他人の手徴候
目の前にある物品や手に触れた物品を何気なく把持し，道具操作までに至らない無意味な行為を意志と関係なく行ってしまう症状である．歩行時にたまたま左手がズボンのポケットに触れたことが刺激となり，左手をズボンのポケットに挿入してそのまま歩行し続けるなどである．

MEMO

一般的に，狭義の他人の手徴候は左手（非利き手），道具の強迫的使用は右手（利き手）に出現すると考えられるが，絶対的な特徴というわけではない．

LECTURE **7**

断症状が合併する.

（2）分類

　急性・一過性型で，脳梁の病変による臨床症状を呈するものと，前頭葉内側面を病巣とする慢性型に2分類される[7]．また，左前頭葉の病変により利き手に罹患する型と，非利き手に限定し，脳梁前部に起因する型に2分類される[8]．そして，前頭葉タイプは把握反射，探索反応，道具の強迫的使用と関連し，脳梁タイプは左右手間抗争が特徴的であるとされている.

（3）リハビリテーションの効果

　リハビリテーション分野における他人の手徴候の報告，特に治療効果を詳細に検討した報告はいまだ少なく，確立的な治療方法が存在しないのが現状である．また，損傷した大脳半球の左右差によって出現する症状の違いを病初期の他人の手徴候が出現する前後にわたって観察したものや，長期的観察によって比較した報告は見当たらない.

（4）評価

　他人の手徴候は，後述する使用行動と併せて，環境刺激に誘発されて脱抑制的に行為や動作が出現することから環境依存症候群に含まれ，拮抗失行と併せて，片方の手が意志に沿って動き，もう片方の手が意志に沿わずに動くことから左右の手の解離性運動抑制障害とよばれる.

　環境依存症候群，左右の手の解離性運動抑制障害に特化した臨床評価方法はないが，レルミットの誘発法が行われる[5].

（5）生活場面への影響

　発症当初は，右手が触れた物を握ってしまい自分の意志でこれを離すことができないため動作が停滞する．さらに，対象者は目についた物や手に触れた物をつかんで無意味な動作をしてしまい，意図（目的）に沿った行為がなかなかスタートできない（開始の遅延）か，スタートしても途中で異なる目的の動作に置き換わってしまう（置換）.

　亜急性期から回復期では，観察上では道具を適切に使用しているように見えるが，実は自分の意図に沿っておらず，強迫的に道具操作がスタートし，自分のペースで操作が行えず（制御困難），自分の意図で制止することも難しい（制止あるいは中止困難）．時期が経過すると，ある程度の動作開始・中止は行えても，無意識的に身体各所に力みが生じていて，慢性的な肩や腰のこりが発生し，これらの部位の痛みを訴える.

　実際にはこれらに他の前頭葉症状が加わり，何もしようとしない（自発性の低下），あるいは罹患手を使わない（手の使用頻度の低下），同じ動作や行為を繰り返す（運動保続，常同行為），ぼんやりしていて罹患手の異常に気づかない（注意障害），勝手に動いてしまう手を制止するだけで精いっぱいとなり本来の行為を行えない（ワーキングメモリの障害，固執），勝手に書字を開始してしまい意味不明な文字を書きつらね，これを制止できない（書字過多），使用困難な手を制止した状態でコントロールしているが，片手でどのように行うのか困惑して途中で中止する（遂行機能障害）などの様子が多種多様に合併して出現する.

　加えて，脳梁離断症候群を合併している場合は，右手が他人の手徴候によって使用が困難な場合に左手への利き手交換を行うが，左手一側の失書や観念運動失行が出現しており，器用に道具操作を学習できないことも想定される.

（6）予後

　発症後2〜3か月以内に消失するものもあるが，慢性化して残る場合も少なくない[13]．しかし，これまでの報告によると，手が勝手に動いてしまうことのみの記述が

MEMO
他人の手徴候の病巣
前頭葉においては前頭葉内側面（補足運動野を含む）と脳梁というのが一般的な見解である．一方，頭頂後頭葉の病巣においてもいくつかの報告があり，右頭頂葉の病巣による左手の他人の手徴候[9]，左頭頂後頭葉の領域による左手の他人の手徴候[10]，右視床領域損傷による左手の他人の手徴候[11]，右視床から海馬，側頭葉，後頭葉にかけた領域の損傷による左手の他人の手徴候[12]が報告されている.

MEMO
運動無視，間欠性運動開始困難と運動麻痺の違い
前頭葉内側面の病巣による他人の手徴候の病期において，「手を使用しない」という状態を観察することがある．右大脳半球に病巣がある場合には，半側空間無視症状の一類型である運動無視があげられる．しかし，この症状と類似した間欠性運動開始困難という症状が出現する可能性もあるため，両者の鑑別が必要となる.

調べてみよう
運動無視，間欠性運動開始困難とはどのような症候か確認しておこう.

MEMO
レルミット（Lhermitte）の誘発法[5]
検者と対象者は机の両側に座り，検者は検査中無言でいる．最初に把握反射を検査し，次に物品を対象者の前に置き何の指示も与えない．対象者は最初は当惑するが，その物品を適切に使い始める．対象者は，置かれた物品を使うことを要求されていると思って使っている．物品に触れないように指示すると使用をやめるが，対象者の注意が他にそれると再び使い始める.

LECTURE 7

多く，道具操作の側面における不器用さや意志に沿った操作の可否などの観点で生活面における手の操作性の変化を詳細に示すことを重要視した記述は少ない.

2) 使用行動，模倣行動

使用行動は1982，1983年に報告された症状で，道具の強迫的使用と同様に，目の前に置かれた物を使用するが，強迫的というよりも緩やかに何となく使用するという症状である[5]. 左手は反対動作を行わず，両手が協調して動作をするのが特徴である. 場面における誘発的側面が強いinducedタイプと，環境において偶発的側面が強いincidentalタイプ，あるいは両者が合併するタイプがある. 例えば，目の前に爪切りを置くと，両手を自然に協調的に使用して爪を切り始める. 軽度の強制把握，強制模索が出現することはあるが，強固に握って離さないということは少ない. 病巣は左前頭葉の第8・10・11野を広範に含み，補足運動野は含まれないことが多く，尾状核頭，視床や皮質下病変で出現したという報告もある.

模倣行動は1986年に報告され，検者が行うジェスチャーや道具使用などの動作や行為を指示していないにもかかわらず模倣してしまう症状である.

3. 臨床評価

1) 前頭葉機能検査（FAB）

2000年に発表された検査で，①類似（概念化），②語の流暢性（思考の柔軟性），③運動系列（運動プログラミング），④葛藤指示（干渉刺激に対する過敏性），⑤Go/No-Go課題（抑制コントロール），⑥把握行動（環境に対する非影響性）の6項目の尺度があり，合計して18点満点のうち何点かを評価する[14].

- ●①類似：バナナとミカンやテーブルと椅子など，同じカテゴリーかどうかを判断できるかをみる.
- ●②語の流暢性：例えば，「あ」で始まる単語をできるだけたくさんあげてもらう.
- ●③運動系列：「私がやることをよく見てください」と言ってグー，手刀，手掌の動作を見せ，それを真似て行うように指示する.
- ●④葛藤指示：①「私が1回机を叩いたら，あなたは2回叩いてください」と指示する. ②「私が2回叩いたら，1回叩いてください」と指示する.
- ●⑤GO/NO-GO課題：①「私が1回机を叩いたら，あなたは2回叩いてください」と指示する. ②「私が2回叩いたら，叩かないでください」と指示する.
- ●⑥把握行動：「私の手をつかまないでください」と指示し，対象者の手掌を両手とも上に向けて膝の上に置いてもらう. 検者が対象者の手掌に手を触れ，把握行動が惹起されるかをみる.

2) 生活場面での観察および誘発検査

レルミットの誘発法に準じて，右手または左手が対象者の意志に関係なく動き出すかどうかを観察する. この検査は，何も指示をせず観察する場合と，「触らないでください」や「使わないでください」と指示して場面を観察する場合があり，後者においても他人の手徴候が出現する場合のほうが重篤であるとされる.

(1) 狭義の他人の手徴候の検査

机上に置いた左手に紙やペン，刷毛などで刺激を与え，操作までには至らないさまざまな動作が出るかを観察する. さらに，「触らないでください」と指示を与え，同様に観察する.

(2) 道具の強迫的使用の検査

机上に紙と鉛筆，あるいは歯ブラシなどを置き，対象者がこれを使用するかどうかを観察する. さらに，「使用しないでください」と指示を与え，同様に観察する.

LECTURE
7

📖 **MEMO**
MMSE（Mini-Mental State Examination）
時間の見当識，場所の見当識，3単語の即時想起と遅延再生，計算，物品呼称，文章の復唱，3段階の口頭指示，書字指示，自発書字，図形模写の計11項目から構成される30点満点の認知機能検査である．認知機能のスクリーニング検査としてよく使用されている．認知症に対して用いられる場合には，27点以下で軽度認知障害（mild cognitive impairment：MCI），23点以下は認知症が疑われる．

慶應版ウィスコンシンカード分類検査
（Wisconsin Card Sorting Test〈Keio version〉：KWCST）
▶ Lecture 11・図5参照．

📖 **MEMO**
セットの転換
一つの概念や心の構え（セット）から，他の概念や心の構えに移る能力．

標準注意検査法（Clinical Assessment for Attention：CAT）
▶ Lecture 9参照．

遂行機能障害症候群の行動評価（Behavioural Assessment of the Dysexecutive Syndrome：BADS）
▶ Lecture 11参照．

行動性無視検査
（Behavioural Inattention Test：BIT）
▶ Lecture 3参照．

ウェクスラー記憶検査改訂版
（Wechsler Memory Scale-Reviced：WMS-R）
▶ Lecture 10参照．

リバーミード行動記憶検査
（Rivermead Behavioural Memory Test：RBMT）

（3）その他の検査

（1）（2）において，動きや行為の誘発を観察する他，以下についても観察する．

● 運動保続：物品を代えても前回と同じ動作を行うか，また検査終了後，訓練場面で対象が異なるにもかかわらず，検査時と同じ動作や行為が出現するかを観察する．

● 左右手間抗争：誘発される動作や行為が片側性か両側性か，右手または左手が道具を操作し始めた際に反対側の手がこれを制止しようとするかを観察する．

● 心的葛藤の有無：誘発された動作や行為に対して，どのように感じているか確認する．

● 罹患手への認識：勝手に動いてしまうことを認識しているか，勝手に動いてしまう手についてどう感じているか確認する．

● 開始・停止の制御
　・勝手に動いてしまうことを抑制できるか：セラピストが制止，自分の反対の手あるいは殿部の下に敷く，何かを握りしめるなどで制止，自分の意図で制止．
　・勝手に動いてしまう手をどのように制止できるか：セラピストが制止，自分の反対の手で制止，自分の意志で制止．

3）手のコントロール能力の検査

（1）自家製の検査，動作スピードの制御

皿に木片を20個入れ，これを箸でもう一方の皿に移動させる課題を行わせ，このとき，メトロノームのリズムに合わせて運搬ができるかなどを観察する．

（2）簡易上肢機能検査（STEF）

上肢の物品操作能力を測定するための検査である．他人の手徴候のある対象者では十分に自身の意図で手を操作することができないため，対象物品の操作性という側面においても問題をみとめる場合がある．

両手の協調性については，ひも結び，ひも通し，ボタン操作など，日常と関連した課題，あるいはマクラメ，銅版細工など，手工芸的な両手協調動作課題を用いて，①罹患手が協調的に動かせるか，②集中力を高めることで協調動作が可能かなど抑制的な負荷がどの程度か，という側面から場面観察による評価を行う．

4）その他の前頭葉機能の検査

（1）MMSE，改訂長谷川式簡易知能評価スケール

総合的認知機能のスクリーニング検査として使用できるため，認知機能全般の推移と他人の手徴候の改善との関連を把握するために重要な検査である．

（2）慶應版ウィスコンシンカード分類検査（KWCST）

セットの転換，類推機能などを評価する検査であり，前頭葉機能を推測するうえで重要な検査である．

（3）注意に関する検査

Trail Making Test検査（TMT），標準注意検査法（CAT）などを用いた注意の機能的側面に対する評価についても，時期を見計らって行う．

（4）その他の関連検査

遂行機能障害症候群の行動評価（BADS），右半球損傷の場合には行動性無視検査（BIT），ウェクスラー記憶検査改訂版（WMS-R），リバーミード行動記憶検査（RBMT），脳梁離断症候群に対する評価などを，予測される症状と時期を鑑みて行う．

4. 介入方法

前頭葉性行為障害に対する介入方法について，現在までのところ，系統化されたも

のは報告されていない．理論上，前頭葉性行為障害では，前頭葉からの抑制性制御が
はたらかないため，脳内に貯蔵された運動記憶が，外界からの刺激によって脱抑制的
に誘発され，意図的（目的に沿った）行動が阻害されるという機序が想定される．こ
の機序をふまえると，直接的介入方法としては前頭葉の抑制性制御機能を高めるこ
と，間接的介入方法としては異なる機序からの抑制性制御を顕在化すること，代償的
介入方法としては罹患手が勝手に動かないように工夫することなどが考えられる．

1）直接的介入方法

（1）可塑的変化の促通

　直接的な側面として最も期待されるのが，自然回復による可塑的変化である．この
可塑的変化を促通する手段としては罹患手の意識的な操作があり，この操作に関する
負荷を段階的に高めていく．

　発症当初は罹患手の動きが促通されない状況を設定し，操作や接触を誘発する対象
の近くに罹患手を配置せず，触覚性誘発反応を抑制するために手袋をつけて，殿部や
大腿の下に置くことや，対象者を机の近くに座らせたうえで大腿部の上に罹患手を配
置するなどの工夫が考えられる．

（2）健側の手の対象操作訓練

　次の段階では，罹患手を机上に置き，片手にサンディング器具を握らせて固定し，
もう一方の手で対象操作訓練を行う．この段階では，対象操作訓練だけでなく，罹患
手に対して注意を向けさせて，日常ではあまり行われないような言語的指示をもとに
したグーパー，机をタッピングする，対象にリーチやポインティングを行うなどの基
本動作や，指示に沿った動作とその開始と停止を訓練する．

（3）罹患手の対象操作訓練

　次の段階では，机上で罹患手を使った対象操作訓練を始める．注意と視線が常に対
象に注がれる簡単な対象操作訓練をとおして，動作の開始と停止，目的に沿ったコン
トロールを段階づけるような指示とフィードバックを与える．

（4）両手の動作訓練

　片手での対象操作訓練を段階づけて行い，巧緻性や操作性のレベルを上げていくな
かで，様子をみながら両手の動作訓練を導入する．具体的には，ひも結び，ボタン留
め，折り紙，線引き，書字などがあげられる．留意すべき点は，対象者が両手動作の
際に，罹患手を固定し，もう一方の手で主に操作することが多い点である．訓練時に
はこの点に注意して観察し，罹患手を操作手として使用するように促す．

（5）日常的・職業的な対象操作訓練

　最終段階では，日常的・職業的な対象操作課題において，動作の開始と停止，動作
中のスピードやリズムなどが操作における文脈と合致しているか，対象者の意図に
沿ったものであるかを確認する．達成していなければ，一段階難易度を落としたうえ
で，これらの文脈に沿った対象操作訓練を行う．

2）間接的介入方法

　最初に考えることは，対象者が罹患手の異常に気づき，認識し，どうすればよいの
かを理解することであり，ここで理解が不十分であれば，健側の手ばかりを使い，罹
患手を使わないという習慣が増長される．他人の手徴候では，罹患手の抑制に対して
かなり強力な注意の集中が必要であるため，注意の容量やワーキングメモリが不足す
れば，罹患手の動きを止めることに必死となり，目的に沿った行動が行われないか，
行われても中断したまま進行しないことになる．

　次に考えることは，注意とワーキングメモリのはたらきを高めることである．比較
的初期の段階から，注意とワーキングメモリの向上を目的とした段階的訓練を，罹患

MEMO

サンディング器具
ヤスリかけの器具．角度が調節でき，筋力増強や関節可動域の練習に用いられる．

LECTURE 7

ここがポイント！
間接的介入方法の対象
前頭前野領域にあまり広範な損傷がなければ，これらの領域が病期の経過とともに回復することが期待される．つまり，物事を柔軟に考えることができ，おかれた状況を認識し，どうすればよいのかを自ら考えることができる．さらに言語的・非言語的な注意やワーキングメモリを使った行動のコントロールが可能となる．

手の抑制訓練と並行して行う．

3) 代償的介入方法

罹患手の抑制に対する外的介入とその段階づけがある．初期には外界からの刺激が入らないように罹患手を配置し，誘発されてしまった場合にはセラピストがこの手を制止する．次に，片手をサンディング器具で固定し，動いてしまった罹患手を反対の手で制止する段階，そして徐々に意識的に手が動かないようにする内的制御の段階，最終的には直接的介入方法の操作性へと段階づける．

4) 自動性の亢進とアフォーダンス

脳にはさまざまな反射や反応がもともと備わっている他に，経験を経ることでさまざまな動作や行為を学習する．このような反射や反応と学習した運動の記憶は脳内に貯蔵されており，これらが組み合わされることで多種多用なパターンを使えるようになる．一方，われわれの行動の大部分は環境によって誘発されており，日常生活においてはそれほど多くのことを意識的に選択していない．このように，環境からの刺激によって行動が決定づけられているという理論をアフォーダンス理論という．

例えば，直径3cm程度の長い棒を対象者の正面から，地面に対して平行の向きで近づけた場合と垂直な向きで近づけた場合とでは，棒を把持する際の前腕の回内・回外の向きが異なる．また，回転するタイプのドアノブと，上下させるレバータイプのドアノブとでは，把持する手の動きや形が異なるが，これを考えなくても自然に行える．ドアノブがなく，ドアの端に溝がある場合には，それが引き戸であることを自然に認識している．われわれの行動の大部分は，このような環境の刺激によって自然と誘導されている．

■引用文献

1) Brion S, Jedynak CP：Troubles du transfert interhémisphérique（callosal disconnection）. A propos de trois observations de tumeurs du corps calleux. Le signe de la main étrangére［Disorders of interhemispheric transfer (callosal disonnection). 3 cases of tumor of the corpus callosum. The strange hand sign］. Rev Neurol（Paris）1972；126（4）：257-66.
2) Bogen JE：The callosal syndrome. In：Heilman KM, Valenstein E, eds.：Clinical Neuropsychology. Oxford Univ Press；1985. p.295-338.
3) Goldberg G, Bloom KK：The alien hand sign. Localization, lateralization and recovery. Am J Phys Med Rehabil 1990；69（5）：228-38.
4) Hassan A, Josephs KA：Alien hand syndrome. Curr Neurol Neurosci Rep 2016；16（8）：73.
5) 森 悦郎：道具の強迫的使用．認知神経科学 1999；1（2）：133-8.
6) 森 悦朗：前頭前野病変による行為障害・行動障害．神経心理学 1996；12（2）：106-13.
7) Della S, Marchetti C, et al.：Right-sided anarchic（alien）hand：a longitudinal study. Neuropsychologia 1991；29（11）：1113-27.
8) Feinberg TE, Schindler RJ, et al.：Two alien hand syndromes. Neurology 1992；42（1）：19-24.
9) Dolado AM, Castrillo C, et al.：Alien hand sign or alien hand syndrome? J Neurol Neurosurg Psychiatry 1995；59（1）：100-1.
10) Pappalardo A, Ciancio MR, et al.：Posterior alien hand syndrome：case report and rehabilitative treatment. Neurorehabil Neural Repair 2004；18（3）：176-81.
11) Marey-Lopez J, Rubio-Nazabal E, et al.：Posterior alien hand syndrome after a right thalamic infarct. J Neurol Neurosurg Psychiatry 2002；73（4）：447-9.
12) Ay H, Buonanno FS, et al.：Sensory alien hand syndrome：case report and review of the literature. J Neurol Neurosurg Psychiatry 1998；65（3）：366-9.
13) 石合純夫：高次脳機能障害学．第2版．医歯薬出版；2012. p.93-100.
14) Dubois B, Slachevsky A, et al.：The FAB. A frontal assessment battery at bedside. Neurology 2000；55（11）：1621-6.

アフォーダンス（affordance）

💡 **ここがポイント！**

前頭前野がうまくはたらいていない場合は，どのような訓練メニューであっても，こちらが意図するようには扱えないことが多く，何もできないと思い悩むことも多い．その場合，把持しやすい形態や動作を促す道具にするなど，その環境を提供する．逆に，自動性の亢進によって開始された動作は，本人の意志によらない文脈で操作されるため，自分の意志で動作を制御できず困惑する可能性がある．訓練における動作課題の導入（開始を含めて）と制御（停止も含めて）は別の評価指標として取り扱い，導入を強化したい場合には自動性が誘発される課題を用い，制御を強化したい場合には目新しい課題か動作工程が短く，終了の目安が明確な課題を選択する．

LECTURE 7

実習 ●●

前頭葉機能検査（FAB）の実施

1）実習目的

FAB の適切な実施方法と解釈の仕方を学習する．

2）実習方法

検査者と患者役に分かれて，FAB（**図1**）[1] を実施する．

3）考察

(1) 類似（概念化）

　前頭前野のはたらきである抽象化，概念化に関して，FAB では類似性課題が用いられている．「机」と「椅子」という語から上位概念である「家具」を類推する課題であり，前頭葉症状により正しく回答できない他に，失語症による語想起や喚語困難に

<table>
<tr><td rowspan="2">①</td><td colspan="2">類似（概念化）
「以下の物はどのような点が共通していますか（同様ですか）？」
　　a．バナナとミカン
　　b．テーブルと椅子
　　c．チューリップ，バラ，ヒマワリ</td></tr>
<tr><td>果物，家具，花などの正しいカテゴリーのみが正解．aのバナナとミカンの設問のときにのみ，以下のようなヒントを与えてもよい（ヒント後正解でも得点は与えない）．「両者は共通していない（完全不正解）」とか「皮がある（不完全正解）」と答えた場合，「バナナとミカンは…」と言って補助する．</td><td>すべて正解　　　　　3
2つ正解　　　　　　2
1つ正解　　　　　　1
正解なし　　　　　0 /3</td></tr>
<tr><td rowspan="2">②</td><td colspan="2">語の流暢性（思考の柔軟性）
「『あ』で始まる言葉をできるだけたくさん言ってください．人の名前や固有名詞はだめです」</td></tr>
<tr><td>最初の5秒間に回答がない場合，「例えば，赤がありますよ」と言う．患者が10秒間黙っていたら，「『あ』で始まる単語なら何でもいいです」と言って刺激する．同じ言葉を繰り返した場合は1つと数える．赤，赤信号などは1つとして数える．人の名前，固有名詞は数えない．60秒間で終了する．</td><td>10以上　　　　　　3
6〜9　　　　　　　2
3〜5　　　　　　　1
3未満　　　　　　0 /3</td></tr>
<tr><td>③</td><td>運動系列（運動プログラミング）
「私がやることをよく見てください」と言って，検者がルリアの運動系列（グー→手刀→手掌）を3回繰り返す（図2）．
「次はあなたにしていただきますが，まずは一緒にしましょう」
と言って検者の見本を見せながら3回以上行わせる．
「次はお1人でお願いします」と言って6回以上行わせる．</td><td>単独で6回連続でできれば　　　3
単独で3回連続でできれば　　　2
検者とともに3回以上　　　　　1
検者とともに3回未満　　　　0 /3</td></tr>
<tr><td>④</td><td>葛藤指示（干渉刺激に対する過敏性）
「私が1回机を叩いたら，あなたは2回叩いてください」と言って，患者が理解するまで1-1-1を行う．
「私が2回叩いたら，1回叩いてください」と言って，患者が理解するまで2-2-2を行う．
検者は最後に
1-1-2-1-2-2-2-1-1-2
を行う．</td><td>失敗なし　　　　　　　　　　3
1〜2回失敗　　　　　　　　　2
3回以上失敗　　　　　　　　　1
4回以上連続して検者と同じ回数叩く　0 /3</td></tr>
<tr><td>⑤</td><td>GO/NO-GO課題（抑制コントロール）
「私が1回机を叩いたら，あなたは2回叩いてください」と言って，患者が理解するまで1-1-1を行う．
「私が2回叩いたら，叩かないでください」と言って，患者が理解するまで2-2-2を行う．
検者は最後に
1-1-2-1-2-2-2-1-1-2
を行う．</td><td>失敗なし　　　　　　　　　　3
1〜2回までの間違い　　　　　2
3回以上失敗　　　　　　　　　1
4回以上連続して検者と同じ回数叩く　0 /3</td></tr>
<tr><td>⑥</td><td>把握行動（環境に対する非影響性）
「私の手をつかまないでください」
検者は患者の前に座り，患者の手を手掌を上に向けて膝の上に置かせる．検者は何も言わず患者のほうを見ないで，検者は自分の手を患者の手に近づけて患者の両方の手掌に触れる（図3）．
もし患者が検者の手をつかもうとすれば，「今度は手をつかまないでください」と言って再度繰り返す．</td><td>検者の手をつかまない　　　　　　　　3
患者はとまどい，どうすればいいかを聞いてくる　2
とまどうことなく手をつかむ　　　　　1
つかまないように言った後でも手をつかむ　0 /3</td></tr>
<tr><td></td><td>合計</td><td>/18</td></tr>
</table>

図1　前頭葉機能検査（FAB）
（Dubois B, et al.：Neurology 2000；55〈11〉：1621-6[1]）

LECTURE
7

**LECTURE
7**

MEMO

● 前頭葉症状とFAB

前頭葉症状として運動保続, 思考柔軟性の低下, 常同行為, 語の流暢性の低下, 抽象化の障害があげられ, 他に自動性の亢進(環境依存性の亢進), 把握反射などが出現する. FAB ではこれらの有無と程度を評価できるが, 点数だけでなく, どのような反応であったかを観察し, 記録しておくことが重要である. 類似のaを「果物」と答えた後, bでもcでも「果物」と答えた場合は, 保続がエラーの原因となり, 抽象化の障害とは断定できない.

「保続」は前頭葉損傷の場合(特に左大脳半球)には, 運動保続だけでなく言語の保続も比較的頻繁に観察される.

● 把握行動の異常

FAB の把握行動は, 把握行動の異常を評価しているが, これとは別に把握反射, 本能性把握反応の検査を行うことが望ましい.

▶講義・MEMO 参照.

ルリア (Luria AR)

MEMO

● ストループテスト
(Stroop test)

書かれている文字の色を答える課題で, 文字の意味がその色と関係があり, 異なる場合(不一致文字), 対象者は困難を示す.

● ステレオタイプ

日常的, 習慣的に確立されている行為や認知傾向をいう.

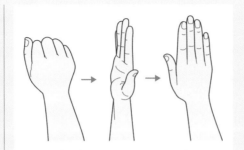

図2 運動系列:グー→手刀→手掌

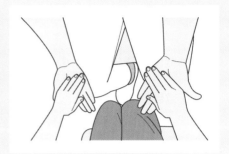

図3 把握行動

よって回答できない場合がある. aの設問で「果物」と回答した後に, bでもcでも「果物」と回答する場合には保続が出現している.

(2) 語の流暢性(思考の柔軟性)

語の流暢性(word fluency)課題は, カテゴリーを用いて検査する場合もある. 語の流暢性が低下すると, 語が思い浮かばないという反応を示しやすい. 同じ単語を繰り返す(保続),「あれ……」「あの……」と単語が出ない(換語または語想起困難)などの反応が予測される.

(3) 運動系列(運動プログラミング)

ルリアの「グー→手刀→手掌」課題を単純化した課題で, できない場合には, 動作手順における組織化, 維持, 実行に関する障害が想定される. グーを何度も繰り返す(保続)こともよく見かける.

(4) 葛藤指示(干渉刺激に対する過敏性)

動作におけるストループテストが用いられており, 自動性の亢進, ステレオタイプなどが要因で失敗することが想定される. 言語理解障害や保続もできない要因となる.

(5) GO/NO-GO 課題(抑制コントロール)

「叩く」という行為を繰り返した後で,「叩かない」という衝動抑制指示が出される課題である. 抑制コントロールができない(脱抑制)場合には,「叩かない」ということが困難となる. 言語理解の障害や保続もできない要因となる.

(6) 把握行動(環境に対する非影響性)

把握行動が出現した場合, 刺激に対して行動の表出が抑制できない状態となる. 意識障害や失語症, あるいは認知症により指示や課題の理解が得られず把握行動が出現する場合もあるため, 指示や課題が理解できているかを確認する. 把握行動がみられた場合には, その手に他人の手徴候も出現しうるので, レルミットの誘発法や生活場面観察を行う.

■引用文献

1) Dubois B, Slachevsky A, et al.:The FAB:a Frontal Assessment Battery at bedside. Neurology 2000;55(11):1621-6.

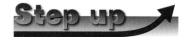

応用実習：脳梗塞患者の前頭葉性行為障害について ICF モデルに基づいた統合と解釈を行う

以下の症例について，理解を深めるため，**実習課題1～3**を設けている．それぞれの課題に対して，各自考察し，ICF（国際生活機能分類）モデルに基づいた統合と解釈を行う．なお，模範解答は**巻末資料**に記載している．

1）症例の概要

68歳，男性．右手（利き手）の使いにくさと，ろれつが回らない症状を呈して近医を受診し，脳梗塞の疑いで緊急搬送．入院時の頭部 MRI で左補足運動野とその前方の前頭前野領域，脳梁の一部に病巣を確認．

入院当初は意識レベルが GCS（Glasgow Coma Scale）E4V4～5M6，JCS（Japan Coma Scale）1～2であり，少しぼんやりとした状態であったが，失語症，運動麻痺，感覚障害，運動失調症はみとめられなかった．7日目に病状が安定したことで理学療法，作業療法が処方．意識は清明であったが（GCS E4V5M6，JCS 0），注意障害，右手の不使用傾向と道具の強迫的使用がみとめられた．

同居家族は妻（63歳，専業主婦，健康）で長男（33歳，社会人，既婚で子どもなし，健康）は近隣在住．2階建ての住宅はバリアフリーで，トイレは洋式，浴槽は埋め込み式．

職業歴は，庭師を65歳で辞め，妻と盆栽，旅行を楽しみにしていた．経済的に問題はなく，家庭では，庭の管理と盆栽の世話，犬の散歩の役割があり，外向的ではないが，社会性は保たれていた．学歴は高卒であり，庭師として10年間修行し，仕事の評判も良かった．

家族のニーズは，身の回りのことを自分でできることと，楽しみである庭や盆栽の手入れと旅行を続けられることである．本人のニーズは，自分のことは自分でできるようになり，周囲に迷惑をかけたくないとのことであった．困っていることや気になっていることは，右手が思うように動かないこと，右手が勝手に物品を使用すること，触ったものを握ってなかなか離せないことであった．

2）他部門からの情報

（1）医師

脳梗塞の病巣は縮小傾向にあり，補足運動野周辺に限局している．前頭葉症状は改善傾向にあるが，右手が意志に反して手すりを握って離さない，物品を使用するなど，脱抑制的な症状が出現している．

（2）看護師

病棟では行動に促しが必要であるが，促しがあれば自分でできることが多い．右手はあまり使用せず，左手の片手動作で行っている．移動時に右手が触れたものをつかんでしまい，左手がこれを離させようとする様子が何度かみられた．左手の片手動作での ADL（日常生活活動）では，時折，動作を止めて思案する様子がみられる．

（3）理学療法士

上下肢に運動麻痺，感覚障害，運動失調はなく，体力，筋持久力が低下している．エルゴメータなど，体力・筋持久力向上を図るトレーニングを実施している．

（4）言語聴覚士

失語症はないが，レーヴン（Raven）色彩マトリックス検査，ウィスコンシンカード分類テスト（Wisconsin Card Sorting Test：WCST），Trail Making Test 日本版（TMT-J），かなひろいテストの結果からは，類推機能の低下，セットの転換障害，分配性注意障害，ワーキングメモリの障害が示唆される．検査場面において運動保続はみとめられないが，ステレオタイプ，語の流暢性の低下がみとめられた．また，左一側の観念運動失行や拮抗失行などの脳梁離断症状はみとめられない．現在は，ウェクスラー成人知能検査（Wechsler Adult Intelligence Scale：WAIS）-Ⅲを行っている．

（5）医療ソーシャルワーカー（MSW）

家族からは身辺動作が自立すれば，自宅への受け入れは可能と聞いている．

LECTURE
7

表 1　神経心理学的検査の結果

MMSE	23/30 点（減点項目：計算 4，遅延再生 2，文章の復唱 1） ※3 段階の口頭指示，書字指示は左手で実施 ※文章はなかなか思い浮かばないのでヒントが必要であった
CAT	数唱（順唱 5 桁，逆唱 3 桁） 視覚性抹消課題（3：正答率 95%，か：正答率 95%） 聴覚性検出課題（正答率 85%） ※聴覚性検出課題では，外界に注意が転導する様子がみられた SDMT（達成率 30%） ※逐一見本を確認し，時間を要した
FAB	減点項目：類似 2 点，語の流暢性 2 点，運動系列（右手）1 点，葛藤指示（右手）1 点，GO/NO-GO 課題 1 点，把握行動 1 点，合計 10/18 点 ※運動系列では運動保続が出現した

MMSE：Mini-Mental State Examination，CAT：標準注意検査法，SDMT：Symbol Digit Modalities Test，FAB：前頭葉機能検査．

表 2　ICF（国際生活機能分類）を用いた課題の抽出

	マイナス面	プラス面
心身機能・身体構造		
活動		
参加		
環境因子		
個人因子		

3）作業療法評価

（1）神経心理学的検査

　MMSE，CAT，FAB の結果を表 1 に示す．

（2）ADL 場面の評価

- 洗顔，ひげ剃り，歯磨き：右手では動作開始に困難さがみられたが，開始後はやや性急に実施．歯ブラシを持つと，歯磨き粉をつけずに口元へ移動するが，左手がこれを制止し，右手を殿部の下に敷く．左手では円滑だが，片手で行うには工夫が必要なので一部介助．

　※セラピストの手順指示には従い，反復練習により動作は可能．

- 食事（箸操作）：右手は動作開始に躊躇するが，箸の把持後はすぐに食物をつまみ，口元へ運ぶが，顔を背け嫌がる様子がみられた．連続して行う際に何回か，皿のなかで食物をもてあそぶような場面もみられた．左手が右手を制止し，右手を殿部の下に敷く．

- その他の ADL（右手に対する認識）：右手は意志に沿った動きができないので，左手を使っている．左手だけでできないことは介助が必要である．左手は文字が思うように書けないので，書類作成は妻に依頼している．

4）実習課題

1．作業療法評価計画を立案する．

①左補足運動野，脳梁の一部が病巣である場合に予測される症状を考えなさい．

②左補足運動野の前方の前頭前野領域が病巣である場合に予測される症状を考えなさい．

③作業療法評価計画を立案しなさい．

2．神経心理学的検査の結果（表 1）を解釈する．

3．ここまでの情報をふまえて，「統合と解釈」を記述し，表 2 を完成させる．

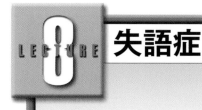

失語症

到達目標

● 失語症の症状や臨床型の特徴を理解する.
● 失語症の評価と介入方法を理解する.
● 標準失語症検査（SLTA）を理解し，実施する（実習）.

この講義を理解するために

　私たちは，人とのコミュニケーションのなかで自然と相手の言葉を理解し，自分の思いを言葉にして表現します．また，物事を考えたり学習したりする際も言葉を介して行います．このように，私たちのあらゆる活動に言葉は欠かせません．失語症とは，聴力や視力，発声・発語器官に問題がないにもかかわらず，言葉が不自由になることをいいます．単に相手の話を聞き取れない，言いたい言葉が出てこないという表面的な問題ではなく，損傷された脳の部分によって症状や原因が異なります．

　失語症があると，人とのコミュニケーションが困難になるだけでなく，思考や学習にも影響を及ぼし，社会復帰が大変難しくなります．失語の症状や臨床型を把握しておくことは，失語症者とコミュニケーションしやすくなるだけでなく，リハビリテーションをより効果的に進めるうえでも重要です．

　失語症を学ぶにあたり，以下の項目を学習しておきましょう．

　　□ 言語の構造（音韻，語，文など）を学習しておく.
　　□ 脳の機能局在について学習しておく.
　　□ 左大脳半球の解剖学的，生理学的な知識を学習しておく.
　　□ 脳を損傷する可能性のある疾患について学習しておく.

講義を終えて確認すること

　　□ 失語症の症状について説明できる.
　　□ 失語症の分類と病巣について説明できる.
　　□ 失語症の評価と目的について説明し，実施できる.
　　□ 失語症に対する介入方法と注意点について説明できる.

1. 総論：失語症

失語症とは，いったん獲得されていた言語機能が後天的に障害された状態を指す．その障害は，聴く，話す，読む，書くの4つの言語モダリティすべてに及ぶ．こうした言語障害は，脳の言葉にかかわる領域の損傷によるものであり，末梢器官（口や喉など）や神経の損傷，一般的な精神障害（意識，知能，情動など），他の神経心理学的障害が原因ではない．

失語症の臨床型として，ブローカ失語，ウェルニッケ失語，伝導失語，超皮質性運動失語，超皮質性感覚失語，純粋語唖，純粋語聾，健忘失語，全失語などがある．

1）失語の症状

（1）発話の障害

a. 流暢性の障害

一般的に使われる流暢性とは異なり，明らかに発話が滑らかではない状態を指し，失語症の臨床型分類にもかかわる重要な症状である．流暢性の評価としては，ボストン失語症診断検査やベンソンによる評価尺度（**表1**）[1]がある．

b. 発語失行（失構音）

発声発語器官に明らかな麻痺などがないにもかかわらず，発音やイントネーションが正しく発せられない症状である．ブローカ失語の中核症状であり，流暢性にも関与する．発語失行の特徴を**表2**に示す．

c. 喚語困難

言いたい語が出てこない症状である．臨床型に関係なく，多くの失語症者にみられる中核的な症状である．喚語困難がある場合，語の想起に時間がかかること（遅延反応）や，形態や用途などで説明すること（迂言）が多い．

d. 錯語

語や音を言い誤る症状である．

● 音韻性錯語：目標語を推測できる程度に，語を構成する音（音韻）の一部を言い誤る．

● 語性錯語：語そのものが他の語に置き換わる．意味的に近い語に置き換わることもあれば，まったく関係のない語に言い誤ることもある．

● 新造語：目標語を推測できないほどの錯語をいう．

e. ジャーゴン

よどみなくたくさん話すが，その中身は錯語や新造語ばかりで意味をとることがで

左側欄：

失語症（aphasia）

MEMO
モダリティ（modality）
様式，様態．

ブローカ（Broca）失語
ウェルニッケ（Wernicke）失語

流暢性（fluency）

ベンソン（Benson）による評価尺度
発語失行（apraxia of speech）
失構音（anarthrie）

LECTURE **8**

MEMO
発語失行と構音障害の違い
運動障害性構音障害（dysarthria）が構音にかかわる筋力や協調の障害であるのに対して，発語失行は構音運動のプログラミングの障害である．発語失行では音の誤り方が一貫しないが，構音障害では一貫している．

MEMO
喚語困難（word finding difficulty）の例
はさみ
● 遅延反応「えっと…あのぉ…あ，はさみ」
● 迂言「紙とかを切るやつ」

MEMO
錯語（paraphasia）の例
● 音韻性錯語の例
はさみ→「はさみん」
つくえ→「くつえ」
えんぴつ→「えんちつ」
● 語性錯語の例
えんぴつ→「ペン」
はさみ→「りんご」
● 新造語（neologism）の例
はさみ→「とみしゃ」
りんご→「ぱだーま」

ジャーゴン（jargon）

表1　ベンソンによる流暢性評価尺度

尺度	流暢性失語	非流暢性失語
①発話量	正常	少ない
②努力性	ない	ある
③句の長さ	正常	短い
④プロソディ	正常	異常
⑤内容語の割合	名詞が欠如	名詞が多い
⑥錯語	頻繁	少ない

（Benson DF, Ardila A 著，中村裕子監訳：臨床失語症学．西村書店：2006．p.3-125[1]）
プロソディ（prosody）：韻律（発話の抑揚，リズム）．

表2　発語失行の特徴

● 誤る音や誤り方が一貫しない
　例：ねこ→「ぬぇこ」，"ね"を不自然な音で発音してしまう，正しく言えるときもあるなど
● 発話を開始することが困難
● 途切れ途切れに話したり中断したりする
● 努力性でたどたどしい発話
● 構音運動を探索する
● 自己修正を試みる
● プロソディ障害がある

きない発話をいう．重度の流暢性失語においてみられる．

f. 統語障害

文法的な誤りである．

- ●失文法：助詞や助動詞を省略する．ブローカ失語にみられることが多い．
- ●錯文法：助詞や助動詞を誤用する．ウェルニッケ失語などの流暢性の失語症にみられる．

(2) 聴覚的理解の障害

すべての失語症でみられる中核的な症状であるが，発話面に比べて理解面の特徴を把握することは難しい．以下，単語の理解に至るプロセス（**図1**）と，それぞれの段階に応じたテストを紹介する．

a. 語音（音韻）認知の障害

一つひとつの語音を正しく認知できない状態で語聾ともよばれる．この段階だけが障害されている場合は純粋語聾といわれる．評価は，音韻の異同弁別テストを行う．

b. 語の意味理解の障害

多くの失語症でみられる症状で，それぞれの語音は聞き取れても，それを実際の語（実在語）として認識できない状態である．**図1**の語彙判断の段階の障害である．評価は，実在語と非実在語を1語ずつ提示し，それが実在する語かどうかを質問する実在語-非実在語弁別テストを行う．

実在語と認識していても語と意味が結びつかない状態は，**図1**の意味照合の段階の障害である．失語症のうち，超皮質性感覚失語では，語音認知が保たれている反面，この段階の障害が強いという特徴がある．意味照合の評価は，単語のポインティングテストを行う．

c. 文の理解の障害

構文を理解できない状態である．たとえ単語一つひとつの意味が理解できても，助詞や語順などの文法的な処理ができない場合は，文の意味がわからなくなる．構文検査やトークンテストで評価する．

d. 聴覚的理解にかかわるその他の要因

聴覚的理解には，音韻，語，文法のような言語学的要素を理解する能力以外にも，文脈や背景となる情報など全体を把握するためのさまざまな能力が必要である．聴覚

MEMO
- ●失文法の例
赤ちゃんのご飯を作った→「赤ちゃん，ご飯，作った」
- ●錯文法の例
水を飲む→「水に飲む」

MEMO
聴覚的理解の障害の前提
難聴などのように，聴力そのものの低下ではないことが前提である．

MEMO
- ●音韻の異同弁別テストの例
「pa」と「ba」を聞かせて同じかどうか質問する．
- ●実在語-非実在語弁別テストの例
「つくえ」（実在語）と「のくえ」（非実在語）を聞かせて同じかどうか質問する．
- ●単語のポインティングテストの例
「机はどれですか？」と尋ね，複数の選択肢から机の絵を選ばせる．

LECTURE
8

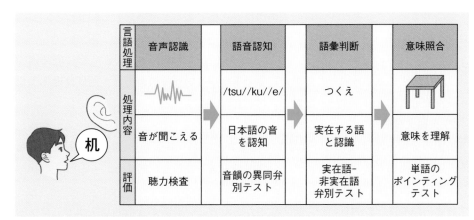

図1　語の聴覚的理解のプロセス
語の理解障害がある場合，図のような処理過程で考えることができる．
例えば，「机」という語の場合，聞いた音がそれぞれ日本語の音韻（/tsu/ /ku/ /e/）であることを認知し，その音韻が日本語のどの音かを同定する（tsu→つ）．そして，それぞれの音韻のつながりが実在する語であることを認識する（つくえ）．最後に，その実在語を意味と結びつける（つくえ→書物を読んだり，物を書いたりするための台）ことで，初めて単語の理解が成立する．

MEMO

● 聴覚的把持力（auditory retention span）

聴いた言葉を短時間覚えておく能力．この能力が低下すると，単語を理解することはできても，文を理解できなくなることが多い．

● ワーキングメモリ（作動記憶，作業記憶）

会話で，相手の話した内容を受け取りながら，自分の話す内容を考えるなど，情報を一時的に把握しながら，複数の認知的処理を行うシステムである．

MEMO

読字障害

失語性と非失語性に分けられる．失語性の失読は，読字困難の背景に失語症がある．

評価をしながら半側空間無視や視野欠損の可能性を考慮する．右半側空間無視がある場合は，横書きだと右側を読み飛ばす可能性がある．

気をつけよう！

書字障害への対応

対象者によって病前の書字能力や書字習慣が異なる．パソコンやスマートフォンの変換機能が当たり前の若年層は，簡単な漢字でも思い出せないことがある．

MEMO

● 保続の例

「お名前は？」→「さとうはなこです」

「では，何歳ですか？」→「さとうはなこです」

● 保続への対応

保続が続く場合は，以下のような切り替えをするとよい．

・少し休憩する

・種類の異なる課題に変える

・声かけやキューを変える

・簡単な問題にする　など

対象者が誤りに対する自覚をもっている場合は，保続が出そうになったらそれを言わないように意識づける方法もある．対象者に合わせて有効な回避方法をみつける．

MEMO

反響言語（echolalia）の例

「あなたは鈴木さんですか？」→「あなたはすずきさんですか？」

無言症（mutism）

的把持力やワーキングメモリが低下していると，長文の理解が困難となる．逆に，障害が重度でも，文脈や背景となる情報を把握していれば，全体を理解することが可能である．

（3）復唱障害

復唱とは，聞いた言葉を機械的に再生することで，健常者では何の苦労もないが，失語症者では単語でさえ復唱が困難な場合がある．復唱障害の程度は，臨床型分類の重要な基準となる．伝導失語は復唱が不良であるが，超皮質性失語では意味を伴わない復唱が良好である．復唱障害の要因も臨床型によって異なる．例えば，ウェルニッケ失語では聴覚的理解の障害，ブローカ失語では発話の障害が復唱に影響を及ぼす．

（4）読字障害

読字とは，文字言語の処理をいい，読解（視覚的理解）と音読がある．読解は文字のつながりを意味と結びつけることであり，音読は文字で書かれたものを声に出して読むことである．文字や単語を誤って音読することを錯読という．この処理過程は，音声言語である聴覚的理解と復唱に似ており，誤り方の特徴も音声言語に類似している．音韻性錯語があると音韻性錯読をしやすい．一方，音声言語とは異なり，読字では漢字と仮名の違いが読解や音読の成績に影響を及ぼす．

（5）書字障害

文字を誤って書くことを錯書という．書字も読字と同様に，音声言語（発話）と類似した症状の特徴がある．書称は発話面の呼称のように，見た絵の名前を文字で書く課題なので，呼称で音韻性錯語を頻発する対象者は書称でも仮名の音韻性錯書となる．ただし，書字の場合は構成能力に問題があると困難になるため，誤り方の特徴を十分に検討しなければならない．

（6）その他の症状

a．保続

新しい行為をする際に，以前に行った反応が繰り返されてしまうことをいい，失語症の場合は言語性の保続として出現する．失語症の臨床型や重症度に関係なく，多くの対象者でみとめられる症状である．

b．反響言語（エコラリア）

相手の質問にオウム返しで答えることをいう．対象者は意図的に答えているわけではなく，自動的に復唱していることが多い．超皮質性失語によくみられる．

c．無言症

発話努力をしようとせず，言語表出がない状態であり，緘黙症（かんもく）ともいう．

d．計算の障害

演算や，数字の言語学的な処理に障害があると計算が困難になる．特に失語症では，数字を正しく聞き取ったり書いたりできないという特徴がある．評価は標準失語症検査（SLTA）の下位検査（計算）がよく使われる．

2）失語症候群

失語の分類方法はこれまでに数多く提案されており，失語の臨床型も多岐にわたる．以下に臨床で使いやすいボストン学派の古典的分類を記述する．

（1）ブローカ失語

聴覚的理解は比較的良いが，努力性のたどたどしい発話が特徴的な失語で，典型的な非流暢性の失語症である．運動性失語とよばれることもある．

● 発話：自発話の量が少なく，発語失行，プロソディ障害，失文法，文の短縮（1〜数語）という非流暢の特徴をすべて備え，錯語（音韻性，語性）や喚語困難も必発である．

- **復唱**：復唱障害は必発で，音の歪み（失構音）が顕著である．
- **聴覚的理解**：発話面に比べると良好ではあるが，軽度から中等度の障害がある．
- **読み書き**：読解は比較的良好だが，音読は発話と同様に音の歪みが生じやすい．書字は特に仮名が困難である．右上肢の麻痺により左手を使用することが多いため，特に急性期には鏡像書字になりやすい（**図2**）．
- **病巣**：ブローカ野（弁蓋部，三角部）および中心前回下部．
- **随伴症状**：多くは口部顔面失行を伴い，観念運動失行もしばしばみとめられる．多くは右片麻痺（右顔面麻痺を伴う）を合併している．

(2) ウェルニッケ失語

よどみのない流暢な発話と，著明な理解障害が特徴的な流暢性の失語症である．感覚性失語とよばれることもある．

- **発話**：多弁で流暢な発話であるが，錯語（音韻性，語性ともに）が頻発する．重度になると新造語やジャーゴンのために，対象者が何を言っているのかまったくわからなくなる．本人が自分の誤りに気づきにくく，自己修正もあまり試みない．
- **復唱**：不良であり，自発話と同様に錯語が頻発する．
- **聴覚的理解**：障害が必ず存在する．重度の場合は，話し言葉をほとんど理解できなくなる．語音の認知障害と意味理解の障害の両方がみとめられる．回復の過程でどちらかが目立ってくることが多いが，重度では両者ともきわめて不良となる．
- **読み書き**：読解は聴覚的理解よりも多少良好なことが多い．音読は発話と同様に錯語（錯読）がみられる．書字は錯書が多く，新造文字になることもあり，漢字，仮名ともに強く障害される．
- **病巣**：ウェルニッケ野（上側頭回の後1/3の領域），中側頭回後部．
- **随伴症状**：通常では右片麻痺はみられないが，視野欠損を伴うことが少なくない．

(3) 伝導失語

発話は流暢で聴覚的理解の障害も軽度であるが，音韻性錯語と復唱障害が際立つ．ウェルニッケ野とブローカ野を結ぶ伝導路の切断により生じる．

- **発話**：一般的に自発話は流暢である．音韻の探索や音韻性錯語が頻発し，これを何度も自己修正しようと試みながら目標語に近づいていく接近行動がみられる．意味性錯語はほとんど生じない．
- **復唱**：復唱障害は中核的症状であり，比較的重症である．自らの誤りに気づいて修正しようと努力するが必ずしも成功しない．
- **聴覚的理解**：障害は軽度である．
- **読み書き**：読解はかなり良好であるが，音読では音韻性の錯読を生じることがある．書字でも発話と同様に音韻性錯書がみられる．意味性錯書は多くでみられない．
- **病巣**：縁上回，上側頭回の一部，島を中心とする領域（弓状束）．
- **随伴症状**：言語性短期記憶の障害があり，特に数唱（順唱）は2桁すらできない場合もある．ゲルストマン症候群などの頭頂葉に関連する症状や，口部顔面失行，観念運動失行を伴うことも多い．

(4) 健忘失語

喚語困難を主症状とする．失名辞失語ともいう．発話は流暢で復唱や聴覚的理解も良好であるため，軽度な失語症といえる．純粋型は少なく，さまざまな重症型からの回復期に喚語困難が目立つ場合も，広い意味で含められる．

- **発話**：基本的には流暢であるが，喚語困難があり迂言や指示代名詞（あれ，それ）を多用する傾向がある．意味性錯語が出現することもある．

📝 **MEMO**
鏡像書字（図2）
鏡に映したように文字が左右逆転して書かれる現象．左半球損傷者が非利き手の左手で書字をした際に出現することがある．正常発達の子どもでもまれにみられるが，一過性で発達に伴って消失する．

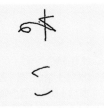

図2 鏡像書字（例：ねこ）

LECTURE 8

ゲルストマン（Gerstmann）症候群
▶Lecture 5 参照．

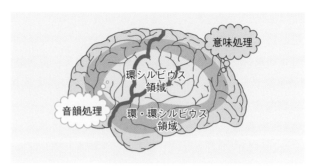

図3　環シルビウス領域と環・環シルビウス領域

- **復唱**：良好である.
- **聴覚的理解**：良好なことが多いが,軽度に障害される場合もある.
- **読み書き**：読み書きともに良好なことが多いが,失読,失書,ゲルストマン症候群を伴うこともある.
- **病巣**：角回もしくは左側頭葉や頭頂葉の一部の領域(他タイプからの回復過程で生じるため不特定).

(5) 超皮質性失語

　意味理解の障害の有無にかかわらず,復唱能力は保たれているタイプである.発話は流暢だが聴覚的理解が不良なものを超皮質性感覚失語,逆に発話は非流暢だが聴覚的理解は比較的良好なものを超皮質性運動失語という.また,復唱だけが可能で,発話も聴覚的理解も著しく障害されているものを超皮質性混合型失語(言語野孤立症候群)とよび,きわめて重篤である.全失語との違いは,反響言語としての復唱が保たれている点である.超皮質性失語で復唱が良好な理由は,音韻的な能力が保たれているためである.

- **病巣**：環シルビウス領域という音韻処理の領域に損傷はなく,環・環シルビウス領域という意味処理の領域の損傷で生じる(**図3**).

(6) 全失語

　聴く,話す,読む,書くのすべての言語モダリティが著明に障害され,最も重篤である.

- **発話**：自発話は少ないが,不明瞭で意味をなさず,理解不能な音の羅列や新造語を表出することがある.感情的に「うそぉ」のような明瞭な単語(感嘆詞)が聞かれることもあるが,再現性に乏しい(同じ状況下で再び同じことを言えない).一方,一部の対象者では同じ音を常同的に繰り返す再帰性発話がみられる.
- **聴覚的理解**：きわめて不良だが,話しかけると視線を合わせることや非言語的な状況判断によって相手の意図を察することがある.
- **復唱,音読,読解,書字**：すべてにわたって重篤に障害されている.
- **病巣**：言語領野のほとんど全部または大脳基底核を含む領域.
- **随伴症状**：右片麻痺は必発であり,半盲などの感覚障害も伴う.左半球症状の失行,失認の他,病巣の広がりによって前頭葉症状も生じる.急性期には意識障害を伴うことが多い.

(7) その他の失語

　視床失語,皮質下失語などがある

3)失読,失書

(1) 純粋失読

　聴く,話す,書くは保たれているのに文字を読むことだけが困難な状態である.文

MEMO
超皮質性失語は,環・環シルビウス領域(意味処理の領域)が損傷されるため,言葉の意味を理解できない.一方,環シルビウス領域(音韻処理の領域)は保たれているため,意味を伴わない,単なる復唱やオウム返しは可能であることが多い(**図3**).

MEMO
再帰性発話
意味の有無にかかわらず,無意識に発せられる持続的で常同的な発話(残語ともいう).1861年にブローカ(Broca P)が何を尋ねても「タン,タン」としか話せない患者を報告している.彼らは同じことしか繰り返さないが,豊かなイントネーションで感情を伝える.

字を書くことはできるが，自分が書いた文字すら読めない．ただし，目で見て読めない文字であっても，指でなぞると読むことができる（運動覚促通）．

● **病巣**：左後頭葉内側−脳梁膨大，左角回直下の領域で，視覚連合野と文字中枢（角回）の経路の遮断が原因と考えられている．

（2）純粋失書

聴く，話す，読むは保たれているのに，文字を書くことだけが困難な状態である．書字困難の理由が失語，動作，視覚，構成など他の問題では説明できない場合に限る．文字の想起困難や錯書，書き順の誤りなどが生じる．写字は可能である．

● **病巣**：左頭頂葉，側頭葉後方下部，前頭葉，視床などさまざまであり，病巣によって症状が異なる．例えば，左側頭葉後方下部では漢字が難しく，頭頂葉では仮名の障害が重篤となる．

（3）失読失書

聴く，話すという音声機能が保たれる一方で，読む，書くという文字機能が特に障害されている状態である．

● **病巣**：左角回近傍と側頭葉後方下部の領域であり，特に側頭葉後方下部では漢字の読み書きが不良となる．

（4）評価

SLTA など失語症検査の読字と書字の項目で評価する．併せて，漢字−仮名，語−非語，一文字−単語−文レベルの成績の比較，なぞり読みの効果を調べることによって失読・失書の特徴を詳細に評価できる．

2. 臨床評価

失語症状の特徴や臨床型を把握することは訓練を行ううえで重要である．失語症はコミュニケーションの障害であることから，対象者との会話そのものが評価の手段になる．したがって，構造的な失語症検査を行う前に，十分な時間をとって対象者との関係性をつくることが必至である．そのなかで，言語症状だけでなく対象者の認知機能や性格，症状に対する思いを把握し，検査やリハビリテーションの必要性を確認する．検査を行う場合，検査が対象者に精神的負担を強いる可能性があり，その後のコミュニケーション意欲を左右するおそれがあることを認識しておく．

1）情報収集

カルテ，家族，本人から現病歴，主訴，もとの性格，職業，家族構成などの情報を収集する．また，カルテや家族からの情報と，会話中の発話内容の相違がないか，フリートークを利用して言語能力を評価する．失語以外の障害の有無を把握しておくことも，後の検査や訓練を行う際に役立つ．

2）スクリーニング検査　（表3）

コミュニケーションの障害が疑われる場合に，短時間で大まかに障害の有無や種類をふるいにかける目的で行う．

スクリーニング検査で失語症が疑われれば失語症検査に進むが，他の障害の存在も考慮しながら検査計画を立てる．言語障害スクリーニングテスト（STAD）[2]は，失語症だけでなく構音障害やその他の高次脳機能障害も簡易的にスクリーニングできるので使いやすい．

3）失語症検査

（1）総合的失語症検査

スクリーニング検査で失語症が疑われた場合には，総合的な失語症検査を行う．日本で広く使用されているのは，標準失語症検査（SLTA），WAB 失語症検査日本語

ここがポイント！
評価に際しては，読み書きの困難が，失語や動作，視覚など他の問題で説明できないことをあらかじめ確認しておく．

MEMO
スクリーニング検査で評価すること
● 言語障害の有無と種類（失語症があるかどうか）
● 他の言語障害（構音障害など）の有無
● 他の神経心理学的障害の有無

気をつけよう！
他の障害との鑑別
無口だからといって必ずしも失語症とは限らない．認知症，統合失調症，発達障害，構音障害などは失語症と間違われやすいので注意する．
● 認知症：記憶，見当識，人格の障害がある．初期は音韻や文法の誤りは少ないが，進行すると失語症状を合併する．
● 発達障害：程度やタイプにもよるが，読み書きや記憶の障害などがある．生育歴などの情報を確認する．
● 統合失調症：単語や文レベルの誤りは少ないが，脈絡のない発話や空想的な作話がみられる．

MEMO
言語障害スクリーニングテスト（Screening Test for Aphasia and Dysarthria：STAD）の課題項目
①言語検査：名前発話，指示理解，復唱，数唱，物品呼称，名前書字，書き取り，②構音検査：構音器官，構音交互運動，③非言語検査：アイコンタクト，見当識，手指構成模倣，図形模写．

WAB（Western Aphasia Battery）失語症検査

LECTURE **8**

表3 スクリーニング検査の例

評価項目	実施方法	観察すること（例）	障害の候補（例）
フリートーク	●日常会話 ●病気への思い ●仕事や家族について	尋ねたことを理解しているか？ 言語症状（錯語，失構音，構音）は？ 会話のキャッチボールは？	失語症，難聴，認知症 失語症（各タイプ），構音障害など 失語症，他の認知コミュニケーション障害
聴覚的理解	●簡単な指示 「目を閉じてください」など ●ポインティング	フリートークと比べて理解度が異なるか？ 指示動作のたどたどしさは？ 物品呼称との正答率の違い	失語症（状況判断の効果） 失行 著しく低ければ感覚性失語を考える
物品呼称	●ベッドサイドの物品（コップ，スプーン，枕など）	言語症状（錯語，失構音，保続など）は？	失語症（各タイプ） 構音障害 前頭葉障害など
読字	●物品，簡単な指示	音読と読解に違いがあるか？ 横書きと縦書きの違いは？	失語症，失読 半側空間無視
書字	●名前，住所	言語症状（錯書など） 書字動作は？ 字の特徴は？	失語症，失書 右片麻痺，失行 構成障害
図形模写	●立方体など	歪みは？ 全体を描いているか？	構成障害 半側空間無視
発声発語器官の運動	●発声，口の運動	左右差は？ たどたどしさは？	顔面神経麻痺，舌下神経麻痺 口部顔面失行，失調

標準失語症検査（Standard Language Test of Aphasia：SLTA）
▶実習・図1参照.

失語指数（aphasia quotient：AQ）

MEMO
掘り下げ検査
●SALA（Sophia Analysis of Language in Aphasia）失語症検査
●標準失語症検査補助テスト（Supplementary Tests for Standard Language Test of Aphasia：SLTA-ST）
●失語症構文検査（Syntactic Processing Test of Aphasia-Revised：STA）
●標準抽象語理解力検査（Standardized Comprehension Test of Abstract Words：SCTAW）
●重度失語症検査
●新日本版トークンテスト　など
関連する神経心理学的検査
●レーヴン色彩マトリックス検査（Raven's Coloured Progressive Matrices：RCPM）
神経心理学の分野で使用される視覚性の簡易知能検査. 失語症に対する認知機能の検査として広く利用されている.
●ベントン視覚記銘検査（Benton Visual Retention Test：BVRT）
視覚認知，視覚記銘，視覚構成能力を評価する検査. 図形の描画再生で評価し，問題数は10問ある.

IADL（instrumental activities of daily living；手段的ADL）

実用コミュニケーション能力検査（Communication ADL test：CADL）

版，老研版失語症鑑別診断検査である.

a. 標準失語症検査（SLTA）

聴く，話す，読む，書くの検査領域に関して26の下位検査から成り，それぞれ6段階の評価を行う. この検査では，①プロフィール分析による失語症の重症度と臨床型判定，②各下位検査成績の経時的変化の記述，③言語治療の方針決定ができる.

b. WAB失語症検査日本語版

言語性検査だけでなく非言語性検査も含んでおり，①自発話，②話し言葉の理解，③復唱，④呼称，⑤読み，⑥書字，⑦行為，⑧構成・視空間行為・計算の下位検査から成る. 検査結果から臨床型分類や重症度判定（失語指数〈AQ〉）が可能である.

(2) 掘り下げ検査（二次検査）

総合的失語症検査でとらえきれない障害の特徴を明らかにするために，必要に応じて掘り下げ検査を行う. 対象者の言語症状に合わせた検査を選択して実施する.

(3) 関連する神経心理学的検査

失行や右半側空間無視など，失語に随伴しやすい症状や，非言語的認知機能も併せて評価する. それぞれの障害の把握により，失語症のリハビリテーションを計画する際に阻害因子や促進因子として考慮できる.

4) 生活場面の評価

失語症により言語機能に障害をもつと，言葉を話したり理解したりすることや，文字を読み書きして学習することが困難となる. このようなコミュニケーションにかかわるADL（日常生活活動），IADL（手段的ADL）は，実用コミュニケーション能力検査（CADL）で評価することが可能である. CADLでは，店や駅などの場面ごとにコミュニケーション困難の状態を評価できる. また，通常の言語機能検査とは異なり，非言語的手段（ジェスチャーなど）やその場の状況判断も評価の対象となることから，言語機能だけでなく，コミュニケーション能力がどのくらい実用的かを判定で

きる.

　一般的な ADL の指標にはバーセルインデックスや機能的自立度評価法（FIM）もあるが，これらにはコミュニケーション能力に関する項目が少ない．自宅や社会復帰に際してコミュニケーション能力が実用的かを把握する.

3. 介入方法

　失語症はコミュニケーションの障害であるため，コミュニケーションそのものが言語評価であり言語治療につながる．作業療法中のやりとりをとおして対象者のコミュニケーション能力が改善するように，以下の訓練方法や治療の原則を把握する.

1）機能訓練

　代表的な機能訓練には，刺激法，機能再編成法，遮断除去法などがある．近年は認知神経心理学的アプローチも多く用いられており，臨床では対象者の症状に応じていくつかの方法を組み合わせて行う．訓練の基本原則を**表 4**[3]に，訓練の難易度を**表 5**[4]に示す.

2）実用コミュニケーション訓練

　機能訓練とは違い，自然な流れのなかでコミュニケーションをとることを目標に行う．その際には言語機能にこだわらず，描画やジェスチャーなどの代償手段も用いて，コミュニケーションすることが楽しみになるように進める.

　PACE は代償手段などを積極的に利用して意思を伝え合うやりとりを重視し，会話を効果的に進められるスキルを身につけるための治療法である．PACE では，①新しい情報の交換，②コミュニケーション手段の自由な選択，③情報の送り手と受け手の対等な役割分担，④会話の充足性に基づいたフィードバックという 4 原則に基づいて訓練が行われる.

3）拡大・代替コミュニケーション（AAC）

　失語症という言語機能の障害により制限されたコミュニケーションを拡大するための代償手段である．方法は多種多様であり，対象者のニーズや能力を評価したうえで導入する．近年は教材のデジタル化や SNS の拡大によって AAC ツールが次々と開発されており，選択肢が広がっている（**図 4，5**）.

4）言語聴覚士との連携

　言語治療は主として言語聴覚士が行うことが一般的であるが，作業療法士の工夫に

バーセルインデックス（Barthel index：BI）

機能的自立度評価法（functional independence measure：FIM）

気をつけよう！
心理面への対応
対象者にとって，失語症は言語機能の障害だけでなく，人と思いを共有する手段，目標達成のための学習手段など，生きるモチベーションの喪失でもある．評価や訓練を行う際には言語障害ばかりに目を向けず，対象者の心理的問題についても専門的な視点でとらえる．早い段階で容易に使用できるコミュニケーション手段を確保し，意思疎通困難によるストレスを軽減する．また，家族やスタッフとのコミュニケーションの機会を設け，コミュニケーションに対する恐怖や孤立に陥らないように配慮する．入院中のコミュニケーション環境は，ほとんどが病院スタッフであることから，スタッフの対応がその後の言語訓練や障害受容の行方を左右するといっても過言ではない.

LECTURE 8

MEMO
難易度
機能訓練だけでなく，評価や会話，実用コミュニケーション訓練においても，難易度の操作が対象者の反応に影響を及ぼす．会話の訓練において，対象者が無関心な話題を選択すると，内容の理解も難しいうえに理解したいという意欲もわいてこない.

MEMO
機能訓練の具体的な理論と技法については，成書[5]を参照してほしい.

PACE（Promoting Aphasics' Communicative Effectiveness）

表 4　訓練の基本原則

①障害の小さい機能から取り上げる（60〜70％できる課題から開始する）
②回復する可能性が高い機能から始める
③他の能力の基礎となる課題から始める
（例：単語から文，基本課題から応用課題）
④生活において必要度の高いものから始める
⑤本人の興味があるものから始める

（藤田郁代：標準言語聴覚障害学 失語症学．第 2 版．医学書院；2015. p.204-8[3]）

表 5　訓練の難易度

	難易度	
話題	易	自分自身の眼前のことに関する内容
	↓	自分自身ではないが眼前の内容
		目の前にはないことだが身近な内容
	難	必ずしも身近ではない内容
話題を変える	易	話題を維持する
	↓	話題を変える際に「話は変わりますが」等と伝える
	難	急に話題を変える
単語の種類	易	高親密度，高頻度語
	難	低親密度，低頻度語
構文	易	単純な構造の文
	難	複雑な構造の文

（春原則子：動画と音声で学ぶ 失語症の症状とアプローチ．三輪書店；2017. p.8-11[4]）

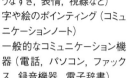

LECTURE
8

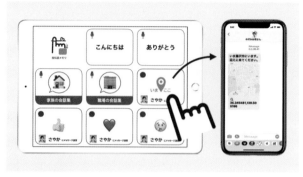

図4　指伝話
iPad で使うコミュニケーションアプリで，家族に今いる場所を伝えることができる．
（指伝話 https://yubidenwa.jp/）

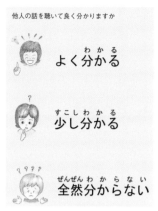

図5　VAS（visual analogue scale）

よって，訓練効果が増す事例も多い．片麻痺患者のために環境を調整して AAC を使いやすくすることや，半側空間無視がある場合の言語教材の工夫などを担当の言語聴覚士と相談して行う．

5）社会的支援の利用

多くの失語症者は，病院でリハビリテーションを受けた後，障害をもちながら社会へ復帰しなければならない．しかし，高次脳機能障害全国実態調査[6]によると，慢性期の失語症者の現職復帰率は5％にも満たず，発症前と同等の社会生活を送ることが難しいのが現実である．就労世代の失語症者は，就労支援機関での就労移行支援や就労継続支援などのサービスを受けることができる．老年期の対象者に対しては介護保険による訪問リハビリテーションやデイサービスを利用できる．最近は失語症に特化したデイサービスや作業所も開設されている．また，自助グループ（失語症友の会）も全国で運営されている．こうした社会支援につなげていくことも作業療法士の大切な役割である．

■引用文献

1) Benson DF, Ardila A 著，中村裕子監訳：臨床失語症学．西村書店；2006．p.3-125.
2) 小薗真知子監，荒木謙太郎：言語障害スクリーニングテスト（STAD）．インテルナ出版；2018.
3) 藤田郁代：言語治療の原則．藤田郁代，立石雅子編：標準言語聴覚障害学 失語症学．第2版．医学書院；2015．p.204-8.
4) 春原則子：会話は情報の宝庫—②音声言語の機能を評価しよう．森田秋子ほか：動画と音声で学ぶ 失語症の症状とアプローチ．三輪書店；2017．p.8-11.
5) 波多野和夫ほか：言語聴覚士のための失語症学．医歯薬出版；2002.
6) 高次脳機能障害全国実態調査委員会：高次脳機能障害全国実態調査報告．高次脳機能研究 2006；26（2）：209-18.

■参考文献

1) Wertz RT, Lapointe LL, et al.：Apraxia of Speech in Adults：The Disorder and Its Management. Grune & Stratton；1984.
2) 紺野加奈江：発語失行．失語症言語治療の基礎—診断法から治療理論まで．診断と治療社；2001．p.167-87.
3) 石合純夫：失語・失読・失書．高次脳機能障害．第2版．医歯薬出版；2012．p.23-60.

実習 ●●●

標準失語症検査（SLTA）の実施

1) 実習目的

SLTA の一部を体験することで，検査の特徴やプロフィールの解釈方法を理解する．

2) 実習方法

検査者と患者役に分かれて，SLTA を実施する（**図1**）．

検査の全般的な注意事項

● 記録：対象者の反応はそのまま記録する．言語反応だけでなく身振りや表情も記録しておくと，後で反応の特徴を分析するのに役立つ．

● 例題：対象者が課題の実施方法を十分に理解してから検査が始められるように例題が設けられている．理解できていない場合は，検査を始める前に例題を用いて必要最小限の説明を付け加えてもよい．

● ヒント：検査ごとにヒントが設定されている．ヒントも採点基準になるため検査前に確認しておく．

● 採点：段階6（完全正答），5（遅延完全正答），4（不完全），3（ヒント正答），2（関連），1（誤答）の6段階で評価する．

● 中止基準：その下位検査を途中で中止するA，特定の下位検査全体を中止するBの2種類がある．

3) 考察

(1) 聴く：単語の理解

検査者「猫はどれですか．指差してください」

● ヒント：検査者が問題を示した後15秒経過してもなお，**表1**[1]の段階6または5の反応が得られない場合は，患者役の要求がなくても，ヒントとして問題を繰り返す．繰り返しは1回のみとする．反応が誤りであることに患者役が気づかない場合，15秒経過しなくてもヒントを与える．ヒントを与える場合は「もう一度聞いてください」と言い，患者役の注意を促す．

● 待ち時間：ヒントを与えるまで15秒，与えてから15秒．

● 中止：A；**表1**[1]の段階6，5以外が2題続いた場合，その後の項目を中止してもよい．B；この下位検査に中止Bは適用できず，全員に実施する．

MEMO

実際に SLTA を行う際は，SLTA 講習会を受講し，検査内容に熟達する必要がある．自己流にならないよう，正規の検査手続きを習得する．

▶プロフィール例は図2[1]参照．

調べてみよう
SLTA の下位検査について，具体的にどのようなことを行うのか調べておく．

LECTURE **8**

氏名		下位検査	1 単語の理解	2 短文の理解	3 口頭命令に従う	4 仮名の理解	5 呼称	6 単語の復唱	7 動作説明	8 まんがの説明	9 文の復唱	10 語の列挙	11 漢字・単語の音読	12 仮名1文字の音読	13 仮名・単語の音読	14 短文の音読	15 漢字・単語の理解	16 仮名・単語の理解	17 短文の理解	18 書字命令に従う	19 漢字・単語の書字	20 仮名・単語の書字	21 まんがの説明	22 仮名1文字の書取	23 漢字・単語の書取	24 仮名・単語の書取	25 短文の書取	26 計算
入力日				Ⅰ. 聴く				Ⅱ. 話す						Ⅲ. 読む					Ⅳ. 書く								Ⅴ. 計算
第1回 日付 ※必ず入力 例）2022/01/01	6段階評価	6																										
		5																										
		4																										
		3																										
		2																										
		1																										
		中止																										
		現合計																										

図1 標準失語症検査（SLTA）

表1 採点

段階	反応	採点基準
6	完全正答	3秒以内に反応を開始し, その後よどみなく正答した
5	遅延完全正答	3秒以内に開始しなかった, 反応によどみがみられたが, 15秒以内に正答
4	不完全	なし
3	ヒント正答	15秒経過しても段階6, 5の反応が得られなかったが, ヒントのあとで正答
2	ヒント後不完全	なし
1	誤答	段階3に達しなかった

(日本高次脳機能障害学会編：標準失語症検査. 新興医学出版社；2003. p.28〈マニュアル. 改訂第2版〉[1])

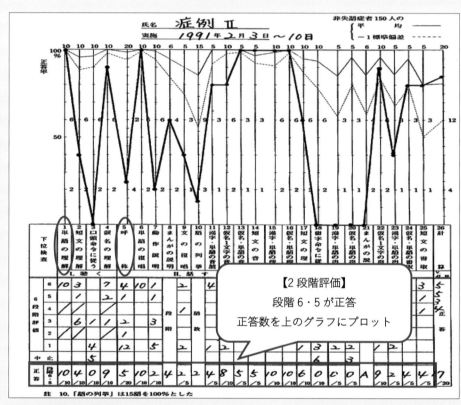

図2 プロフィール例
(日本高次脳機能障害学会編：標準失語症検査. 新興医学出版社；2003. p.149〈マニュアル. 改訂第2版〉[1]をもとに作成)

中止基準は使ってもよいが, この下位検査は最後まで行うことが望ましい.

(2) 話す：呼称

検査者「これ（猫）は何ですか？」

● ヒント：語頭音「ね」を言う. ヒントは何回与えてもよい.

● 待ち時間：ヒントを与えるまで15秒, 与えてから15秒.

● 中止：A；表1[1]の段階6, 5以外が2題続いた場合, その後の項目を中止してもよい.

B；この下位検査に中止Bは適用できず, 全員に実施する.

■引用文献

1) 日本高次脳機能障害学会編：標準失語症検査. 新興医学出版社；2003.

LECTURE 8

MEMO
各問題に採点例として, 正答, 不完全, 誤答となる語の例が設けられている. 採点例はマニュアル[1]を参照してほしい.

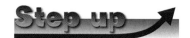

応用実習：脳梗塞患者の失語症について ICF モデルに基づいた統合と解釈を行う

以下の症例について，理解を深めるため，**実習課題1～3**を設けている．それぞれの課題に対して，各自考察し，ICF（国際生活機能分類）モデルに基づいた統合と解釈を行う．なお，模範解答は**巻末資料**に記載している．

1）症例の概要

80歳，女性．女学校卒，右利き，セルフケア自立．屋内（2階建て，手すりはない）は独歩，屋外はシルバーカーを使用．独居（夫は他界，近隣に会社員の息子夫婦が在住し，3日に1回様子を見に来る）．専業主婦であり，貯金と年金で生活している．買い物，通院など，自分で管理．ヘルパーは週1回掃除に来ている．社交的な性格ではないが近所付き合いはあり，週1回は友人宅での茶会に参加している．施設入所を検討中．

脳梗塞（機序不明，心原性脳塞栓症の疑い）．頭部 MRI で左側頭葉～後頭葉外側（左中大脳動脈領域）を確認．

お経をあげようとしたら言葉が出てこなくなった．料理，食事，排泄，風呂などの ADL は問題なかったので2日間様子をみていたが，3日目になっても改善しないため息子と受診．初診時の頭部 MRI で左脳梗塞が確認され，保存的治療のため入院．入院翌日に理学療法，作業療法，言語聴覚療法を処方．

高血圧（近医に通院）の既往．麻痺なし．

2）他部門からの情報

（1）医師

発症から2日以上経過し，循環動態は安定しているため食事や介助歩行をしてもよい．心電図は洞調律だが心電図モニターを装着する必要がある．再発予防として，抗凝固薬を開始する．独居であるため今後の退院先を検討する．

（2）看護師

バイタルサインは安定しており，よく眠れ，食欲もある．内服薬は看護師が管理している．病棟内の移動は看護師の付き添いのもとシルバーカー歩行が可能である．会話にすれ違いはあるが，簡単な内容ならジェスチャーや状況から理解できている．尿意があるときはナースコールを押すよう伝えたが，それを理解していても実際の場面ではナースコールを押さない．

（3）理学療法士

四肢に明らかな運動麻痺や感覚障害はみとめられない．発症以前からの円背や加齢による下肢の筋力低下の影響ですり足ではあるが，病棟では持参のシルバーカーを使用してふらつくことなく歩行できている．

（4）言語聴覚士

コミュニケーション意欲は高く，話に耳を傾けようとする態度がみられる．しかし，口頭のみの指示や問いについての理解は難しいため，視覚情報を併用する必要がある．発話は挨拶や返事はスムーズであるが，音韻性錯語や新造語が頻発する．多弁ではあるが喚語困難で時に停滞する．なんらかのヒントがあれば語を想起しやすくなるが，保続も多く，話せないことに対する不安が強い．検査はスクリーニング検査で STAD，失語症検査に SLTA，その他の神経心理学的検査としてレーヴン色彩マトリックス検査（RCPM），ベントン視覚記銘検査（BVRT）を行った．

（5）医療ソーシャルワーカー（MSW）

家族は，病態やリハビリテーションの必要性について理解しており協力的である．高齢で独居であるため，本人，家族ともにリハビリテーション目的の転院や施設入所を検討している．リハビリテーションの評価次第で転院調整を開始する．

3）作業療法評価

（1）神経心理学的検査

STAD，SLTA，RCPM，BVRT の結果を表1，図1～3に示す．

（2）ADL 場面の評価

●**食事**：右手で箸を使用し，左手で茶碗などの器を把持して食事ができる．

表1 検査結果

STAD	言語検査2/16点（名前発話，物品呼称「ペン」は正答．指示理解，復唱，名前書字，書き取りは誤答） 構音検査7/7点（構音器官の運動は口頭指示では不可だが模倣で実施可能） 非言語検査4/6点（手指構成模倣は正確．見当識の一部，図形模写の立方体が誤り；図1参照）
SLTA	図2，3参照
RCPM	26/36点（セットA 11/12点，セットA_B 8/12点，セットB 7/12点）
BVRT	正確数7/10

STAD：言語障害スクリーニングテスト，SLTA：標準失語症検査，RCPM：レーヴン色彩マトリックス検査，BVRT：ベントン視覚記銘検査．

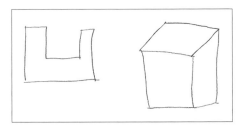

図1 STAD（図形模写）
立方体は歪んでいる．

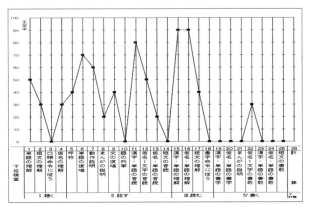

図2 SLTAプロフィール

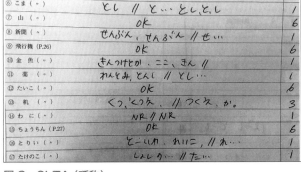

図3 SLTA（呼称）

表2 ICF（国際生活機能分類）を用いた課題の抽出

	マイナス面	プラス面
心身機能・身体構造		
活動		
参加		
環境因子		
個人因子		

- 整容：物品をセッティングして促せば，歯磨きや洗顔ができる．
- 更衣：病衣を用意すれば着替えられるが，点滴ルートに配慮できないため見守りが必要である．
- 排泄：病棟内トイレまで誘導すればトイレ内動作は問題なく行えるが，移動時に点滴の支柱台を忘れることがあるため，見守りや促しが必要である．
- 入浴：未評価．
- その他：ADL自体はスムーズだが，病棟の規則や周りの環境の危険についての認識が不良であるため，動作全般に見守りが必要である．翌日の検査予定などは覚えている．

4）実習課題

1. 作業療法評価計画を立案する．

①左側頭葉〜後頭葉外側が病巣であることから予測される症状を考えなさい．

②作業療法評価計画を立案しなさい．

2. 神経心理学的検査の結果（表1，図1〜3）を解釈する．

3. ここまでの情報をふまえて，「統合と解釈」を記述し，表2を完成させる．

LECTURE
8

96

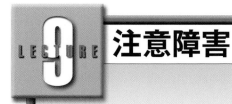

注意障害

到達目標

- 全般性注意の分類とその機能を理解する.
- 注意障害によって起こる症状を理解する.
- 注意障害の評価と介入方法を理解する.
- 標準注意検査法(CAT)を理解し,実施する(実習).

この講義を理解するために

「○○に注意する」「注意力が落ちた」など,注意という用語は誰でも一般的に使っています.「○○に注意する」は,○○をずっと見ておくこと,または他のことをしていても意識しておくことといえます.「注意力が落ちた」は,集中力が持続しない,見落としが増えた,適切に反応できなかったなどの意味が考えられます.このように,注意にはさまざまな意味や機能があります.人は生活のなかで注意をはたらかせることで失敗がなく効率のよい行動が行えます.そして,注意の機能は認知機能とも密接な関係をもっているため,脳全体の機能を理解することが重要です.加えて,記憶障害や注意障害が主症状として現れる認知症について理解すると,注意の機能がイメージしやすくなります.

注意障害を学ぶにあたり,以下の項目を学習しておきましょう.

□ 右大脳半球と左大脳半球の機能について学習しておく.
□ 前頭葉の機能について学習しておく.
□ 認知症の種類について学習しておく.

講義を終えて確認すること

□ 注意障害の分類(全般性注意障害と方向性注意障害)について説明できる.
□ 認知症の種類ごとに障害される注意の特徴が説明できる.
□ 注意障害を評価する神経心理学的検査の内容を理解し実施できる.
□ 注意障害による生活への影響と介入方法が理解できた.
□ 注意障害を評価する質問紙の種類と特徴が理解できた.
□ 注意障害に対する直接的な訓練方法を理解し実施できる.
□ 注意障害に対する自己攻略法を理解し説明できる.

LECTURE
9

注意障害
(attention disturbance)

1. 総論：注意障害

1）臨床での注意とは

一般的に使われる「注意」とは，ある物に対し気をつけることである．では，高次脳機能における注意とは，どのようなことをいうのだろうか？　人は多くの刺激のなかで活動しているが，刺激すべてを処理することは不可能である．そこで，どの刺激が最も重要かを選択し対応している．言い換えれば，個体にとっての必要性，過去の体験，外的環境からの要求などによって，適切な刺激を選択し対応している．継時的に変化する刺激に応じて，意識の焦点を合理的かつ柔軟に移動する機能が注意の機能である[1]．高次脳機能障害には，失認症や記憶障害などのさまざまな認知障害があるが，注意は高次脳機能の土台的な役割をもつといわれ，注意が適切かつ効率的に機能することにより他の認知機能が円滑に機能し，日常生活や社会生活を問題なく送ることができるようになる．

2）注意に関係する脳部位

注意障害を引き起こす主な脳部位として，前頭葉の関与がある．選択性注意障害や注意による制御機能においては前頭葉や視床などが，空間性注意障害には右大脳半球の機能が強く関与している．また，注意に関与する脳内ネットワークとして，帯状回，楔前部が中心的な部位であるデフォルトモードネットワークが指摘されている．

3）注意の分類と注意障害

注意は機能によって細かく分類されているが，大きな分類として，全般性注意と方向性注意がある．「ぼんやりしている」「落ち着きがない」「注意力が長続きしない」など，生活場面でよくみられるのが全般性注意障害である．方向性注意障害には，半側空間無視がある．

（1）全般性注意

全般性注意 (general attention)
焦点性注意 (foucused attention)
選択性注意 (selective attention)
持続性注意 (sustained attention)
転換性注意 (alternating attention)
分配性注意 (divided attention)

臨床的知見に基づいて，焦点性注意または選択性注意，持続性注意，転換性注意（転動性注意），分配性注意（配分性注意）に分類されている[2]．全般性注意を論じる場合は，意識レベルまたは覚醒度が問題となる．特に急性期で意識障害から覚醒した直後は，安易に注意障害と判断してはいけない．

覚えよう！
注意の分類と内容をしっかり押さえておこう．

a. 覚醒度の障害

脳損傷後の急性期から亜急性期にかけて，意識障害から覚醒した後に現れる．急性錯乱状態または通過症候群とよばれる．急性錯乱状態の時期は傾眠傾向が強く，日中ぼんやりし，夜に覚醒することが多い．精神運動活動が亢進または低下するため，興奮や多動，または感情鈍麻を示すことがある．この時期には幻覚や妄想もみられることもある．

急性錯乱状態
(acute confusional state)
通過症候群
(transit syndrome)

b. 臨床的知見による分類（機能分類）

●**焦点性注意または選択性注意**：注意は範囲や情報を調整する必要がある．焦点性注意は特定の視覚的，聴覚的刺激などに反応し，ある一つの対象に注意を集中することである．選択性注意は多くの刺激のなかから，必要な一つの刺激を選択し焦点をあてることをいう．正常に機能していれば，騒音などがある場所でも会話ができ，必要な課題に集中することができるが，障害されると行動の一貫性が容易に損なわれる．

●**持続性注意**：注意をそらすような妨害刺激がない状況下で，一定の時間，課題に集中できることをいう．課題の時間が長くなるにつれて低下しやすい傾向にある．

● 転換性注意（転動性注意）：活動中に必要に応じて注意を中断させ，より必要な情報に注意を向けることをいう．これにより，活動中に他のことに対応ししももとの活動に戻ることができる（料理中に電話が鳴り，電話の応対後に料理の続きに戻るなど）．

● 分配性注意（配分性注意）：2つ以上の刺激に対して同時に注意を向けることである（料理をしながら電話のスピーカー機能を使って会話をするなど）．最も障害されやすく，軽症の注意障害にもみられやすい．

c. 注意による制御機能

目的志向的な行動を制御する機能である．注意による行動の制御には，前頭前野がきわめて需要な役割を果たすことが示唆されている．行動制御モデルとして，注意の能動的制御システム（SAS）が提唱されている[3]．この制御機能は，注意の機能の種々の特性をもち，また，重複して機能する．特に新規で不慣れな活動を行う際にはより注意の機能をはたらかせる必要がある．そして，その要素的な注意の機能を適切にはたらかせることを能動的に制御している．

(2) 方向性注意

空間内における注意を焦点化する能力が空間性注意である．そのなかで方向性を重視した注意が方向性注意である．方向性注意障害には，左右や上下を無視する症状の報告もあるが，臨床でよくみられる障害は，左側に注意が向かない左半側空間無視である．半側空間無視のメカニズムの仮説としては，左右の大脳半球はそれぞれ，対側の空間へ注意を向けており，両大脳半球の相互間の抑制によりバランスを保っている．しかし，脳に損傷を負うことでその相互間の抑制バランスが崩れ半側空間無視となって現れる．右大脳半球に損傷を負うと左大脳半球の右空間に注意を向ける機能が抑制できず，右空間への注意が過剰となり左半側空間無視といった症状が出現する．一般的に右大脳半球が空間的情報処理に強く関与しており，右大脳半球の左空間に対する方向性注意より左大脳半球の右空間に対する方向性注意のほうがより強いため，左半側空間無視の症状が強く出やすいと考えられている．

(3) その他の注意と関連する症状

a. 視覚性注意障害

視覚のごく限られた一部しかはっきりと見ることができず，周辺はよく見えていない．一度に1つの物にしか注意が向けられず，同時に複数のものに注意が向けられなくなる．バリント症候群の一つの症状である．また，視空間失認の一種で，同時失認ともいわれる．

b. 共同注意

特定の物や出来事などに対して，自己と他者が同じ対象物に注意を向け，同じ物に注意が向いていることをお互いが理解していることをいう．ジェスチャーや視線をアイコンタクトを用いて相手にシグナルを送り，相手が向けている注意を自身が見ている対象物に向けさせる誘導的共同注意，自身の注意の対象を相手の指す対象に向ける追跡的共同注意がある．これは特に発達過程で重要視される．

c. ワーキングメモリ（作動記憶，作業記憶）

情報を利用または符号化するまで保存し，その情報をいつでも利用可能な状態に保持しながら，必要なときに取り出し操作する機能である．繰り上がりのある2桁以上の暗算では，下桁からの繰り上げの数を覚えながら上の桁を計算するなど，ある情報を保持しながら他の操作をして必要なところで保持した情報を引き出すことである．ワーキングメモリがうまく機能しないと，学習面だけでなく生活や仕事などあらゆる場面で問題が生じる．買い物に行く場合，献立に必要な品物を記憶にとめておき，店

気をつけよう！
全般性注意の機能分類の考え方
全般性注意の機能分類は，それぞれ完全に分類できるものではなく，お互いが重なりあう部分もある．研究者によってその分類は異なり，1970年代にルリアは注意の機能を範囲，安定性，易動性，随意的注意と分類し，1980年代にはソールバーグが持続性注意，選択性注意，転換性注意，分配性注意と分類している．日本では2003年に加藤が覚度と持続性を含む維持機能，選択機能，コントロールや容量といった制御機能の3つの機能に分類している．

ルリア（Luria AR）
ソールバーグ（Sohlberg MM）

注意の能動的制御システム
（supervisory attentional system：SAS）
▶ Lecture 11 参照．

MEMO
空間性注意
誰かが「あそこに鳥がいる」と言うと周りの人は鳥を探し，その鳥の動きを追う．言い換えれば，カメラのズームレンズのように空間に焦点を絞り，空間内で注意を移動して特定の刺激を選択している．この空間内における注意を焦点化する能力が空間性注意である．

半側空間無視
▶ Lecture 3 参照．

バリント（Bálint）症候群
▶ Lecture 4 参照．

ワーキングメモリ（作動記憶，作業記憶）
▶ Lecture 10 参照．

LECTURE
9

内の他の品物も見ながら歩くが，必要な品物のコーナに近づいても献立を思い出すことができなければ買い忘れてしまう．また，家族の会話の途中で仕事の電話に出て，再び家族の会話に参加する場合，電話中も家族との会話の内容を保持（記憶）しておかなければ，電話を切ってから会話の続きに戻れない．妨害刺激があっても情報を保持する機能がワーキングメモリである．

d. ペーシング障害

行動を適切な速度に制御できない障害である．動作が性急でせっかち，不用心で短絡的で危なっかしく，ゆっくり行うように提示しても速度の調整が難しい．ペーシング障害の病巣は主に前頭葉で，注意の機能とも密接に関係しているとされている．ペーシング障害がある場合，注意の機能も低下していることが多く，注意の一つの特殊型ととらえられている．

4）疾患でみられる注意障害

注意障害は，高次脳機能障害以外にも，変性疾患や発達障害など多種多様な疾患においてみられる．認知機能が年齢とともに発達し，加齢とともに低下するように，注意の機能も同様に加齢ともに低下する．

（1）認知症

認知症でよくみとめられる症状として，同時に2つのことを覚えられないやできない，ドアの閉め忘れなどのし忘れやうっかりミスが多くなるなどがある．保続などの症状をみとめることもある．日常生活場面と検査場面で症状が乖離することも多い．認知症の種類によっても，注意障害の現れ方に多少違いがある．

a. アルツハイマー型認知症

記憶障害，遂行機能障害，視空間認知障害，注意障害をみとめる．選択性注意や分配性注意は，初期から障害されやすい．し忘れは，他へ注意が転動してしまうことや持続性注意や分配性注意障害などが予測される．これらの注意障害は，IADL（手段的ADL）の低下にも影響する．

b. レビー小体型認知症

アルツハイマー型認知症と比較して，注意のあらゆる側面が障害されやすく，選択性注意や分配性注意がより強く低下する．特に，見落としなどとして視覚性の課題で現れやすい．持続性注意障害は比較的軽い．

c. 前頭側頭葉変性症

脱抑制が主症状である．注意障害では，抑制がきかず他の刺激に反応してしまう転換性注意障害が目立つ．注意の維持も困難になり，作業が持続できなくなる．一方，常同行動を示すこともある．アルツハイマー型認知症と比較して，注意障害，脱抑制，心的状態の転換が目立つ．

（2）注意欠如・多動性障害（ADHD）

発達障害の一つであるが，成人のADHDの特徴としては，多動性，衝動性，持続性注意や転換性注意などの障害があげられる．また，自身の興味があることに集中しすぎる過注意の症状を示すこともある．過注意はアスペルガー症候群や自閉スペクトラム症にもみられる．

2. 臨床評価

1）神経心理学的検査

注意に関しては，簡易的な検査用紙が複数ある．2006年に日本高次脳機能障害学会が，注意の諸側面を考慮して標準注意検査法（CAT）を考案した．

MEMO
一般的に70歳から非言語性処理速度，注意などは低下する．

MEMO
し忘れ
行為を最後までやり遂げていない（ガスの止め忘れなど）不注意による行動や，物忘れなどの失念がある．不注意は注意の機能が強く関与し，失念は展望記憶の障害が関与する．

アルツハイマー（Alzheimer）型認知症

IADL（instrumental activities of daily living；手段的ADL）

レビー（Lewy）小体型認知症

MEMO
常同行動
同じ行為，言語，姿勢などを反復または持続すること．

注意欠如・多動性障害（attention-deficit/hyperactivity disorder：ADHD）
アスペルガー（Asperger）症候群

（1）一般的な注意検査

a. かなひろいテスト

平仮名で書かれた短い文章を,「あ, い, う, え, お」の文字に印を付けながら, 同時に文章の意味を読み取るテストである. 分配性注意やワーキングメモリが評価できる（**図1**）.

b. Trail Making Test (TMT)

TMT Part A（TMT-A）は, 1～25 の数字がランダムに記載された検査用紙を用いて, 数字を1から順番につなげる. TMT Part B（TMT-B）は, ランダムに数字と平仮名が記された検査用紙を用いて, 数字, 平仮名の順番で, かつ数字は小さいもの順に平仮名は五十音順「1-あ-2-い」につなげる. 両検査とも所要時間が採点基準となる. 持続性注意が測定でき, TMT-A と TMT-B の所要時間の差が大きいとワーキングメモリの低下が疑われる.

c. 標準注意検査法 (CAT)[4]

数唱と視覚性スパンは, 短期記憶が検査できる. その他, 視覚性抹消課題, 聴覚性検出課題, SDMT, 記憶更新検査, PASAT, 上中下検査, CPT の9つの下位検査から成る.

（2）覚醒度の障害がある人や認知症が進行した人に適応する検査

急性錯乱状態の人や作話がみられるなど認知症が進行した人には, 前述の一般的な検査を実施することが難しい場合が多く, 症状も日々変化するため短時間で行える検査を用いる. 見当識や数唱などで確認する場合もあり, MMSE や改訂長谷川式簡易知能評価スケール（HDS-R）を用いて, スクリーニング試験として状態を把握する.

a. MMSE (Mini-Mental State Examination)

時間の見当識, 場所の見当識, 3単語の即時想起と遅延再生, 計算, 物品呼称, 文の復唱, 3段階の口頭指示, 書字指示, 自発書字, 図形模写の11項目で構成され, 30点満点で評価される. 所要時間は5～10分程度である.

b. 改訂長谷川式簡易知能評価スケール (HDS-R)

年齢, 日時と場所の見当識, 3つの言葉の記銘と遅延再生, 計算問題, 数字の逆唱, 5つの物品記銘, 言葉の流暢性の9項目から成り, 30点満点で評価される. 所要時間は5～10分程度である.

気をつけよう！

Trail Makin Test 日本版 (TMT-J)
市販されている検査用紙で, 年齢別の平均時間なども記載されている. 用紙の向きやサイズが時間に強く影響を与えるため, 正式な検査用紙を使うことを推奨する.

標準注意検査法
（Clinical Assessment for Attention：CAT）
▶実習・表1参照.

SDMT（Symbol Digit Modalities Test）
PASAT（Paced Auditory Serial Addition Test）
CPT（Continuous Performance Test）

LECTURE 9

改訂長谷川式簡易知能評価スケール（Hasegawa's Dementia Scale-Revised：HDS-R）

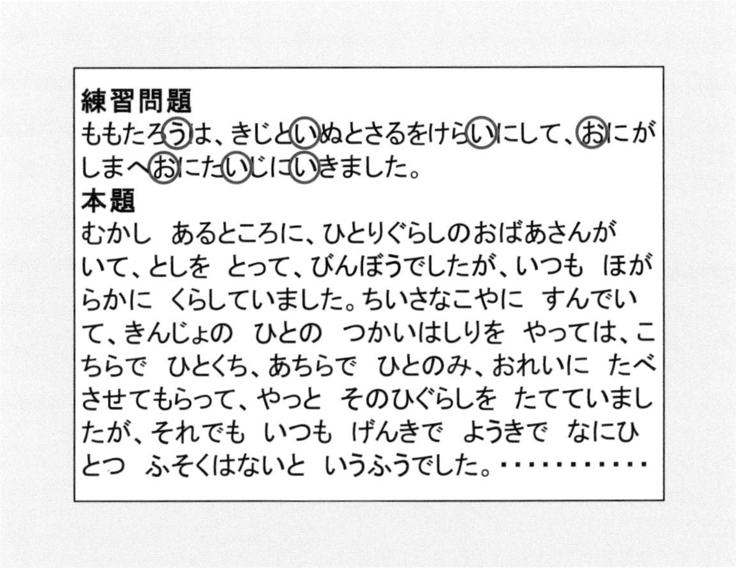

練習問題
ももたろうは、きじといぬとさるをけらいにして、おにが
しまへおにたいじにいきました。
本題
むかし　あるところに、ひとりぐらしのおばあさんが
いて、としを　とって、びんぼうでしたが、いつも　ほが
らかに　くらしていました。ちいさなこやに　すんでい
て、きんじょの　ひとの　つかいはしりを　やっては、こ
ちらで　ひとくち、あちらで　ひとのみ、おれいに　たべ
させてもらって、やっと　そのひぐらしを　たてていまし
たが、それでも　いつも　げんきで　ようきで　なにひ
とつ　ふそくはないと　いうふうでした。・・・・・・・・・・

図1　かなひろいテストの一部

気をつけよう!

注意障害や認知症を呈している対象者は，リハビリテーション場面と自宅での様子に乖離があることも多い．そのため，リハビリテーション場面だけで判断せずに日々の様子を知っている家族からも情報を得ることが大切である．

気をつけよう!

睡眠不足や薬の副作用では，注意力の低下を引き起こすこともある．

MEMO

CAT の検査に標準意欲評価法（CAS：Clinical Assessment for Spontaneity）が含まれている．CAS の面接による意欲評価スケールには，注意障害が意欲検査にどの程度影響しているかの参照項目として，持続性注意や転換性注意の評価も含まれている．

調べてみよう

脳外傷患者を対象に開発された注意障害を評価する質問紙である MARS（Moss Attention Rating Scale）について調べてみよう．

LECTURE
9

2) 生活場面の評価

　注意障害の症状として，一般的によくみられる症状をいくつか列挙する．以下の症状は，脳損傷による高次脳機能障害以外にも認知症や ADHD などの疾患でもみられる．

- 全般的に集中せず，落ち着きがない．
- 仕事や家事などでミスが多く，効率が上がらない．
- 何かをやっていてもすぐ中断し，長続きしない．
- 周囲の声や他者の動きに注意がそれやすい．
- 何度も同じことを繰り返し，何度も同じ内容のことを言う．
- 複数のことができない，また行うと失敗が多い．
- もの忘れやし忘れが多い．
- ぼんやりして，行動が遅い．
- 周囲の状況に応じてうまく対応できない，考えを柔軟に変えられない．

表1　RSAB（Rating Scale of Attentional Behaviour）

1. 眠そうで，活力（エネルギー）に欠けて見える
2. すぐに疲れる
3. 動作がのろい
4. 言葉での反応が遅い
5. 頭脳的ないしは心理的な作業（例えば，計算など）が遅い
6. 言われないと何事も続けられない
7. 長時間（約15秒間以上）宙をじっと見つめている
8. 一つのことに注意を集中するのが困難である
9. すぐに注意散漫になる
10. 一度に2つ以上のことに注意を向けることができない
11. 注意をうまく向けられないために，間違いをおかす
12. 何かする際に細かいことが抜けてしまう（誤る）
13. 落ち着きがない
14. 一つのことに長く（5分以上）集中して取り組めない

評価方法
- 各項目を点数化する：0点（まったくみられない），1点（ごくたまにみられる），2点（時々みられる），3点（ほとんどいつもみられる），4点（常にみられる）
- 合計点は0〜56点となり，56点が最重症
- Van Zomeren らの注意モデルに該当する項目：
　覚度に関する項目：1，6，7，選択性注意に関する項目：3〜5，8〜12，持続性注意に関する項目：2，13，14

（豊倉 穣：やさしい高次脳機能障害用語事典．ぱーそん書房；2018．p.429-34[5]）

表2　BAAD（Behavioral Assessment of Attentional Disturbance）

1. 活気がなく，ボーっとしている
2. 訓練（動作）中，じっとしていられない，多動で落ち着きがない
3. 訓練（動作）に集中できず，容易に他のものに注意がそれる
4. 動作のスピードが遅い
5. 同じことを2回以上指摘されたり，同じ誤りを2回以上することがある
6. 動作の安全性への配慮が不足，安全確保ができていないのに動作を開始する

評価法
- 問題行動の出現頻度を4段階で重みづけする：0点（まったくみられない），1点（時にみられる：観察される頻度としては1/2未満，観察されないほうが多い），2点（しばしばみられる：観察される頻度としては1/2以上，観察されるほうが多い），3点（いつもみられる：毎日・毎回みられる）
- 合計点は0〜18点となり，18点が最重症

評価するうえでの注意
- 原則として作業療法実施中の状況を作業療法士が評価する
- 1週間程度の期間をかけ，繰り返し観察したうえで評価する．それが困難な場合も1回の訓練のみで採点せず，複数回の訓練場面を観察して評価する

（豊倉 穣ほか：リハビリテーション医学 2009；46〈5〉：306-11[6]）

3) 質問紙を用いた注意障害の評価

注意障害は健常者でもみられる症状のため，どこからが障害なのか境界線を引くのは難しい．また，注意障害は対象者自身が十分把握できていないことが多いため，家族や周囲の人に確認する．面接では，日常生活や社会生活の具体的なことを質問すると問題が表面化することも多い．家族からの情報や面接で得た内容から，注意の問題がいつ，どこで，どのように起こるかを把握することも重要である．

日常行動の観察によって注意障害を評価するスケールもある．日本人での信頼性や妥当性が検証されている代表的な評価用紙を紹介する．RSAB（**表1**）[5]は，作業療法士が日常生活やリハビリテーション場面を観察して評価する．MARSは，脳外傷者に対する評価用紙で，医療スタッフが2日間観察して評価する．BAAD（**表2**）[6]は，原則として，1週間リハビリテーション場面を観察して作業療法士が評価するのがよいとされているが，評価項目が少なく，判定がわかりやすいため，家族が評価することも可能である．

RSAB（Rating Scale of Attentional Behaviour）

BAAD（Behavioral Assessment of Attentional Disturbance）

3. 介入方法

注意障害自体を改善させることを目的とし，障害レベルに応じて注意を要する課題を与える直接的訓練と，本人が適応可能な方略を学習する方法がある．

1) 直接的訓練

代表的なものとして，注意プロセス訓練（APT）[5,7]と軽症者用のAPT-2がある．持続性注意，選択性注意，転換性注意，分配性注意の4つのモデルに基づき，「易から難」に課題が階層化されている．APTの一部を**表3**，**図2**，**3**に示す．難易度がつけられている課題もあり，基本的にはやさしいものから開始し，反復して訓練する．

注意プロセス訓練（attention process training：APT）

2) 方略と環境調整

(1) 自己教示法，メタ認知（自己内省）訓練

対象者が課題に注意を集中することを助ける方法の一つに自己教示法がある．指向手続きは，対象者が一定の時間に自分自身に指向的問いかけをするという方法であ

メタ認知（meta-cognition；自己内省）
▶ Lecture 11 参照.

LECTURE
9

表3　注意プロセス訓練（APT）

持続性注意	● ランダムに数字などが表記された表から，標的の図形を抹消する ● テープ録音された単語列を聞きながら標的の単語に反応する ● 100から決まった数字を加算や減算を行う（**図2**）
選択性注意	● 細かな線などの視覚的ノイズの描かれた透明なシートを被せて図形の抹消課題を行う ● 細かな線などの視覚的ノイズの描かれた透明なシートを被せて数字の抹消課題を行う ● 会話などの雑音と，テープ録音された単語列を同時に流しながら標的の単語に反応する
転換性注意	※転換性注意の課題は，15秒ごとに施行内容や標的を変える ● 図形の抹消課題の標的を2つの図形にする ● 数字の抹消課題の標的を2つの図形にする ● 偶数あるいは奇数を消す ● 2つの数字のペアの加算や減算を行う（**図3**） ●「上」「中」「下」の文字が3段階の高さでランダムに書かれており，文字ではなく書かれた位置を言う
分配性注意	● 視覚性抹消課題と音声による抹消課題を同時に行う ● 決まった数字のカードを裏返しながら，トランプをマークごとに分類する

Serial 1s
100 99 98 97 96 95 94 93 92 91 90 89 88 87 86 85 84 83 82 81 80 79 78 77 76 ……

Serial 3s
95 92 89 86 83 80 77 74 71 68 65 62 59 56 53 50 47 44 41 38 35 32 29 26 ……

図2　暗算課題（serial number）の一部

訓練用紙			→	訓練の記載				
2	1	=		2	+	1	=	3
6	2	=		6	+	2	=	8
4	3	=		4	+	3	=	7
7	1	=		7	+	1	=	8
5	1	=		5	+	1	=	6
5	4	=		5	+	4	=	9
8	8	=	15秒後に変更	8	−	8	=	0
5	2	=		5	−	2	=	3

図3　加算と減算の変換課題（addition subtraction flexibility）の一部

る．例えば，一定のアラームが鳴るたびに「今，何をしている？」「この前，何をしていた？」「この後は何をする？」と自身に問いかける．問いかける内容については，対象者の生活スタイルによって工夫が必要であるが，これがスムーズにできるようになると注意障害に意識を向けるエネルギーが減り，より課題に集中できる．

(2) ペースの調整

疲労は集中力の持続に影響を与えるため，個々の能力に応じて，一定の間隔で休憩を入れる．また，午後より午前のほうが調子が良い場合は，重要なことは午前に行い，午後は軽い活動にするなど生活リズムを調整する．情報処理が遅く時間がかかる場合は，時間を多めにとる．

(3) 環境調整

● **覚醒度を上げる工夫**：座位や立位で作業する，体を動かしたり歩いたりする機会を設ける，窓がある明るい部屋で作業する．

● **集中しやすい環境調整**：注意がそれるような環境を避ける，多くの情報や刺激など妨害となる刺激を減らす（テレビや車の音など騒音を少なくするために耳栓を付ける，個室などの静かで刺激の少ない場所で作業するなど）．

● **分配性注意障害への対応**：騒がしい環境や仕事中に話しかけられるとミスが多くなる場合は，注意をそらす刺激をなくすように環境調整するか，「しばらく話しかけないでください」とサインを掲げるなどの工夫をする．買い物は人が多い店や混雑する時間帯を避ける．仕事では2つのことを同時にしなくてよい内容とする．

● **し忘れや物をなくす場合**：カレンダーやリマインダー機能，タイマーなどを用いてし忘れを防ぐ，物の置き場所を決める，持ち物は最小限にする．

3) 訓練のポイント

● 訓練は，急性期を脱した後の対象者や障害が比較的軽度の人に効果が出やすい．

● 直接的訓練とメタ認知訓練を併せて行うと効果的である．

● 週1回以上実施する．

● 直接的訓練の効果は，課題特異的である．

● 注意障害が重度な場合は，静かな環境でマンツーマンで行う訓練から始め，少しずつ刺激や課題の難易度を増していく．仕事や社会に復帰する場合には，集団内でのトレーニングに移行する．

■ **引用文献**

1) 石合純夫：高次神経機能障害．新興医学出版社；1997．p.201-4.
2) Sohlberg MM, Mateer CA：Theory and remediation of attention disorders. In：Introduction to Cognitive Rehabilitation. Guilford Press；1989. p.110-35.
3) Shallice T：Specific impairments of planning. Philos Trans R Soc Lond B Biol Sci 1982；298 (1089)：199-209.
4) 日本高次脳機能障害学会編：標準注意検査法・標準意欲評価法．新興医学出版社；2006.
5) 豊倉 穣：注意障害の評価スケール．種村 純編：やさしい高次脳機能障害用語事典．ぱーそん書房；2018．p.429-34.
6) 豊倉 穣，菅原 敬ほか：家族が家庭で行った注意障害の行動観察評価—BAAD (Behavioral Assessment of Attentiol Disturbance) の有用性に関する検討．リハビリテーション医学 2009；46 (5)：306-11.
7) Sohlberg MM, Mateer CA：Effectiveness of an attention-training program. J Clin Exp Neurosychol 1987；9 (2)：117-30.

■ **参考文献**

1) 山口晴保：注意障害と認知症．認知症ケア研究誌 2019；3：45-57.
2) 内山由美子：注意障害の臨床—Attention, please! 神経心理学 2018；34 (2)：155-62.

実習

標準注意検査法（CAT）の実施

1）実習目的

高次脳機能障害では，注意障害や記憶障害を合併している割合が多く，注意検査を実施する機会も多い．検査によって測定できる注意の機能は異なり，適切な検査を選定することが重要である．CATの下位検査を実施し，どのような注意の機能を測定できるかを学ぶ．また，本検査を受けることで患者の疲労の度合いも知っておく．

2）実習方法

検査者と患者役に分かれて実施する．検査者と患者役の両方を経験するとよい．CATの検査バッテリーを使用し，検査方法や教示の詳細は検査マニュアル[1]を確認する．静かな環境と騒音がある環境で経験すると，集中力の差を実感できる．準備する物品は，筆記用具，ストップウォッチ，CDプレイヤー，パソコン．

3）考察

CATのバッテリーには9つの下位検査がある（**表1**）．下位検査ごとに考察を進める．

（1）数唱，視覚性スパン

短期記憶または即時記憶が測定でき，両検査とも提示された順番に再生する課題（forward）と提示されたものを逆の順番に再生する課題（backward）がある．backwardは数字の系列を記憶しながら，数列を逆に操作する必要がありワーキングメモリの機能が必要となる．そのため，forwardと比較してbackwardが著しく低下している場合は，ワーキングメモリの低下を疑う．

（2）視覚性抹消課題

選択性注意が測定できる．この検査と類似するものが半側空間無視を評価する行動性無視検査（BIT）に含まれている．半側空間無視や視覚の問題を呈している場合は成績が低下する可能性が高い．しかし，左側の消し忘れが多い場合は半側空間無視として方向性注意障害の可能性が高く，全般性注意障害の解釈は慎重に行う．採点では，正答率と的中率以外にfalse negativeとfalse positiveの数を記載する．

📖 **調べてみよう**

CATは他の神経心理学的検査とも重複する課題が含まれている．ウェクスラー成人知能検査IV（WAIS-IV），ウェクスラー記憶検査改訂版（WMS-R），BITなどの神経心理学的検査にどのような検査が含まれているかも確認してみよう．

行動性無視検査（Behavioural Inattention Test：BIT）
▶ Lecture 3 参照．

⚡ **気をつけよう！**

注意検査は，周囲の雑音や環境によって集中力が左右されやすい検査である．環境を整えてから検査を行う．

💡 **ここがポイント！**

視覚性スパンは検査者の注意力が特に必要な課題である．しっかりトレーニングを積んで対象者の検査に臨もう．

📝 **MEMO**

● false negative（誤否定）
ターゲットに反応しなかった誤り．
● false positive（誤肯定）
ターゲット以外の刺激に反応した誤り．

LECTURE 9

表1 標準注意検査法（CAT）の下位検査

下位検査	検査内容
数唱（Digit Span）	順唱（forward）：読み上げられた数系列を復唱する 逆唱（backward）：読み上げられた数系列を逆唱する
視覚性スパン（Tapping Span）	順（forward）：ランダムに描かれた正方形を検査者が指差した順番どおりに指す 逆（backward）：ランダムに描かれた正方形を検査者が指差した順番の終わりから逆に指す
視覚性抹消課題（Visual Cancellation Task）	マーク，記号，数字，仮名の描かれた用紙からターゲットの刺激だけを消していく
聴覚性検出課題（Auditory Detection Task）	数種類の語音がCDプレイヤーから流れ，ターゲットの語音が出てきたら机を叩くなど反応する
SDMT（Symbol Digit Modalities Test）	記号と数字の対応表をもとに，記号に対応する数字を記入する
記憶更新検査（Memory Updating Test）	読み上げられた数系列のうち，末尾3つまたは4つを数唱する
PASAT（Paced Auditory Serial Addition Test）	連続して読み上げられる数字の前後を加算する
上中下検査（Position Stroop Test）	上段，中段，下段に配置された「上」「中」「下」という漢字の位置を口頭で読み上げる
CPT（Continuous Performance Test）	パソコン画面に，ターゲットである⑦が表示されたらキーを押す SRT課題は，⑦だけがランダムに呈示される X課題は，①〜⑨がランダムに表示される AX課題は，①〜⑨までの数字がランダムに表示され，③の直後に⑦が表示されたらキーを押す

ここがポイント！

視覚性抹消課題は，左側または右側など見落としの場所が偏っていたら方向性注意障害，用紙全体または後半に見落としや間違いが多ければ全般性注意障害の可能性が高い.

MEMO

数唱課題の backward の低下は，聴覚言語性ワーキングメモリの低下と考えられる. 視覚性スパンの backward の低下は，視空間性ワーキングメモリの低下と考えられる.

聴覚言語性ワーキングメモリは左大脳半球，視空間性ワーキングメモリは右大脳半球の損傷で低下を示すことが多い.

MEMO

ストループテスト (Stroop test) などで必要とされる抑制処理は，帯状回前部が関与しているとする報告が多い.

LECTURE 9

(3) 聴覚性検出課題

CD プレーヤーから流れる「ト，ド，ポ，コ」の音を聞き分けて，「ト」の音のみに反応する課題のため，それぞれの音が聞き分けられるかを確認する必要がある. 聴覚障害があれば検査はできない. 一定の速度で音が流れ，その速度に対応し一定の時間適応する必要がある. 持続性注意や選択性注意が測定される. 採点では，正答率と的中率以外に false negative と false positive の数を記載する.

(4) SDMT (Symbol Digit Modalities Test)

記号に対応した数字を書き込む課題で，処理速度も測定できるが，利き手の機能に障害があれば得点が低くなるため，筆記に問題がないか確認する.

(5) 記憶更新検査

読み上げられた数系列の末尾 3 桁を記憶する 3 スパンと末尾 4 桁を記憶する 4 スパンがある. 数唱の forward 課題で 3 桁ないし 4 桁を記憶することができなければ，この検査の施行は難しい. 数字を覚える短期記憶だけでなく，不要な数字を記憶から削除したり，記憶した数系列の末尾 3 桁または 4 桁だけを取り出さなければならない. 分配性注意，転換性注意，注意の制御機能，ワーキングメモリが必要となる.

(6) PASAT (Paced Auditory Serial Addition Test)

この課題も聴覚性検出課題と同様に CD プレーヤーから流れる数字に一定の速度で反応しなければならないため，聴覚障害の有無を確認する. 加えて，1 桁の加法暗算ができなければならない. 数字の読み上げ速度が 2 秒と 1 秒の 2 種類ある. この検査自体の難易度は高いが，1 秒用は特に難易度が高い. 情報処理能力とその速度が求められる. 分配性注意，転換性注意 注意の制御機能，ワーキングメモリが必要となる.

(7) 上中下検査

この課題は文字を読むことを抑制する必要があり，ステレオタイプの反応を抑制する課題である. 同時に選択性注意，分配性注意，転換性注意，注意の制御機能，ワーキングメモリが必要となる.

(8) CPT (Continuous Performance Test)

パソコンを用いて長時間の検査になる. 主に持続性注意が評価されるが，選択性注意，分配性注意，ワーキングメモリが必要となる.

■引用文献

1) 日本高次脳機能障害学会編：標準注意検査法・標準意欲評価法. 新興医学出版社；2006.

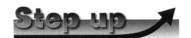

応用実習：脳損傷者の注意障害について ICF モデルに基づいた統合と解釈を行う

以下の症例について，理解を深めるため，**実習課題1～3**を設けている．それぞれの課題に対して，各自考察し，ICF（国際生活機能分類）モデルに基づいた統合と解釈を行う．なお，模範解答は**巻末資料**に記載している．

1）症例の概要

42歳，女性．専業主婦，自転車で交通事故にあい，頭部を受傷．MRIで左前頭葉，頭頂葉損傷を確認．受傷1週間は意識なし．右片麻痺と注意障害，記憶障害が顕在化．家族構成は，夫（51歳，会社員），息子2人（小学生，中学生）．住居はマンションの2階で，エレベーターがある．本人のニーズは料理や家事ができることである．

2）他部門からの情報（発症1か月後）

（1）医師

前頭葉の広範囲と頭頂葉にも損傷が及んでいる．

（2）看護師

ADLの介助は，入浴の見守りと声かけだけである．院内移動は，歩行器歩行（見守り）か車椅子で自立，表示を見たり人に聞いたりして迷子になることはない．洗濯は自身で行っているが，洗濯場所から離れると取りに戻ることを忘れる．

（3）理学療法士

歩行練習中に，周囲を見ないで行動するため危険なことがある．最終目標は独歩．

（4）言語聴覚士

失語はないが，話が飛躍することがある．リハビリテーションで集中力の低下をみとめる．

3）作業療法評価

（1）神経心理学的検査

TMT，かなひろいテスト，CAT，WAIS-Ⅳ，WMS-Rの結果を表1に示す．

（2）身体機能評価

● SIAS（Stroke Impairment Assessment Set）

・運動機能：上肢近位4，上肢遠位3，下肢近位（股）4，下肢近位（膝）4，下肢遠位3．

・筋緊張：上肢筋緊張2，下肢筋緊張2，上肢腱反射2，下肢腱反射2．

・感覚：上肢触覚3，下肢触覚3，上肢位置覚3，下肢位置覚3．

・関節可動域，疼痛：上肢関節可動域3，下肢関節可動域2，疼痛3．

表1 神経心理学的検査の結果

TMT	TMT-A 220秒，TMT-B 時間内に完了せず
かなひろいテスト	15個．文章に文句を言いながら行うなど集中できない
CAT	一部実施
数唱	順唱3，逆唱2
視覚性スパン	順5，逆2
視覚性抹消課題	数字3（193秒，正答率97，的中率100），仮名か（327秒，正答率91，的中率100）
記憶更新検査	3スパン（正答率33％），4スパン（正答率33％）
PASAT	2秒（正答率16.6），1秒（正答率8.3）
上中下検査	308秒，達成率98％
WAIS-Ⅳ	全検査IQ 62 言語理解（VC）76，知覚統合（PO）75，ワーキングメモリ（WM）54，処理速度（PS）50
WMS-R	言語性記憶117，視覚性記憶60，注意/集中力SO，遅延再生81

TMT：Trail Making Test，CAT：標準注意検査法，WAIS-Ⅳ：ウェクスラー成人知能検査Ⅳ，WMS-R：ウェクスラー記憶検査改訂版，SO：scale out.

表2 ICF（国際生活機能分類）を用いた課題の抽出

	マイナス面	プラス面
心身機能・身体構造		
活動		
参加		
環境因子		
個人因子		

　・体幹機能：垂直性3，腹筋2．

　・高次脳機能：視空間認知3，言語3．

　・健側機能：握力2，健側大腿四頭筋力3．

　※一部，理学療法士からの情報提供あり．

● 右上肢：ブルンストロームステージ（Brunnstrom recovery stage）Ⅵ（各関節の分離運動），STEFF（簡易上肢機能検査）右71点，左94点，左手（利き手交換）．

(3) ADL 場面の評価

● 箸操作やボタン，書字など細かい作業は時間がかかる．

● リハビリテーションの自主トレーニングを忘れていることが多い．物をよくなくして探している．

● リハビリテーションの課題は，15分集中して取り組むことが難しい．机にある物を勝手に触ってしまう．質問中に関係のない話を急に始める．近くの人が話している会話について話し始める．些細なことで笑ったりふざけたりすることがある．

● 更衣中や部屋の片づけをしているときに話しかけると，現在行っていることをやめて話に夢中になってしまう．車から降りるときに周囲を見ないでドアを開けようとする．周囲を気にせず行動して危ないことがある．

4) 実習課題

1. 作業療法評価計画を立案する．

①左前頭葉，頭頂葉損傷から起こりうる症状を考え，その症状に対する検査項目を考えなさい．

②医学的情報や一般的情報もふまえて作業療法評価計画（高次脳機能障害について）を立案しなさい．

2. 神経心理学的検査の結果（表1）を解釈する．

3. ここまでの情報をふまえて，「統合と解釈」を記述し，表2を完成させる．

LECTURE
9

LECTURE 10 記憶障害

到達目標

- 記憶の基本的な過程を理解する.
- 記憶の分類とその機能を理解する.
- 記憶障害がもたらす症候と生活への影響について理解する.
- 記憶障害の評価と介入方法を理解する.
- ウェクスラー記憶検査改訂版（WMS-R）を理解し，実施する（実習）.

この講義を理解するために

　この講義では，臨床場面で出会うことの多い記憶障害について学習します．記憶は，意識状態や注意とともに，ヒトの認知機能の基礎となる重要な役割を担っており，他の多くの高次脳機能と強い関連があります．また，記憶の機能は複数に分類され，多くの脳領域が関与しており，脳損傷による影響を受けやすい機能でもあります.

　記憶の機能は，脳損傷をかかえた人がそれぞれの環境に再適応していく過程で必ず必要になる機能であり，毎日の生活に記憶がどのように関係しているのか，記憶に問題をかかえた場合にどのような影響があるのか，リハビリテーションにはどのように臨むべきかについて理解しましょう.

　記憶障害を学ぶにあたり，以下の項目を学習しておきましょう.

　　□ 脳の解剖学と画像の読み方を学習しておく（Lecture 2 参照）.

　　□ 記憶障害の前提となる注意障害を復習しておく（Lecture 9 参照）.

講義を終えて確認すること

LECTURE
10

　　□ 記憶の基本的な過程が説明できる.

　　□ 記憶の分類とその機能について説明できる.

　　□ 記憶障害がもたらす症候と生活への影響について説明できる.

　　□ 記憶障害の評価と介入方法が理解できた.

記憶障害（memory disorder, dysmnesia）

LECTURE **10**

MEMO
記憶が正しく機能するための前提条件：意識状態，知覚，注意
十分に覚醒し，意識がはっきりしていなければ，そのときに起こった出来事を記憶することができず，正常な知覚によって情報が正しく入力されなければ，記憶の内容は歪む．さらに，注意によって必要な情報や記憶を選択できなければ，脈絡をもった内容になりにくい．このように，正常な意識と知覚，注意を前提に，記憶が正しく機能することができる．

MEMO
脳は，記憶をどのように保存しているのか？
脳に保存された記憶を記憶痕跡というが，それは膨大な数のニューロンが結合して作り上げるネットワークにおいて，特定の神経学的な組み合わせパターンが構造化されたシステムとして保存されている．

👁 覚えよう！
記憶の三過程
記銘，把持，（検索による）再生．

意図的な想起（recollection）
既知感（feeling of familiarity）
再認（recognition）

MEMO
プライミングによる再生
いくつかの単語を読み上げた後に特定の語頭音から始まる単語を答えるように求められた場合，先行して読み上げた単語のなかの同じ語頭音から始まる単語が再生されやすい．この場合，先行刺激（単語の読み上げ）から回答に至るまでの文脈が意識的に想起されることはなく，プライミングの過程では，先行刺激が潜在的な手がかりとなる．

MRI（magnetic resonance imaging；磁気共鳴映像法）

PET（positron emission tomography）

1. 総論：記憶障害

1）記憶とは

記憶は日々の経験の積み重ねによって作り上げられ，学習したり身につけたりした内容も記憶として蓄積されていく．それ以外に，ヒトは，過去を思い出したり未来の計画を立てて実行したり，日常行為の遂行や会話の理解，課題処理の際などにも，意識的もしくは無意識的に記憶の機能をはたらかせている．

記憶はヒトの認知的活動に不可欠なものであり，自己を作り上げ，過去−現在−未来という時間的広がりをもってはたらいている．もし，記憶が正しく機能しなければ，過去を思い出したり，新しいことを覚えたりすることができないだけでなく，必要な記憶を引き出しながら考えることや，未来のために計画を立てて実行することができず，日常生活や社会生活への適応に支障が生じる．記憶が正しく機能するための前提条件として，意識状態，知覚，注意に問題がないことがあげられる．

2）記憶の過程

私たちは日々新しく記憶を作って保存し，引き出して利用している．記憶のこの一連の過程は，「記銘」「把持」「再生」とよばれる．「記銘」は，新規の情報を脳の神経学的な組み合わせパターンとして取り込む過程であり，脳が扱うことができる形へと入力情報が変換されることから「符号化」ともいわれる．次に，記銘（符号化）された入力情報を脳内でとどめておく過程が「把持」で，把持されている内容を検索して想起する過程が「再生」といわれる．この3過程は，日常生活や検査場面において，再生過程をとおしてのみ確認することができる．したがって，再生できたかできなかったか，もしくはどのような再生形式でエラーが起きたかなどをとおして，3過程のどこに問題があるかを検討する．

再生の過程は，3つの様式に分けることができる．意識的な再生は，把持している特定の記憶内容を意図的に想起することである．次に，手がかりによる再生は，プライミングといわれる形式がある．これは，先行して提示された刺激の影響を受けて想起される，非意識的な再生過程である．そして，具体的に想起することができない場合，以前に見聞きしたことについては認識できる場合もある．すでに知っていて馴染みがあるという感じを既知感といい，これをもとに自分がすでに知っているものか認識する過程を再認という．このように，再生の過程は，意図的な再生，手がかりによる再生，再認による再生に大別される．

脳領域間の組み合わせパターンで構成される記憶は，主に関与する脳領域（神経基盤）の違いから，いくつかの種類に分類されている．そして，MRIやPETなどの神経機能の画像研究の発展に伴い，これら神経基盤の詳細な解明が進んできている．

2. 記憶の分類（図1）[1]

記憶は，再生様式や意識化の程度，把持時間の長さにより分類されている．

1）陳述記憶と非陳述記憶

陳述記憶は，言葉で述べたり視覚的にイメージしたりすることによって表象化することが可能な記憶のことをいい，顕在記憶ともいわれる．陳述記憶（顕在記憶）は意識的に思考に動員することができる．一方，非陳述記憶は，陳述記憶のような表象化や意識的処理ができない記憶のことをいい，潜在記憶ともいわれる．陳述記憶（顕在記憶）にはエピソード記憶と意味記憶が，非陳述記憶（潜在記憶）には手続き記憶や

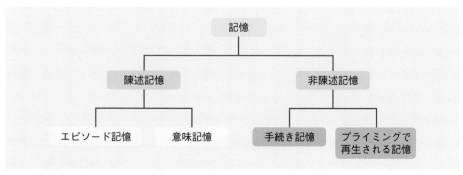

図1　記憶の分類
(Squire LR：Science 1986；232〈4758〉：1612-9[1]) をもとに作成)

プライミングで再生される記憶が分類される．

2）短期記憶（即時記憶），近時記憶，長期記憶

これらの分類に明確な境界はないが，短期記憶は10秒程度，近時記憶は数時間〜数日単位，長期記憶はおおむね数か月〜年単位の把持時間である．長期記憶はほぼ永続的なものであり，時間や容量の制限はないと考えられている．時間軸を基準にした場合，未来に起こることを扱う展望記憶，現在進行形の認知処理を扱うワーキングメモリ，過去に起こったことを扱う回想記憶という分類が可能である．

3．エピソード記憶

エピソード記憶には，いつ，どこでという時間的・空間的文脈の情報が含まれる．記憶が正常に機能している場合，ヒトは特定の出来事にまつわる記憶を意図的に検索・想起することができるが，それがいつ（頃）のものかという時間軸上の定位や，どこで起きたものかという空間的（場所）な定位をしながら，その情景を言葉で説明したりイメージ化できる．このように，エピソード記憶は意識的に想起して言葉で述べることや，視覚的なイメージ化をすることによって表象化することができるものであり，言語的・非言語的情報を含む．エピソード記憶の機能によって日々の出来事が記銘・保存され，適切なタイミングで想起されることで，過去の体験を参照しながら今おかれている状況に適切に対応することや，過去の誤りを避けるように行動を選択することができる．

エピソード記憶に含まれる「いつ」という情報には，未来も含まれる．未来に実行される予定についての記憶は展望記憶とよばれ，それ以外のエピソード記憶は過去の記憶（回想記憶）であり，区別されている．展望記憶によってヒトは未来へと向かう計画的な行動をとることができ，これは社会生活を営むうえで重要な役割をもつ．

1）エピソード記憶の障害による症状

エピソード記憶は，意味記憶や手続き記憶の成立の初期過程に関与し，ヒトの記憶において重要な役割をもつ．エピソード記憶の障害は，出来事が正しく思い出せないという形で現れるが，一部の詳細な出来事だけが思い出せない，時間的な情報が思い出せない，もしくはその出来事があったことすら思い出せないなど，さまざまな内容や程度で現れる．エピソード記憶の障害は健忘症とよばれ，記憶障害の中核をなすが，これにはさまざまな症状が含まれている．

（1）前向（性）健忘

健忘症の発症以後の新しい情報が記銘できなくなる．

（2）逆向（性）健忘

健忘症の発症以前に保存されていた記憶内容を想起できなくなる．数時間や数日間

エピソード記憶
（episodic memory）

✎ **MEMO**
表象化
なんらかの心像（イメージ）として意識化すること．

✎ **MEMO**
エピソード記憶には，個人的な出来事だけでなく社会的な出来事に関するものもある．特に個人的な出来事に関するエピソード記憶は自伝的記憶ともいわれるが，これは社会的な出来事に関する記憶に比べると情動や運動・感覚・自律神経などの情報がより多く動員される．一般に，自己の情動や体性感覚などで修飾された情報のほうが記憶痕跡がより強く刻まれ，再生されやすい．また，意識的な再生が繰り返されることで，その記憶はさらに強化される．一方，意識的に再生されなくなった記憶は次第に衰退していく．

✎ **MEMO**
展望記憶の例
スーパーに行く途中で郵便物を出す，3日後に原稿を提出するなど．

健忘症（amnesia）

LECTURE 10

のこともあれば，十数年間に及ぶこともある．発症に近い時期のほうが想起しにくい．

（3）見当識障害（失見当）

見当識には時間と場所，人物がある．エピソード記憶には「いつ」「どこで」「誰と」という文脈が含まれるが，見当識障害が起こると，記憶内容を時間的・空間的連続性のなかで定位することができず，整合性を失う．

（4）作話

現実ではない出来事を，まるで実際の出来事のように話すことをいう．互いに関連する記憶情報のセットがバラバラになった状態で再生される．自分の作話に対する病識がないことが多く，話の矛盾に気がつかないなど，自分をモニタリングする能力の低下も関与している．想起できない部分を穴埋めするようにして起こる作話と，まったく現実ではない内容を自ら流暢に（誘発刺激がなく）話す自発性作話がある．

前向健忘と逆向健忘が中核症状として重度にみられ，これに作話や見当識障害も伴う場合，コルサコフ症候群とよばれる．病識の欠如を伴うこともある．ビタミンB$_1$欠乏が病因となるウェルニッケ脳症後にこれらの症状がみられる場合，ウェルニッケ-コルサコフ症候群，さらにウェルニッケ脳症がアルコール（依存）による場合にはアルコール性コルサコフ症候群とよばれる．

2）エピソード記憶の神経基盤

エピソード記憶に関連する主な脳領域は，海馬（図2）を中心とした内側側頭葉，間脳（図3），前脳基底部である．大脳内側に位置するこれらの領域は，記憶そのものの保存より，エピソード記憶の記銘や再生に関与すると考えられている．

3）臨床評価

ウェクスラー記憶検査改訂版（WMS-R），標準言語性対連合学習検査（S-PA），三宅式記銘力検査，単語の記憶検査としてAVLT，物語の再生，自伝的記憶の面接，新規の顔や単語の記憶課題，リバーミード行動記憶検査（展望記憶），ベントン視覚記銘検査，レイの複雑図形検査などがある．

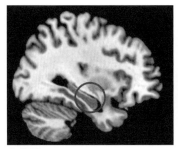 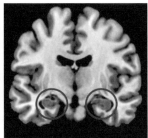 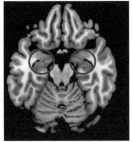

矢状断　　　　　　　　　前額断　　　　　　　　　水平断

図2　海馬のMRI画像

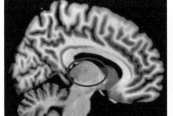 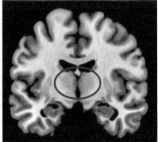 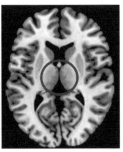

矢状断　　　　　　　　　前額断　　　　　　　　　水平断

図3　間脳のMRI画像

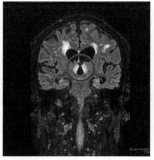

矢状断　　　　　　　　　　前額断　　　　　　　　　　水平断

図4　ウェルニッケ脳症のMRI T2強調画像
炎症による間脳の白質化がみられている.

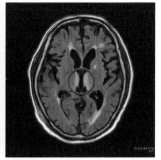

図5　低酸素脳症のMRI T2強調画像（水平断）
主に前頭部領域，基底核領域において，低酸素による白質化がみられている.

4) エピソード記憶が障害される代表的な疾患

認知症疾患，辺縁系の切除後，ウェルニッケ脳症（間脳を中心とする多発神経炎；**図4**）によるコルサコフ症候群，単純ヘルペス脳炎，くも膜下出血（特に前交通動脈瘤破裂）による前脳基底部の損傷，低酸素脳症（**図5**）がある.

4. 意味記憶

意味記憶は知識の記憶であり，モノや事象，身体部位などを対象とした意味や概念，それらのイメージなどを含む．意味や概念は，複数の知覚処理様式と複数の経験の重なりから抽出された表象である[2]．例えば「リンゴ」は，「赤い，丸い，甘い，硬い歯ごたえ，手掌大」といった，視覚，味覚，触覚など複数の知覚処理様式で構成されており，このうちどれか一つの表象だけで「リンゴ」を表すことはできない．品種の違うリンゴを同じ「リンゴ」だと認識できるのは，個体による多少の違いがあっても共通の表象を抽出することによって同じ「リンゴ」が意味されるからである.

複数の知覚表象によって形成された意味とそれに呼応する音韻が結びついてできた言語は，意味記憶と密接に関係している．さらに，ある言語について表象が追加されたり他の言語と関係づけたりすることで新しい概念が形成され，意味記憶が充実する（リンゴとミカンの共通の表象から，「果物」という上位の概念の表象が形成される）．また，単語は，種類ごとに分類（カテゴリー化）されて脳内に保存されており（色や身体部位によるカテゴリーなど），カテゴリー特異的な意味記憶の障害が起こりうる.

意味や概念が経験の積み重なりから形成されるように，意味記憶の成立の初期過程ではエピソード記憶も関与しているが，同じ出来事の経験を繰り返すことで記憶内容が次第に文脈依存的ではなくなり（時間や場所など，個々の経験にまつわる情報が淘汰されていく），エピソードをまたいだ共通した表象が形成され，意味や概念に収れんされていくことで意味記憶へ移行する．また，意味記憶は，エピソード記憶を効率よく保存することにも役立つ．表象や言語を駆使する意味記憶が十分でなければ，それを使って表現されるエピソード記憶は形成されにくい．このように，意味記憶とエピソード記憶は相互に関係している.

1) 意味記憶の障害による症状

意味記憶が障害されると，馴染みがあるはずの言葉の意味が理解できなかったり，ものの用途がわからなくなったりする.

2) 意味記憶の神経基盤

意味記憶に関連する主な脳領域は，側頭葉前方領域（**図6**）とされている.

LECTURE
10

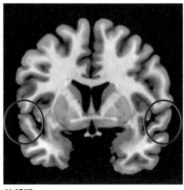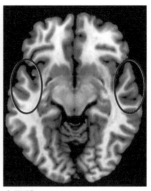

前額断　　　　　　　　　　　水平断
図6　側頭葉前方領域のMRI画像

3) 臨床評価

語と絵の照合テスト，絵と絵の照合（同一カテゴリー化）テスト，ウェクスラー成人知能検査（WAIS）の下位検査（知識，類似，単語），物品の使用法（特定の作業に必要な物品を正しく組み合わせられるか）がある．

4) 意味記憶が障害される代表的な疾患

意味性認知症（側頭葉を中心とした萎縮），頭部外傷などがある．

5．手続き記憶

行動として再生される記憶で，技能やスキルとよばれるものである．行動に至るまでの過程（手続き）は，表象化もしくは言語化して表現することができない．エピソード記憶に重度の障害がある場合でも，言語的処理が関与しない課題（運動学習など）では，手続き記憶による新規学習が成立する．また，手続き記憶の成立の初期過程ではエピソード記憶も関与するが，学習を繰り返すうちにその要素が減少し，手続き記憶による行動再生に移行していくと考えられる．手続き記憶の強化は，特定の知覚入力とそれに対する反応（行動）という一連の流れ（感覚-運動統合）が強化されて技能が高まることであり，行動として再生されるまでの所要時間の短縮，正確性・巧緻性・熟達度の向上など，パフォーマンスが向上する（熟練職人の繊細な手作業やプロ野球選手のバッティングなど）．

1) 手続き記憶の障害による症状

手続き記憶が障害されると，それまで無意識下で処理されていた行動が再生しづらくなる．もしくは，学習の習熟が困難になり，意識的な言語的処理を毎回経ないと行動の再生に至らない．

2) 手続き記憶の神経基盤

手続き記憶に関連する主な脳領域は，大脳基底核（**図7**），小脳とされている．

3) 臨床評価

同一課題（鏡文字の読み，迷路課題など）の繰り返しによる学習効果の有無を評価する．

4) 手続き記憶が障害される代表的な疾患

パーキンソン病，脊髄小脳変性症，ハンチントン病がある．

6．短期記憶（即時記憶）

把持時間の側面からみた記憶の分類であり，10秒程度のわずかな時間，情報を意識にのぼらせて保持しておくための記憶の機能である．入力された情報を即時に再生

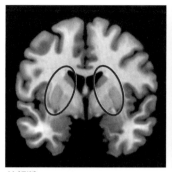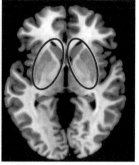

前額断　　　　　　　　　水平断

図 7　大脳基底核の MRI 画像

📖 **調べてみよう**
大脳基底核に含まれる 4 つの大脳核の名称と位置を確認しよう.

✍ **MEMO**
●リハーサル
実際に声に出したり, 心のなかで言葉にしたりして繰り返すこと.
●リハーサル機能の例
聞いた単語をすぐに忘れないのは, 頭のなかで繰り返しているからであり, そうでなければその聴覚刺激は入力後すぐに消えてしまう.

✍ **MEMO**
●音韻ループ
　(phonological loop)
言語性情報のリハーサルを担い, その神経基盤は左半球上側頭回から縁上回を経て中心前回に至る経路とされている.
●視空間スケッチパッド
　(visuo-spatial sketch pad)
視空間情報のリハーサルを担う. 視空間情報には対象物の視覚情報 (色, 形など), 配置, 動きや進路などの情報が含まれ, それぞれ異なる機能があるが, 視空間スケッチパッドはそれらを厳密に区別しているわけではない. 神経基盤は音韻ループほど解明されていないが, 右前頭 (下前頭回) ～頭頂ネットワークが関与すると考えられている.

するときにはたらくことから, 即時記憶ともいわれる.

　短期記憶には, 保持時間と容量の 2 つの制限がある. 保持時間は 10 秒程度で, 一時的に意識にのぼらせた記憶や入力された知覚情報は, 2 秒程度で消える. 10 秒程度の保持でも, ヒトの脳はその情報を処理しており, これがリハーサル機能[3] (再生の繰り返し) である. リハーサル機能を担うのが, 音韻ループと視空間スケッチパッドである. このリハーサルで保持することができる情報量には制限があり, 数唱によって測定され, 「7±2 桁 (順唱)」「5±1 (逆唱)」が標準である. 数唱のような音声言語に関する短期記憶は, 聴覚言語性短期記憶とよばれ, 音韻ループの機能とほぼ同じである. 視覚情報を使った視覚性短期記憶は, 視覚性スパンを用いた測定で, 6 が標準とされている. 記憶対象を意味的なまとまりにすることで容量を増やすことができると考えられている.

　一方, 短期記憶とは対照的に, エピソード記憶, 意味記憶, 手続き記憶は普段は無意識のなかに保存されており, 時間制限や容量制限はない.

1) 短期記憶の障害による症状

　短期記憶が障害されると, 直前に見聞きしたことや思い出したことをすぐに忘れるため, 理解や計画的な行為の遂行に支障が出る.

2) 短期記憶の神経基盤

　短期記憶に関連する主な脳領域は, 左半球上側頭回から縁上回を経て中心前回に至る経路 (音韻ループ) と右半球前頭-頭頂ネットワーク (視空間スケッチパッド) とされている.

3) 臨床評価

　数唱 (順唱, 逆唱), 単語リストの即時再生がある.

LECTURE 10

✍ **MEMO**
●数唱 (Digit Span)
数字の列を, 検査者が言ったとおりに直後に繰り返すテストを順唱という. 逆唱は, 検査者が言った数列を, 逆の順に言っていく. どちらも簡便で臨床でよく用いられている.
●視覚性スパン (Tapping Span)
複数の視覚刺激が提示され, それを検査者が順に指していき, 直後に同じ順で指していく.
▶ Lecture 9・実習参照.

7. ワーキングメモリ (作動記憶, 作業記憶)

　ワーキングメモリは, 理解や学習など複雑な認知処理をしている間, その処理に必要な複数の事象を同時に保持しておくために必要な記憶の理論的枠組みであり, 1974年に初めて提唱された. エピソード記憶, 意味記憶, 手続き記憶といった「過去」の記憶の保持とは異なり, 単なる保持を超えた, 現在進行形で一定の持続時間をもってはたらく, 目標志向的な性質をもった記憶である. 過去の記憶とワーキングメモリは互いに無関係ではない. 私たちがなんらかの認知処理をするときには, 過去の記憶を参照・動員しながら, 自分の目的に合わせて現在の状況を処理し行動を選択している. そうでなければ, ヒトはその時々に受けた環境刺激にその場限りの反応をすることしかできない. 実際は, 過去の学習の蓄積である記憶から必要な情報を検索し, 同時に今自分が受けている環境からの知覚情報や課題処理に必要な情報を取り入れ, そ

✍ **MEMO**
意味的なまとまりはチャンク (chunk) といわれる.

📖 **調べてみよう**
上側頭回, 縁上回, 中心前回がどこに位置するか調べてみよう.

ワーキングメモリ (working memory；作動記憶, 作業記憶)

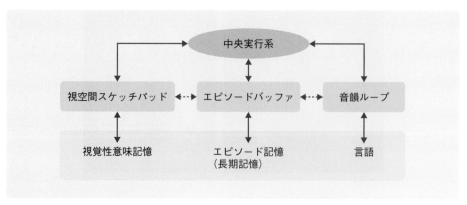

図8　ワーキングメモリのモデル
短期記憶（視空間スケッチパッド，音韻ループ）と長期記憶（視覚性意味記憶，エピソード記憶，言語），多次元情報をまとめるためのエピソードバッファ，そしてこれらのコンポーネントをコントロールするための中央実行系が相互に作用している．
（Baddeley A：Curr Biol 2010；20〈4〉：R136-40[3]）

れらを一定時間意識にのぼらせ，目標志向的に統合・処理することで環境に適応している．

　一方，「現在」には，過去の記憶が常に組み込まれている．ワーキングメモリは，長期記憶から検索した内容や環境からの知覚情報を一定時間意識（心）にとめおきながら志向的に処理するための記憶であり，思考や意識内容を作り上げるうえで重要な役割を担う．また，ワーキングメモリで意識的に処理される内容は長期記憶へのアクセスを経て，記憶の定着へとつながる．

　ワーキングメモリは短期記憶の研究から発展してきた理論的枠組みであり，短期記憶システムを含む複数のコンポーネント（構成要素）が相互作用するマルチコンポーネントシステムである．そのコンポーネントは，短期記憶の役割をもつ音韻ループと視空間スケッチパッドに加え，エピソードバッファ，中央実行系，長期記憶（エピソード記憶，視覚性意味記憶，言語を含む）から構成される（**図8**）[3]．

　広範な脳領域が関与するワーキングメモリは，認知症疾患や頭部外傷を含め，さまざまな脳神経疾患や加齢によって障害されうる．

1) ワーキングメモリの障害による症状

　電話番号を見て一時的に覚えておきながら電話をかけたり，人の話を聞きながら解釈したりといった，情報の保持と操作を同時に行うことが困難になり，日常生活に必要な認知的活動の多くに影響する．

2) 臨床評価

　Nバック課題（次々に提示される文字を記憶しながら，N個前と今提示されている文字が同じかどうかを判断する．正答できるNの数を測定する），リーディング/リスニングスパン課題（文を読み/聞きながら単語を記憶し，単語の記憶容量を測定する），オペレーションスパン課題（計算と文字の記憶を繰り返し，文字の記憶容量を測定する）などがある．これらの課題は，処理を同時に行っている際の保持量を測定している．

　その他，数唱（逆唱）や減算・加算の連続なども保持と処理を同時に行うワーキングメモリの評価として用いられる．

8. 介入方法

1) リハビリテーションの目的

　記憶は，脳の広範な神経ネットワークがその機能を支えているため，脳損傷によっ

て障害が起こりやすい．特に健忘症は，リハビリテーション場面において頻繁に出会う症状である．ヒトは過去の記憶を参照しながら現在の認知処理を行い，未来を計画しているため，記憶が障害されると，日常生活や社会生活全般に影響が現れ，環境への適応が困難になり，記憶の問題をかかえる対象者や家族は苦悩する．

ヒトは経験の積み重ねによってアイデンティティを形成し，その積み重ね自体が人生でもあるため，記憶の想起や保存が困難になるということは，「自分は誰なのか」というアイデンティティに影響し，大きな喪失感をもたらす．記憶のリハビリテーションにおいては，対象者のこのような心理状態に配慮した支持的なサポートが必要である[5]．

⚡ **気をつけよう！**
記憶障害をかかえる対象者に対応する際は「覚えられないからメモをとれば大丈夫」というわけにはいかない場合がほとんどであるということを理解しておく．

2）介入の理論的背景

記憶のリハビリテーションは，失われた機能を回復させるという意図も含んでいるが，その多くは，記憶障害の様態を対象者自身が理解して受容し，記憶障害によって起こる生活上の障害を代償することで生活行動のパフォーマンスを向上させ，可能な限り自立した自己実現できる生活を送ることである．

最初は，対象者が覚えられない（現象としては，思い出せない）のはどのような情報か，障害されている機能や保たれている機能など，記憶障害の様態を正確に把握するための詳細な神経心理学的検査を行う．加えて，記憶障害以外の高次脳機能（意識状態，注意，知覚，遂行機能，言語機能など）も評価し，それらと記憶障害との関連（純粋な記憶障害か，それとも記憶障害が他の機能に大きな影響を及ぼしているか，またはその逆かなど）や発病前後の知的レベルを比較し検討する．

次に，行動観察や対象者と家族の生活史など，多方面からの情報を包括的にとらえることで，日常生活に記憶の問題がどのように現れているかを知ることが大切である．実際の日常生活での行為には，複数の記憶が関与し合っていることも念頭におく．

3）目標設定

対象者の評価結果や情報などを把握したら，対象者と家族，セラピストが協働してリハビリテーションの目標を計画する（目標志向的アプローチ）．記憶のリハビリテーションでは，その効果が訓練課題に特異的であることが多く，日常生活や他の課題に汎化しにくいことが問題になることも多い．そのため，リハビリテーションの目標には，対象者中心，現実的，明確で具体的，達成時期の明確化，達成されたかどうか（学習効果）が計測可能などの条件が含まれ，対象者にとって実用的なものを選択する．目標には，ADL（日常生活活動）だけでなく，余暇時間の過ごし方や，復職に関することも含まれる．

LECTURE
10

ADL（activities of daily living；日常生活活動）

4）代償手段の選択

目標を達成するためには，何が問題になるのか，その問題をどのように軽減させるか，どのような代償手段で補うかについて検討する．

代償手段適用の可否には，対象者に病識があることが前提となる．よく用いられる代償手段としては，カレンダーへの予定記載，やることリストや付箋などのメモ，ピルボックスなどの利用がある．最近ではテクノロジーの利用も広がってきており，展望記憶の障害に対してデジタル時計のリマインダー機能を利用することで，日々の機能性（daily functioning）とQOLを高めることができる．また，記憶の認知訓練にコンピュータの利用が普及しつつある．これは，プログラムが統制されている，データが確実に蓄積され，訓練効果が対象者にもわかりやすい，セラピストが変わっても，同じもしくは連続性のあるプログラムが提供できる，訓練効果が目に見えることで，モチベーションの維持や向上に役立つなど利点が多い．

📖 **調べてみよう**
わたしたちの身の回りにあるテクノロジーのなかで，記憶障害の代償手段として有効と思われるものをあげてみよう．

QOL（quality of life；生活の質）

5）学習の基本原理

代償手段の使用方法を身につけて自発的に利用できるように習慣づけるために，もしくは記憶の機能そのものの認知訓練においても，（新規）学習が必要になる．学習の基本原理の一つとされているのが誤りなし学習である．

（1）誤りなし学習

誤りなし学習
(errorless learning)

学習中の誤りを可能な限り避けることを目的としており，誤り反応が起きる前に正答（正しい情報や行動）を提示するという学習法である．記憶障害の多くはエピソード記憶の障害（健忘症）であるが，誤りが起きること自体が学習の阻害になる．代償手段の使用や認知訓練の際には，誤りが起きないように学習過程をシンプルにし，学習量を適切に調整する．誤りなし学習は，脳血管障害，認知症，統合失調症，躁うつ病など，多くの疾患に対する学習効果が報告されている．

誤りなし学習を基本原理とし，以下のような訓練や代償方法をテーラーメイドに組み合わせることが有効である．

（2）反復訓練

記憶定着のために記銘と再生を繰り返す．再生までの時間を次第に延長する（間隔伸長法）．

（3）環境調整

MEMO
環境調整の例
目立つラベルや色をつけて位置情報を示す．

環境を調整することで，記憶を必要とする行動を減らす．特に，重度の健忘症や知的障害を伴う場合に有効とされる．

（4）内的記憶戦略

言語性の記憶が低下している場合に，記憶対象を視覚イメージやジェスチャーなどの身体運動でコード化するなどの方法がある．

（5）外的な記憶補助手段の利用

MEMO
手がかり漸減法 (vanishing cue)
の例
単語の学習において，最初に提示した後，正答に応じて提示する文字数を次第に減らしていく．「ふじのやま」「ふじのや○」「ふじの○○」「ふ○○○○」「○○○○○」というように，最終的には手がかりなしで再生することが求められる．

定刻近くに予定が確認できるように，アラーム時計と日課表を組み合わせたものやリマインダー機能などを利用する．

（6）その他

個別もしくはグループ（地域リハビリテーションなど）での訓練の適応やスケジュール（週に何回実施するか）などを考慮する．記憶障害の重症度や回復の程度に合わせて，学習中の情報処理量を増やしたり，手がかりを減らしたりするなど，対象者自身の能動的な努力や試行錯誤を伴うように学習条件を調整することによって，学習効果を高めることができる．

試行錯誤学習
(trial-and-error learning)

LECTURE
10

■引用文献

1) Squire LR：Mechanisms of Memory. Science 1986；232 (4758)：1612-9.
2) 山鳥 重：意味記憶の障害．記憶の神経心理学．医学書院；2002．p.81-92.
3) Baddeley A：Working memory. Curr Biol 2010；20 (4)：R136-40.
4) Sestieri C, Corbetta M, et al.：Episodic memory retrieval, parietal cortex, and the default mode network：functional and topographic analyses. J Neurosci 2011：31 (12)：4407-20.
5) Wilson BA：Memory rehabilitation. In：Squire LR, Schacter DL, eds.：Neuropsychology of Memory. 3rd edition. Guilford Press；2002．p.263-72.

実習 ●●

ウェクスラー記憶検査改訂版（WMS-R）の実施

1）実習目的

記憶の機能を総合的に評価することができ，国際的に使用されている記憶検査法である WMS-R の適切な実施方法と解釈の仕方を学習する．

2）実習方法

検査者と患者役に分かれて，WMS-R の一部を実施する．

3）概要

WMS-R は，青年および成人の記憶をさまざまな側面から評価し（ただし，展望記憶，逆向健忘，手続き記憶などは評価されない），健常者の記憶と記憶障害の測定に使用することができる．13 の下位検査で構成されており，言語性検査と非言語性検査，短期記憶と遅延再生に大別される（**表1**）．遅延再生は，先の検査で学習した内容が 30 分以上の間隔をあけてどの程度保持されているかを測定する．遅延再生を除く 9 つの下位検査の所要時間は約 30 分，4 つの遅延再生も含めると 45 分から 1 時間要し，一度ですべてを行う必要がある．

情報と見当識以外の下位検査は，後に言語性記憶，視覚性記憶，一般的記憶（言語性記憶と視覚性記憶をまとめたもの），注意/集中力，遅延再生に振り分けられ，それぞれにおいて下位検査の得点が合計される．WMS-R は 16 歳から 74 歳までの年齢範囲で標準化されており，下位検査の素点を重みづけした合成得点をもとに年齢群別の指標得点を算出する．この指標得点は，「平均 100 点，標準偏差 ±15 点」になるよう調整されており，各被験者が自身の年齢群でどの辺りに位置するかを把握できる．また，教育水準ごとの平均（教育年数が長いほうが平均値が高い）が算出されているため，病前の記憶能力がわからないことが多い臨床場面においても，教育年数を考慮して深い解釈ができる．各指標間の差が有意なものであるか（どれか特別に得意もしくは苦手な指標があるか）についても，年齢群ごとに判別できる．一部の下位検査は，その素点に基づいて年齢群ごとにパーセンタイル順位が算出される（平均 50）．

MEMO
WMS-R は，検査実施の際の被験者への教示内容や手順が詳細に設定されており，実際の使用にあたっては原著を参照のうえ，これに忠実に行う必要がある．原著では，この検査法の使用者はその使用に十分に熟達している必要性があるとされており，臨床における使用の際には事前に十分に訓練を行うのが望ましい．

ここがポイント！
被験者の耐久性や注意・集中力，実施の必要性に応じて，遅延再生を除く短縮版での実施も可能である．

MEMO
情報と見当識
全般的な精神状態を把握するために実施する．改訂長谷川式簡易知能評価スケール（Hasegawa's Dementia Scale-Revised：HDS-R）や MMSE（Mini-Mental State Examination）など全般的な認知機能のスクリーニング検査に含まれる質問も多く，他の下位検査の結果に疑問がある際の参考になる．

MEMO
視覚性，言語性の 2 種の対連合 II に比べて，論理的記憶・視覚性再生 II は，より統合された情報の保持能力をみている．

MEMO
知能検査であるウェクスラー成人知能検査（WAIS）も WMS-R 指標得点と同様，「平均 100 点，標準偏差 ±15 点」になるよう作成されているため，両者の結果を比較することができる．

LECTURE 10

表1　ウェクスラー記憶検査改訂版（WMS-R）

下位検査	記憶する内容	構成する指標
1. 情報と見当識*	スクリーニング目的に実施	該当なし
2. 精神統制*	長期記憶からの検索	注意/集中力
3. 図形の記憶	抽象的な模様の図形	視覚性記憶
4. 論理的記憶 I *	複数の文章から成る短い物語	言語性記憶
5. 視覚性対連合 I	抽象的な線画と色の組み合わせ	視覚性記憶
6. 言語性対連合 I *	単語の組み合わせ	言語性記憶
7. 視覚性再生 I	幾何学的図形	視覚性記憶
8. 数唱*	言語性順序刺激（数列）	注意/集中力
9. 視覚性記憶範囲	視空間性順序刺激	注意/集中力
10. 論理的記憶 II *	論理的記憶 I の遅延再生	遅延再生
11. 視覚性対連合 II	視覚性対連合 I の遅延再生	遅延再生
12. 言語性対連合 II *	言語性対連合 I の遅延再生	遅延再生
13. 視覚性再生 II	視覚性再生 I の遅延再生	遅延再生

*言語性検査．
言語性記憶と視覚性記憶の指標を合わせて一般的記憶指標が求められる．

表2 数唱検査の教示内容

●順唱についての指示
「これから，数字をいくつか言います．よく聞いてください．そして私が言い終えたら，そのあとすぐに同じように言ってください」

●逆唱についての指示
「それでは，さらにいくつか数字を言います．しかし，今度は，わたしが言い終わったとき，あなたは数字を逆に言うようにしてください．例えば，わたしが，2-8-3 と言えば，あなたは何と言いますか」 患者役が「3-8-2」と正しく反応すれば，「その通り」と言い，検査項目1の試行Iへ進み「それでは，これからわたしの言う数字を聞いてください．そして，数字を逆に言うのだということを忘れずにいてください」と言い，失敗するようであれば「いいえ，違います．わたしは 2-8-3 と言いました．それを逆の順序で言うと，3-8-2 と言う必要があります．それでは，この数字でやってみましょう．数字を逆に言うのだということを忘れずにいてください．よろしいですか．1-5-8」と言う． この2回目の例題と，続く検査項目のどれについても手助けはしない．

MEMO

数唱は表1で注意/集中力指標となっているが，短期記憶の評価でもある．

（1）手順

本実習では，数唱の下位検査を実施する．

検査者が**表2**の教示内容を示し，患者役が答えるための間をとる．

検査項目1の試行Iから始める．検査者は数字を読み上げ，患者役に数列を繰り返させる．患者役がこれを正しく繰り返すことができなくても，同じ長さの第2の系列（試行II）を提示する．もし，患者役が検査項目1のどちらかの試行に成功すれば，検査項目2へ進む．検査者は，数列を読み上げるときは1秒に1つずつ読み上げ，各試行の最後の数字で声の高さを落として読む．

（2）中止基準

どの検査項目でも，両方の試行に失敗したときに下位検査を打ち切る．

（3）採点

患者役が両試行に成功した場合2点，患者役が一方の試行だけに成功した場合1点，患者役が両試行に失敗した場合0点とする．

4）考察

WMS-R の結果や検査場面での観察をもとに，リハビリテーション計画や代償方法について検討できる．例として，以下の方法を組み合わせるなどが考えられる．

- 長期記憶からの記憶検索がスムーズにできているか，時間がかかるが想起はできるのか，もしくはまったく想起できないのか：困難な場合は，検索がしやすくなる手がかりを検討する．具体的な名称が想起できなくても，カテゴリーの想起や語頭音で想起できれば，後に検索しやすいように記銘するときの付帯情報とする．
- 短期記憶の容量は保たれているか：容量の低下がある場合は，会話理解の困難さや複数の工程がある行為の遂行に影響していないか検討し，一度に提示する情報量や処理の工程数を，対象者の能力に合わせて漸増する．
- 言語性記憶に比べて視覚性記憶の結果が良い場合：視覚的なイメージを使った内的記憶戦略を選択する．
- WMS-R の言語性記憶検査は聴覚で提示されるが，視覚的に提示した場合の視覚言語性記憶との違い（刺激の入力形式による記憶成績の違い）を検討する．
- 即時再生の成績に比べて遅延再生の成績が低い場合：遅延再生までの時間間隔を伸張したり干渉刺激を漸増したりする．
- 有関係対語のほうが無関係対語に比べて成績が良い場合：複数の情報を記銘する際に情報間をひもづける方法を連想形式にする．

Step up

応用実習：脳梗塞患者の多彩な症状解釈について ICF モデルに基づいた統合と解釈を行う

以下の症例について，理解を深めるため，**実習課題1～3**を設けている．それぞれの課題に対して，各自考察し，ICF（国際生活機能分類）モデルに基づいた統合と解釈を行う．なお，模範解答は**巻末資料**に記載している．

1）症例の概要

72歳，女性，右利き．昼寝から目覚めると，時計が読めなくなっていた．娘に電話をしようとしたが，電話番号が思い出せずかけられなかった．翌日受診し，左角回～縁上回の脳梗塞と右中心後回～上頭頂小葉の脳塞栓と診断（図1）．入院時から意識清明，四肢および体幹の運動・感覚障害はない．既往に心疾患（洞不全症候群），ペースメーカー埋め込み．

戸建て住宅に一人暮らしで，近隣に娘家族が住んでいる．年金生活で仕事はしておらず，週に数回スポーツジムに通っている．本人の主訴は，「言葉が出にくい，数が読めない，すぐに忘れてしまう」，ニーズは，一人暮らしに戻れることで，買い物と電話ができるようになりたいとのことである．

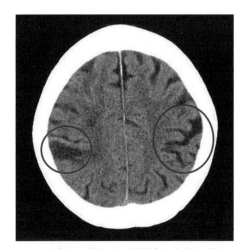

図1　左角回～縁上回の脳梗塞と右中心後回～上頭頂小葉の脳塞栓のCT画像
本症例はペースメーカーを留置していたためMRI撮像ができなかった．

2）他部門からの情報

（1）医師

病変周囲の脳浮腫が続いており，その回復によっては症状改善の可能性が高いが，経過観察している．失語症と広範な病変による記憶障害が，今後の生活に影響する可能性が高い．

（2）看護師

病棟でのセルフケアは自立している．薬の飲み忘れがあるため，看護師が内服管理をしている．家族への電話と売店への買い物の際には付き添っている．

（3）理学療法士

歩行はふらつきが多少あるものの，独歩可能である．心疾患があるため，自転車エルゴメータを使った心臓リハビリテーションを実施している．

（4）言語聴覚士

語想起の困難，言い間違い（音韻性錯語）の自己修正が多く，発語の流暢性は低い（伝導失語）．聴覚的理解は良好で，書字では音韻性錯書，線の過付加や形態の崩れなどの構成失書（図2）をみとめる．標準失語症検査（SLTA）では，語の列挙（40％正答），計算（30％正答），漢字・単語の書字（40％正答）が特に低かった．

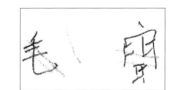

図2　症例の書字例
左は「毛」，右は「聞」と書く際にみられた誤りである．

（5）医療ソーシャルワーカー（MSW）

娘家族には子どもがいるが，週に数回，買い物に付き添うなどの援助は可能との情報を得ている．

3）作業療法評価

（1）神経心理学的検査

MMSE，コース（Kohs）立方体組み合わせテスト，線分二等分試験，線分抹消試験，星印抹消試験，WMS-Rの結果を表1に示す．

（2）ADL場面の評価

- セルフケア動作（食事，整容，更衣，入浴など）はすべて自立している．

表1 神経心理学的検査の結果

MMSE	25/30 点 (減点項目：計算 1/5 点，図形模写 0/1 点，図形の歪み) 計算課題中に「あれ，何から何を引くんだっけ？」と操作する数を忘れてしまう
コース立方体組み合わせテスト	2/131 点 (テスト1のみ正答，IQ換算で38)
線分二等分試験	中央からのずれは1cm以内
線分抹消試験，星印抹消試験	すべて抹消可能

WMS-R	下位検査得点 (Ⅱは遅延再生)		パーセンタイル		総合評価	
	情報と見当識　10/14点				言語性記憶③⑦	48
	精神統制　2/6 点①				指標得点	97
	図形の記憶　6/10点②				視覚性記憶②⑤⑨	46
	論理的記憶　Ⅰ 16/50点③　Ⅱ 8/50点④		Ⅰ 44　Ⅱ 22		指標得点	94
	視覚性対連合　Ⅰ 15/18点⑤　Ⅱ 5/6点⑥				↓	
	言語性対連合　Ⅰ 16/24点⑦　Ⅱ 7/8点⑧				一般的記憶	94
	視覚性再生　Ⅰ 25/41点⑨　Ⅱ 16/41点⑩		Ⅰ 9　Ⅱ 13		指標得点	95
	数唱　9/24点⑪					
	順唱　5/12点 (5桁まで正答)		35		注意/集中力⑪⑫	46
	逆唱　4/12点 (3桁まで正答)		22		指標得点	84
	視覚性記憶範囲　13/26点⑫					
	同順序　7/14点		38		遅延再生④⑥⑧⑩	48
	逆順序　6/12点		35		指標得点	89

MMSE：Mini-Mental State Examination, WMS-R：ウェクスラー記憶検査改訂版.
総合評価の丸付き数字は左欄の下位検査の番号を示し，どの下位検査が合計されているかを示している.

表2 ICF (国際生活機能分類) を用いた課題の抽出

	マイナス面	プラス面
心身機能・身体構造		
活動		
参加		
環境因子		
個人因子		

- 「聞いたことを覚えにくくすぐに忘れる」と，大事な予定やその日にあった出来事などはカレンダーにそのつど記載している．その際，数字や文字の書き間違い (「さんじ (3時)」と言いながら「8時」とメモするなど) があるため，スタッフが記載内容を確認している.
- 語想起の困難はあるものの，日常生活は十分に成立し，他の患者と談笑している.
- 院内の売店で買い物をする際，お金 (特に小銭) の計算ができないので，いつも千円札を持っていく.

4) 実習課題

1. 作業療法評価計画を立案する.
①左角回〜縁上回と右中心後回〜上頭頂小葉が病巣である場合に予測される症状を考えなさい.
②作業療法評価計画を立案し，実施する検査とその実施理由を説明しなさい.
2. 神経心理学的検査の結果 (表1) を解釈する.
3. ここまでの情報をふまえて，「統合と解釈」を記述し，表2を完成させる.

遂行機能障害

到達目標

- 遂行機能障害の定義を理解する.
- 前頭葉の機能部位を理解する.
- 遂行機能障害の生活への影響と臨床症状を理解する.
- 遂行機能障害の評価と介入方法を理解する.
- 遂行機能障害症候群の行動評価 (BADS) を理解し, 実施する (実習).

この講義を理解するために

　前頭葉症状は脳に損傷を受けていない人にみられるものも多く, どこからが障害なのかを判別することが難しいのですが, その一つに遂行機能障害があります. 遂行機能障害の症状を説明すると, 該当者が非常に多いことに気がつくと思います. なぜなら, 遂行機能は認知機能のなかでも上位の機能と位置づけられており, 障害されると新規の活動や仕事など, 思考を要する複雑な行為で障害として現れやすいからです. そして, 遂行機能は, 脳において高位の機能をつかさどる前頭葉が大きな役割を担っていると考えられています.

　遂行機能は, 社会復帰や復職ができるかを決定づける大きなファクターとなります. 遂行機能障害と判断するには, 記憶障害や他の認知機能障害によって起こる症状と区別する必要があります.

　遂行機能障害を学ぶにあたり, 以下の項目を学習しておきましょう.

　□ 前頭葉の解剖学的・生理学的な知識を学習しておく.

　□ 前頭葉の機能を学習しておく.

　□ 注意障害, 記憶障害について復習しておく (Lecture 9, 10 参照).

講義を終えて確認すること

　□ 遂行機能障害の定義を理解し, 障害について説明できる.

　□ 前頭葉の機能部位が理解できた.

　□ 遂行機能とそれに関連する神経心理学的検査が理解できた.

　□ 遂行機能障害がどのような課題で現れやすいかと, その理由が理解できた.

　□ 遂行機能障害の介入方法が理解できた.

遂行機能障害
（executive dysfunction）

レザック（Lezak MD）

ADL（activities of daily living；
日常生活活動）

📖 **調べてみよう**
前頭葉の機能について確認して
おこう.

📝 **MEMO**
遂行機能障害は局所性脳損傷
のみならず，認知症を呈する疾患
やうつ病などの精神症状を呈す
る疾患にも起こる障害である.

📝 **MEMO**
注意の能動的制御システム
（supervisory attentional
system：SAS）
通常の活動は，開始前に外部
の刺激に対して常にいくつかの
シェーマ（定型化された行動や思
考の様式）が活性化され，最も
適切なシェーマを選択する. しか
し，通常の活動ではなく新規の
活動または問題が発生した場合，
選択される適切なシェーマが存在
していないときには SAS が活性
化され，不適切なシェーマが抑制
され，最も適切なシェーマを選択
する. この機能こそが前頭葉の
中心的な機能で，遂行機能とよ
ばれる.

LECTURE 11

ソールバーグ（Sohlberg MM）

📝 **MEMO**
前頭葉の背外側前頭前野以外
の前頭葉眼窩部や前頭葉内側
部も遂行機能に関与している.

背外側前頭前野（dorsolateral
prefrontal cortex：DLPFC）

1. 総論：遂行機能障害

　遂行機能とは，複数の段階を経て上位の目的に到達するような行為を計画し，その際に重要な情報に注意の焦点を当て，不適切な行為を抑制することである[1]. この機能の広範な障害を遂行機能障害症候群という. 1982 年にレザックは，遂行機能を神経心理学的立場から，①ゴールの設定，②計画の立案，③計画の実行，④効果的な行動の 4 つの機能と定義した[2]. 1983 年には，5 つ目の機能として，⑤効果の検証と修正を加えている[3]. 遂行機能とは ADL（日常生活活動）を効率よく進めていくために計画し効果的に実行すること，または社会的な問題を解決していくことに関係する機能といえる. 主に前頭前野を中心とした脳損傷者に出現し，症状においては定常の処理が行えない非日常的な活動などで顕在化しやすい障害である.

　遂行機能障害は，記憶，注意と密接に関係するが，記憶，注意，言語などの認知機能よりも上位の機能と位置づけられている. ソールバーグらは，遂行機能について 3 つの階層モデルを提唱している[4]. 第 1 水準を感覚知覚情報として自動的な行動を示し，前頭葉以外の脳領域で行われるもの，第 2 水準を遂行的統制として感覚知覚情報をもとに行動を適切に方向づけるものとし，心的構えの維持や変更，抽象思考，計画などをあげ，第 3 水準を自己内省として現在の自身の状況を内省するものとした.

1) 病態生理

　遂行機能障害は，前頭前野を中心とした脳損傷により出現する. 前頭葉，線条体，淡蒼球，視床，前頭葉を結ぶ前頭葉・皮質下回路のうち，特に背外側前頭葉回路で遂行機能障害を生じるとされている. 前頭葉は他の脳領域ともネットワークをもつため，前頭葉以外の部位の損傷でも遂行機能障害を生じる.

2) 前頭葉の機能部位

　前頭葉のうち前頭前野は，前頭葉外側部，内側部，眼窩部に分けられる（**図 1**）[5]. また前頭葉全体の機能解剖的には運動に関与する中心前回，遂行機能に関与する背外側前頭前野（DLPFC），情動や社会的機能に関連する前頭葉眼窩部から前頭葉背外側の腹側部の一部，注意や意図などに関与する前頭葉内側部の 4 つの部位から形成されている.

(1) 運動機能

　中心前回が一次運動野（4 野）で随意運動に関与し，運動前野（6 野）と内側部にある補足運動野（6・8 野）は二次運動野で運動のプログラミングに，前頭眼野は随意的な眼球運動に関与している.

(2) 遂行機能

　背外側前頭前野（9・46・10 野）は，遂行機能やワーキングメモリに直接関与する. 前頭葉内側部，前頭葉眼窩部，腹外側前頭前野など病巣が広範囲に広がっている場合や，両側性の病巣の場合に遂行機能障害の症状が出現しやすい.

(3) 社会的機能

　前頭葉眼窩部（11・12・13 野）と前頭葉外側部の腹側の眼窩部（47 野）は，辺縁系と強い線維連絡を有している. この部位を損傷すると，脱抑制など行動制御が困難になる，本能的な行動が増え，多幸的，易怒的，攻撃的になる，モラルの欠如を示し社会的なルールを平気で違反するなど，社会的な行動障害をきたすことがある. また，セオリーオブマインド（心の理論）にも関与している. 一部は味覚や嗅覚の異常にも関与している.

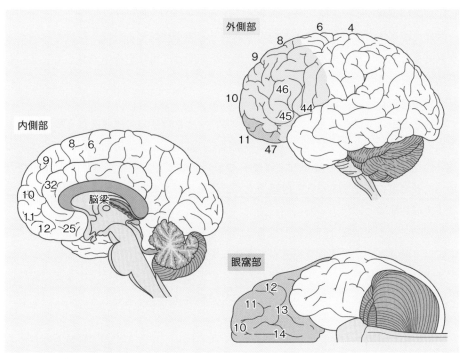

図 1　前頭葉の機能部位
（渡邊正孝：前頭前野．脳科学辞典[5]をもとに作成）

表 1　遂行機能の臨床モデル

カテゴリー	対象となる機能
発動性と動因	行動の開始
反応抑制	行動の中止
課題持続性	行動の維持
体系化	行動や思考の整理
生成的思考	創造性，流暢性，認知的柔軟性
アウェアネス	自らの行動をモニタリングし修正する

（Sholberg MM, Mateer CA 著，尾関　誠ほか監訳：高次脳機能障害のための認知リハビリテーション．協同医書出版社：2012[6]）

（4）注意と発動性

　前頭葉内側部（9・10・32 野），前部帯状回は，選択性注意に関与すると考えられている．また，注意，意図や動機づけに関与し，発動性の低下やアパシーなどを生じる．

3）遂行機能の臨床モデル

　遂行機能をはたらかせるには，**表 1**[6] の 6 つのカテゴリーから対象となる機能をみていく．これらはそれぞれ相互関係をもっている．

（1）発動性と動因

　行動を開始するには，さまざまな情報から認知機能をはたらかせなければならない．前頭葉損傷ではアパシー，自発的行動，発動性の問題が生じて行動の開始が困難になる．生活場面では，歯磨きをしない，買い物に行かないなど行動を開始しない．

（2）反応抑制

　行動を中止する能力で，目標の行動を柔軟に達成するために必要である．前頭葉損傷では反応抑制の問題から行動を中止することが難しくなり，衝動反応や保続などがみられる．生活場面では，他人のお菓子でも目の前にあると手を出してしまう，不要な物を次々に買ってしまうなど抑制ができず本来行うべきでないことを行ったり続けたりする．

MEMO

● ワーキングメモリ（working memory；作動記憶，作業記憶）
明確な区別はないものの，言語性ワーキングメモリは左大脳半球（会話や読書，計算），空間性ワーキングメモリは右大脳半球（色や形，物の空間的位置，時系列など）の情報の一時的な記憶といわれている．

● バドリーのワーキングメモリのモデル
視覚イメージの処理を扱う視空間スケッチパッドと言語情報処理を担う音韻ループと，その両システムの活動の調整を行う中央実行系（central executive system）が存在する．
ワーキングメモリのモデルの中央実行系において DLPFC が重要とされている．
▶ Lecture 10・図 8 参照．

バドリー（Baddeley A）

社会的行動障害
▶ Lecture 12 参照．

MEMO

セオリーオブマインド（心の理論）
表情，しぐさ，行動などに基づき，他者の心的状態を理解するプロセスである．低次の心の理論は他者の表情などから，相手の気持ちや感情を瞬時に察知するプロセス，高次の心の理論は背景に存在するさまざまな情報を加味して推論するプロセスである．他者がその知識に基づいて真であったり，偽であったりする信念を理論する，つまり誤信念を理解することが必要である．一般的にみられる症状として，空気が読めない，対人関係のトラブルなどが起こる．
一方，メンタライジングは，自己と他者の精神状態に注意を向け，考えたり，感じたりすることで「心で心を思うこと」が重要とされる．メンタライジングの始まりは，乳幼児初期の母子関係（二項関係），さらに第 3 者を含む三項関係の成立，そして他者の誤信念を理解する「心の理論（セオリーオブマインド）」の成立へと続く．
▶ Lecture 12 参照．

選択性注意
▶ Lecture 9 参照．

MEMO

アパシー（apathy）
正常なら感情を動かされるような刺激に対して無反応，無感情になる．自発的な行動が乏しくなる．
▶ Lecture 12 参照．

調べてみよう

アウェアネス (awareness) とは気づきや認識のことである. セルフアウェアネスの障害について調べてみよう.

MEMO

アウェアネスの階層モデル[7]

苧阪が3つの階層モデルを提示している. 第1階層を覚醒とし, 睡眠状態からアウェアネスが作動可能になる状態, 第2階層を知覚的アウェアネスとして, 外界の環境に気づいている心の状態 (注意や知覚とかかわる脳領域の活動が必要不可欠), 第3階層を自己意識として, 人の心の気づきは外部環境のみではなく, 内部環境における他者や自己の心が含まれていると述べている.

MEMO

帰納的推測

部分的事象から, 一般的または普遍的な規則などを見出す推測法である.

覚えよう!

遂行機能障害で用いられる神経心理学的検査名とその方法や内容を覚えておこう.

遂行機能障害症候群の行動評価 (Behavioural Assessment of the Dysexecutive Syndrome : BADS)
▶実習・図1, 表1参照.

前頭葉機能検査 (Frontal Assessment Battery : FAB)
▶ Lecture 7 参照.

ヴィゴツキー (Vygotsky) テスト

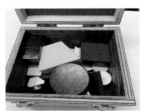

図2 ヴィゴツキーテストの積木

ティンカートイテスト (Tinker Toy Test : TTT)

（3）課題持続性

課題の終了まで注意を維持する能力である. 課題を持続するには, 注意やワーキングメモリと同時に反応抑制もかかわる. 生活場面では, 掃除を途中でやめてしまうなど活動を最後までできず途中でやめてしまう.

（4）体系化

情報をどのように体系化し, 順序づけ, 整理するかは新規の課題を行う場合に重要となる. 前頭皮質は重要ではない情報の整理をしている. 生活場面では, いくつかの買い物をする場合, 売り場などを確認しながら効率よく買い物できず, 行き当たりばったりで買い物をするなど, 計画を立てて行動ができない.

（5）生成的思考

思考の生成や変換など, 柔軟な思考は問題を解決するうえで重要となる. 前頭葉損傷では, 融通が利かず柔軟な思考ができなくなる. 生活場面では, 料理中にレシピに記載されている材料がない場合, 代替の物に変更できない, または工作などで臨機応変に工程を変更できないなど, 柔軟な思考で問題解決ができない.

（6）アウェアネス

自ら行動や感情を洞察し, 環境からのフィードバックを取り入れて行動を修正する能力で, 行為を成功させるには重要となる. セルフアウェアネスは, 前頭葉に影響を受ける. 生活場面では, 会話中に自分が話している内容を他者が興味をもっていない態度であっても気づかずに話を続けるなど, 周囲のフィードバックを受け入れて行動を修正できない.

2. 臨床評価

遂行機能障害は, 答えが1つであるような定型的な課題では障害として現れにくく, 障害を判断することが難しい. なかには, 多くの心理検査を行っても正常な場合もある. また, 遂行機能が正常に機能するには下位の脳機能が正常に機能する必要があり, 特に記憶, 注意 (分配性注意), セットの転換, 抑制力, 思考スピード, 帰納的推測などが正常に機能することが必要となる. 以下に, 遂行機能検査と遂行機能に関連する検査を説明する.

1）神経心理学的検査（客観的評価）

（1）遂行機能検査

a. 遂行機能障害症候群の行動評価 (BADS)[8]

遂行機能障害を包括的に評価できる検査である. 簡易検査に比べて時間を要するが, 遂行機能障害を鋭敏にとらえることができる.

b. 前頭葉機能検査 (FAB)

5～10分程度で実施できる簡易な検査であるが, 前頭葉の損傷で呈する全般的な症状をとらえることができる.

c. ヴィゴツキーテスト（図2）

色, 形, 高さ, 大きさの異なる積木を, 大きさと高さの概念を組み合わせて4グループに分類する. 特に概念形成を測定できる.

d. ティンカートイテスト (TTT)（図3）

海外の教育玩具で, 50個の木片 (ホイール) とそれぞれを結合する棒 (スティック) や合い釘 (コネクター) を用いて, 制限時間内に自由に作品を組み立てる. 物品使用数, 名称, 可動性, 対称性, 立体性, 安定性, 構成, 誤りの項目で採点される.

e. ハノイの塔（図4）

パズルゲームの一種として市販されている. 3本の杭と中央に穴の開いた大きさの

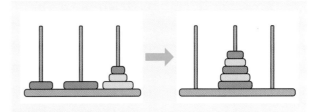

図3 ティンカートイテスト
木片を組み立てる.

図4 ハノイの塔
ランダムに置かれた円盤を並べ替える.

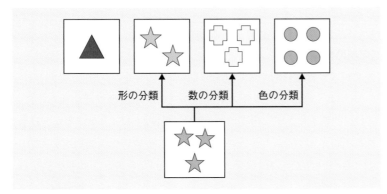

形の分類　数の分類　色の分類

図5 慶應版ウィスコンシンカード分類検査 (KWCST) で被験者に表示されるカード

異なる複数の円盤で構成され，目標とする配置に円盤を動かす課題である．課題を進めるにあたり，円盤を1回に1枚ずつどれかの杭に移動させることと，小さな円盤の上に大きな円盤を乗せることができないというルールがある．円盤の移動回数や規則違反の回数で採点する．

(2) 遂行機能に関連する検査

a. 慶應版ウィスコンシンカード分類検査 (KWCST)

　色，形，数が異なる図形が記された4枚のカード (**図5**) が提示され，それを色，形，数によって分類するテストである．全部で48枚を分類する（原版は128枚である）．1枚ずつカードが渡され，分類を考えてそのカードを**図5**のどこかのカードの下に置く．例えば，青色で星3つのカードを渡された場合，色の分類と考えるなら青丸4つのカードの下に，形の分類と考えるなら緑星2つのカードの下に，数の分類と考えるなら黄色十字3つのカードの下に置く．実施した分類に対して，検者が正解か不正解を伝える．その正誤をもとに自分の分類の妥当性を考えて進めていく．

　セットの転換（思考の柔軟さ）や帰納的推測が測定される．前頭葉損傷でセットの転換が障害されている場合は，保続がみられることもある．

b. 流暢性検査 (語想起検査)

　語流暢性検査（意味流暢性検査，文字流暢性検査）とデザイン流暢性検査がある．意味流暢性検査はカテゴリー検査ともよばれ，野菜や動物の名前を1分間にできるだけ多く列挙する意味性語想起の課題である．文字流暢性検査は，「あ」から始まる物を1分間にできるだけ多く列挙する音韻性語想起の課題である．デザイン流暢性検査は，実際の物品や呼称できる図形ではないデザインを5分間にできるだけ多く描く課題である．

　各検査で思考のスピードが測定できる．思考のスピードが落ちると思考緩慢が生じて遂行機能を停滞化させる．また，前頭葉を損傷すると新規のアイデアが生み出せない．一般的に語流暢性検査が用いられることが多い．流暢性検査は前頭葉の検査で用いられるが，記憶や失語の検査にも用いられる．

気をつけよう！
ヴィゴツキーテストの積木，ティンカートイ，ハノイの塔は，正式な神経心理学的検査の道具としては，現在，販売されていない．ティンカートイやハノイの塔は，ゲームや玩具として一般に市販されている．ハノイの塔は，円盤の枚数が数種類あるが，記録用紙には円盤が5枚になっているものが記載されている．ティンカートイも木片の数の違いや図3にないパーツを含むものも売られている．

MEMO
慶應版ウィスコンシンカード分類検査 (Wisconsin Card Sorting Test〈Keio version〉: KWCST)
前頭葉認知度試験ソフトというパソコンバージョンもある．

MEMO
セットの転換
1つの視点や考え方から他の視点や考え方へと変更できる能力．

MEMO
保続
同じ行為をやり続けてしまうこと．

MEMO
語流暢性検査は左前頭葉の損傷，デザイン流暢性検査は右前頭葉の損傷で低下しやすい．

意味流暢性検査
(category fluency test: CFT)

文字流暢性検査
(letter fluency test: LFT)

図6 ストループテスト（Part B）
解答は「黄色→赤→青→緑→緑」となる.

ストループテスト（Stroop test）
改訂版ストループテスト
（modified Stroop test：MST）

📖 MEMO
前頭葉の損傷で起こる社会的行動障害に関しても，客観的評価は難しいが，アイオワ・ギャンブリング課題の検査で低下を示す傾向がある.
▶ Lecture 12 参照.

📖 MEMO
ステレオタイプの抑制障害
習慣的に確立された行為や認知傾向をステレオタイプという. 習慣と違う行為をするには習慣化した反応や行為を抑制する必要があるが，その習慣的な行為を抑制することができない.

IADL（instrumental activities of daily living；手段的 ADL）

遂行機能障害の質問紙
（Dysexecutive Questionnaire：DEX）

c. かなひろいテスト

検査の詳細は Lecture 9 を参照.

d. Trail Making Test（TMT）

検査の詳細は Lecture 9 を参照.

e. ストループテスト

ステレオタイプの反応の抑制を必要とする検査で注意の制御機能を評価する.

Part A は，緑，青，黄，赤の色でドットが描かれており，そのドットの色名を読み上げる. Part B は，色名語とそれが書かれたインクの色が異なり，インクの色名を読み上げる（**図6**）. Part B に関しては，選択的に文字の色に集中し，干渉刺激の漢字に対する反応を抑制する必要がある.

2）生活場面の評価

（1）遂行機能障害が顕在化しやすい活動

遂行機能障害は，ADL など単独の活動やルーチンな活動では症状が出にくいため，入院中には特に問題を呈さず，自宅での IADL（手段的 ADL）や仕事など社会生活を営むなかで問題が顕在化することが多い. 問題が生じやすい生活場面をいくつかあげる.

● 旅行やホームパーティーの開催など，普段は行わないような計画を立てる.

● 手順が多い料理を作る.

● いくつかの作業を並行して行う. 新規の仕事を行う.

● 慣れない機器を使う. 複雑な機器を組み立てる.

（2）遂行機能障害の質問紙

a. 遂行機能障害の質問紙（DEX）

BADS の検査バッテリーに含まれており，この質問紙は本人と家族用があり，それぞれ 20 の質問から成る（**表2**）[8]. 問題が起こる頻度を 5 段階で回答し，最高得点は 80 点で，得点が高いほど遂行機能障害が強い. 純粋な遂行機能障害の症状だけでなく，前頭葉の損傷で起こる意欲や易怒性などの情動の問題や注意障害などを問う内容も含まれる.

表2 遂行機能障害の質問紙（DEX）

1. 単純にはっきりと言われないと，他人の言いたいことの意味が理解できない
2. 考えずに行動し，頭に浮かんだ最初のことをやる
3. 実際には起こっていないできごとやその内容を本当にあったかのように信じ，話をする
4. 先のことを考えたり，将来の計画を立てたりすることができない
5. ものごとに夢中になりすぎて，度を越してしまう
6. 過去のできごとがごちゃまぜになり，実際にはどういう順番で起きたかわからなくなる
7. 自分の問題がどの程度なのかよくわからず，将来についても現実的でない
8. ものごとに対して無気力だったり，熱意がなかったりする
9. 人前で他人が困ることを言ったりやったりする
10. いったん何かをしたいと本当に思っても，すぐに興味が薄れてしまう
11. 感情をうまくあらわすことができない
12. ごくささいなことに腹をたてる
13. 状況に応じてどう振る舞うべきかを気にかけない
14. 何かをやり始めたり，話し始めると，何度も繰り返して止められない
15. 落ち着きがなく，少しの間でもじっとしていられない
16. たとえすべきでないとわかっていることでも，ついやってしまう
17. 言うこととやることが違っている
18. 何かに集中することができず，すぐに気が散ってしまう
19. ものごとを決断できなかったり，何をしたいのか決められなかったりする
20. 自分の行動を他人がどう思っているのか気づかなかったり，関心がなかったりする

（Wilson BA, et al.：Behavioural Assessment of the Dysexecutive Syndrome. 1996./鹿島晴雄監訳，三村 将ほか訳：BADS 遂行機能障害症候群の行動評価日本版. 新興医学出版社；2003[8]）

b. 前頭葉機能に関する行動評価尺度（FrSBe）

アメリカで用いられている質問紙で，日本語版もある．前頭葉症状として起こりうる日常の問題を遂行機能障害の評価項目，脱抑制の評価項目，発動性ないしアパシーの評価項目に分けて評価し，それらをまとめて前頭葉症状として得点が算出される．前頭葉を損傷する前後を比較できるように作られている．質問紙は本人用と家族用があり，どのような頻度で起こるかを4段階で回答する．この質問紙における検査対象年齢は18〜95歳である．

c. 日本版前頭葉性行動質問紙（FBI）

1997年にケルテスらは，前頭側頭型認知症の示す認知行動障害を臨床的に検出するための簡便な介護者（家族など）による自記式の質問紙として開発し[9]，この日本語版である．

無気力や自発性の欠如など，前頭葉の機能低下により起こる可能性の高い症状が24問あり，どのような頻度で起こるかを4段階（ない，ときどきある，しばしばある，いつもある）で回答する．

3. 介入方法

1) 下位機能の正常化

遂行機能障害は記憶，注意と密接に関係するが，記憶，注意，言語の機能よりも上位の機能と位置づけられている．遂行機能障害と同時に他の認知機能も障害された場合には，遂行機能が正常に機能しない可能性が高く，遂行機能に割り当てられる制御資源が少なくなることが考えられる．そのため，注意や記憶など下位の機能がはたらきやすい状態にする．注意や記憶の機能が低下している場合，最初に注意や記憶の成分に関する訓練を実施する．

2) 本人の行動変容を目指した介入

遂行機能障害者には，計算やドリルなどの一般的な認知機能の訓練だけでなく，遂行機能障害にフォーカスした介入が効果的である．

(1) 自己教示法，メタ認知（自己内省）訓練

行為を行う前や最中に，目標や計画を声に出すという方法である．自己教示の段階づけとして，「小声で行う→声に出さずに言う→心の中で唱える」という順序で行う．自己教示の内容は，課題の確認や目標を決める，方略の選択と実行，結果のモニタリングなどが一般に用いられる．

前頭葉の損傷は，発動性の障害，遂行機能障害，自己の気づきや自己内省の障害を引き起こすため，前頭葉の損傷によって起こる遂行機能障害の場合，他者から指導されれば実行できることが多いが，自ら目標や計画を立案して自発的に行動することが難しい．考えを導くためにヒントや考え方を提示するなど支援し，支援の量を徐々に減らし，一人で考えられるように促す．達成できたことをフィードバックすることも重要である．教示内容は，症状や重症度を考えて選択し，アレンジする．

(2) 問題解決ストラテジー訓練

多次元で構成された複雑な問題をより操作しやすい部分へと分解して解決する方法を考える訓練をする．プロセスとして，ステージ1は与えられた課題を理解し把握する「問題の分析」，ステージ2は課題を細分化し，解決に向けて仮説を立てる「問題解決指向的活動」，ステージ3は結果を確認し誤りを修正する「評価と判定」である．

課題としては，紙面上で家族旅行の計画や時間の見積もりをするなど，日常的な場面の想定，または，実際の計画を立てて実行する．いずれもステージ3が重要で，自身の考えたことが適正な内容かフィードバックする．

前頭葉機能に関する行動評価尺度
（Frontal Systems Behavior Scale：FrSBe）

日本版前頭葉性行動質問紙
（Frontal Behavioral Inventory：FBI）
▶ Lecture 12・表1参照

ケルテス（Kertesz A）

注意障害への介入方法
▶ Lecture 9参照.

記憶障害への介入方法
▶ Lecture 10参照.

MEMO
メタ認知（meta-cognition；自己内省）
自分の認知活動を客観的にとらえ，自分で自分の心のはたらきを監視し，制御すること.

LECTURE
11

(3) グループ訓練

訓練内容としては，調理の計画と実施，旅行の計画，作品作りなどの活動を取り入れる．その際は，①ゴールの設定，②計画の立案，③計画の実行，④効果的な行動，⑤効果の検証と修正の過程を導入する．

高次脳機能障害者は，メタ認知の障害によって自分の行為を客観視することが難しく，他者が症状を説明しても，また，言葉として理解しても実感がもてず十分に理解できていない場合も多い．同じような障害をもつ他者の行動を見ることにより自分の障害を理解できることがあり，自身の行為のフィードバックにつながる．または他者と一緒に考えることで，一人では気がつかない考えを教わるなど適切な解決方法が促される．遂行機能障害では，コミュニケーションや社会的なスキルにも問題が生じる．対象者の感情などに対して適切に誘導や調整ができる支援者以外の他者とかかわるグループ訓練は，コミュニケーションや感情のコントロール，社会性などを身につける場となる．

3) 課題特異的な手段の教育

遂行機能障害があると，自ら計画し行動することが難しく，工程が多く複雑な作業になると失敗しやすくなる．したがって，仕事では，考える工程が少なく単純な作業にする．ルーチンな活動は失敗が少ないので，新規の課題でも家族や介護者など支援者が一緒に介入し成功体験を積み重ね，ルーチンな活動に変えていく．

院内のリハビリテーションでは，実際にいろいろな計画を立てる，買い物をする，時間の見積もりをするなど実践的な練習を取り入れ，成功体験を積み上げる．

4) 外的補助手段の活用

自ら行動に移すことや考えることが難しい場合は，行為の手順を表にするなどの準備をする．料理の献立が浮かばない場合や，手順がわからない場合は，冷蔵庫に対象者が作れる料理の献立や材料，作り方などを表にして貼る．朝の支度や仕事の順番などを記載したメモやチェックリストを，目の届く場所に貼る．何から始めてよいかわからない，または自発性の低下などがある場合は，一日の活動スケジュールを作成する．行動の開始が難しい場合は，アラームやリマインダー機能のある電子機器の利用も効果的である．

■引用文献

1) Hartje W, Poeck K著, 波多野和夫, 村井俊哉訳：臨床神経心理学. 第2版. 文光堂；2004. p.356-73.
2) Lezak MD：The problem of assessing executive functions. Int J Psychology 1982；17：281-97.
3) Lezak MD：Executive function. Neuropsychological Assessmen. 2nd edition. Oxford University Press；1983. p.38-40.
4) Sohlberg MM, Mateer CA：Management of dysexecutive symptoms. In：Cognitive Rehabilitation：An Integrative Neuropsychological Approach. Guilford Press；2001. p.230-68.
5) 渡邊正孝：前頭前野. 脳科学辞典. DOI：10.14931/bsd.1657
6) Sohlberg MM, Mateer CA著, 尾関 誠, 上田幸彦監訳：高次脳機能障害のための認知リハビリテーション—統合的な神経心理学的アプローチ. 協同医書出版社；2012. p.193-219.
7) 苧阪直行：高次脳機能とアウェアネス. 高次脳機能研究 2012；32 (3)：427-32.
8) Wilson BA, et al.：Behavioural Assessment of the Dysexecutive Syndrome. 1996. /鹿島晴雄監訳, 三村 將ほか訳：BADS遂行機能障害症候群の行動評価日本版. 新興医学出版社；2003.
9) 松井三枝, 三村 將ほか：日本版前頭葉性行動質問紙 Frontal Behavioral Inventory (FBI) の作成. 高次脳機能研究 2008；28 (4)：373-82.

■参考文献

1) Fuster JM：Cognitive Functions of the Frontal Lobes. Guilford Press；1999. p.187-95.
2) 山口修平：遂行機能障害と前頭葉ネットワーク. 認知神経科学 2008；10 (3-4)：284-9.
3) 福井俊哉：遂行（実行）機能をめぐって. 認知神経科学 2010；12 (3-4)：156-64.
4) 種村 純, 椿原彰夫：教材による認知リハビリテーション—その評価と訓練法. 永井書店；2009. p.204-13.

ここがポイント！
仕事を選択する際は，一日のスケジュールが同じで，単純な繰り返しの作業とする．新規の仕事では，見本を提示し，慣れるまで支援を受けるようにすると失敗を減らすことができる．

気をつけよう！
慣れない機器の操作ではトラブルが発生する可能性もあるため，できるだけシンプルな機器を使用する．

LECTURE **11**

実習 ・・・

遂行機能障害症候群の行動評価（BADS）の実施

1）実習目的

遂行機能障害があると，どのような課題でどのような失敗をする可能性があるのか
を考えながら BADS を実施する.

2）実習方法

検査者と患者役に分かれて，BADS を実施する（**図 1**）. 必要物品として，ストップ
ウォッチ，記録レコーダを準備する. 教示方法は BADS のマニュアル[1] を確認す
る. 臨床では患者から課題に対する質問もあるが，教示の内容によっては適切な評価
結果とならない可能性もあるので注意して検査を進める. 下位検査には，規則変換
カード検査，行為計画検査，鍵探し検査，時間判断検査，動物園地図検査，修正 6 要
素の 6 つがある（**表 1**）. 各下位検査の最高得点が 4 点，総合得点は 0〜24 点，年齢
補正された標準化得点を換算し，障害区分が提示される.

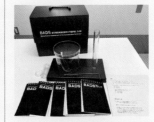

**図 1　遂行機能障害症候群
の行動評価（BADS）**

3）考察

（1）規則変換カード検査（図2）

注意の持続や規則の変換に柔軟に対応できるかなどが評価できる. 注意に著しい低
下がない場合で，第 1 施行のエラーが少なく，第 2 施行（規則の変換課題）でエラー
が増える場合は，変換の柔軟性が弱い可能性が高い.

（2）行為計画検査

規則を守ることと，課題を遂行するための道具を使用した問題解決能力や計画能力
が評価できる. 何も行動しない場合や，すぐに諦める場合は，問題解決能力が弱い可
能性が高い. ビーカーを触るなど規則を破る場合は，いろいろな情報を保持して考え
ていない，自己観察能力が弱い，抑制障害などの問題が考えられる.

（3）鍵探し検査（図3）

遂行機能障害を呈していると，規則性がなく行き当たりばったりになり，円を描く
程度のことが多い. この課題で重要なのは，効率よく確実に鍵が見つけられる道筋が
考えられることである. 計画を立てて行動できるかや，効果的に考えられるかが評価
される.

> **⚡ 気をつけよう！**
> 著しい注意障害や記憶障害を
> 呈している場合は，課題の指示
> を忘れてエラーにつながることも
> ある. 点数が低下しても純粋に
> 遂行機能障害なのかどうか，解
> 釈には注意が必要である.

LECTURE 11

表 1　遂行機能障害症候群の行動評価（BADS）の下位検査

規則変換カード検査	トランプのカードが提示され，規則に沿って「はい」「いいえ」で回答する 第 1 施行は赤なら「はい」，黒なら「いいえ」，第 2 施行は前のカードと同色なら「はい」，異なる色なら「いいえ」と回答する（図2）
行為計画検査	台に水の入ったビーカーとふた，試験管が設置されており，これらに直接触れずに提供されている道具を用いて試験管内のコルクを取り出す方法を考える
鍵探し検査	紙面上に正方形が書かれており，そこを野原と想定してどこかに鍵を落とす. その野原で鍵を探すにはどのように歩けばよいかをペンで記載する
時間判断検査	一般的な事柄についてどのくらい時間がかかるかを見積もり，回答する
動物園地図検査	動物園の地図を見て，定められたいくつかの規則を守り指定された動物を見て回る道筋を考える 第 1 施行はヒントなしで道筋を考え，第 2 施行はヒントが提示され，そのヒントに沿って道筋を考える
修正 6 要素	絵の名前を書く課題，計算課題，口述課題がそれぞれ 2 種類，合計 6 課題提示され，10 分間ですべてに手をつけるように指示される 同種類の課題を続けて行ってはいけないという規則がある

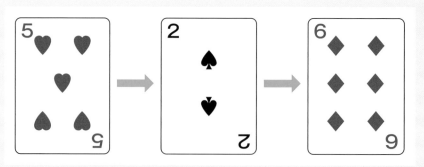

図2　規則変換カード検査（第2施行）の例
♥5→♠2→◆6の順番で呈示された場合，回答は「いいえ」→「いいえ」となる．

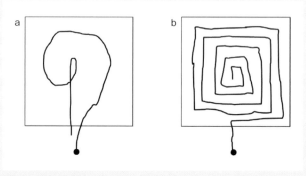

図3　鍵探し検査
a：行き当たりばったりで計画性がない．
b：同じ箇所を通らず野原全体を探せるように計画している．

(4) 時間判断検査

　日常生活の一般的な事柄について問うが，回答にはある程度の範囲が設けられている．特に日常で行っている事柄で時間の見積もりができない場合は，生活や仕事での時間の見積もりの障害も予測される．遂行機能障害があると，自身が行う行動に関する時間の見積もりが難しい．この時間判断の問題は，一般的な内容であるが経験や知識に影響する可能性があるため，注意する．

(5) 動物園地図検査

　第1施行は道順を考えて描く場合と，何も考えずに描き，すぐに行き止まりとなり規則を破る場合がある．遂行機能障害がある場合，後者のようになることが多く，検査の開始と同時に目についた動物の場所から線を引き始めることも多い．前者はいろいろな情報に注意を向けて計画しようと遂行機能をはたらかせているが，後者は計画性がなく行動している．

(6) 修正6要素

　時間配分を考えながら作業を組み立てる能力が評価される．なかには制限時間を気にせず同じ課題を続ける場合や，規則を忘れて同種類の課題を続けて行う場合がある．この課題も，時間の見積もりができるか，規則を守りながら課題を達成できるかなどが評価できる．この検査で失点する場合，生活や仕事でも時間配分ができず，一つの工程に時間をかけすぎて最後に時間がなくなり失敗する可能性が考えられる．

■引用文献

1) Wilson BA, et al. : Behavioural Assessment of the Dysexecutive Syndrome. 1996. /鹿島晴雄監訳，三村 將ほか訳：BADS 遂行機能障害症候群の行動評価日本版．新興医学出版社：2003.

ここがポイント！
BADSの検査中に患者がどのような反応や言動をするか，どのような思考過程をしているかなどを考えながら観察する．遂行機能障害があると，あまり考えずに課題を行うため，すぐに失敗するなどがある．

気をつけよう！
患者が間違えても正答は教えない．回答を教えると数か月後の再検査時に回答を記憶しており，正確な検査ができなくなる．

LECTURE
11

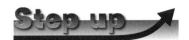

応用実習：脳損傷者の遂行機能障害について ICF モデルに基づいた統合と解釈を行う

以下の症例について，理解を深めるため，**実習課題1〜3**を設けている．それぞれの課題に対して，各自考察し，ICF（国際生活機能分類）モデルに基づいた統合と解釈を行う．なお，模範解答は**巻末資料**に記載している．

1）症例の概要

35歳，男性，右利き．水上バイクの事故による脳挫傷．頭部CTで右尾状核部の脳出血，右急性硬膜下血腫，外傷性くも膜下出血を確認，右前頭葉の広範囲の損傷．6か月後に麻痺が改善し退院，週1回外来リハビリテーションと週2回での復職開始．家族構成は，妻と子どもの3人暮らしで，住居は社宅の1階．職業は，建築会社の現場監督から復職時は総務課へ異動．性格は温和で，職場での人間関係は良好．本人と家族のニーズは復職である．

2）他部門からの情報（退院時のサマリー）

（1）医師

服薬なし．麻痺を呈していたが，退院時にはほぼ改善している．現在は右前頭葉の損傷による高次脳機能障害が残存している．今後は復職に向けてリハビリテーションを継続する．

（2）看護師

入院当初はADLに介助が必要だったが，退院時は入浴などしていないことに対し，声かけをする程度で，ADLの介助は行っていない．

（3）理学療法士

左下肢の筋力低下があり，屋外での独歩は可能だが，足場の悪い場所での移動はリスクがある．

（4）作業療法士

入院中は左上肢の機能訓練とADL練習を実施していた．左半側空間無視がみられていたが，退院時には改善している．

（5）言語聴覚士

言語障害はないが会話の速度は遅い．リハビリテーション開始時のウェクスラー記憶検査改訂版（WMS-R）は，言語性記憶63，視覚性記憶60，注意/集力中85，遅延再生はスケールアウト．

3）作業療法評価（外来リハビリテーション開始時）

（1）神経心理学的検査

BADS，DEX，KWCST，WAIS-Ⅲ，CAT，WMS-R，BIT，TMTの結果を表1に示す．

（2）身体機能評価

握力は右47.7kgf，左28.7kgf，簡易上肢機能検査（STEFF）は右98点，左89点．

（3）ADL，IADL，仕事場面の評価（本人，家族，職場からの情報を含む）

● 何をするのも時間がかかる（家族）．仕事の失敗が多い（本人）．

● 通勤，通院は公共交通機関を利用して一人で移動している．準備も含めて一人で行っているが，遅刻が多い（家族）．

● 家事の手伝いに時間がかかる（夕食を7時に食べられるように準備するが，結果として食事ができるのが8時過ぎになる）．不要な物を買ってくる．休日は子どもと遊ぶ（家族）．

● パソコンでの書類作成では，文章の入力はできるがフォーマットは作成できず，記入間違いや漏れが多い．複数の仕事を頼むと抜けやミスが増える．仕事の優先順位が考えられず，期限内に終わらず同僚が助けることが多い（職場）．

LECTURE
11

表1 神経心理学的検査の結果（外来リハビリテーション開始時）

BADS	総プロフィール12点，年齢補正得点65点，区分：障害あり 規則変換カード3点，行為計画4点，鍵探し1点，時間判断1点，動物園地図1点，修正6要素2点
DEX	本人41，家族51（よくある，ほとんどいつもと本人または家族が回答した項目：1～7，11～13，15，18～19）
KWCST	達成カテゴリー0，ネルソン型保続（直前の誤反応と同じ誤りを行う）8，セットの維持困難7，全誤反応23
WAIS-Ⅲ	言語性IQ（VIQ）89，動作性IQ（PIQ）68，全検査IQ76 群指数：言語理解92，知覚統合77，ワーキングメモリ96，処理速度54
CAT	● 視覚性抹消課題3（237秒，正答率98，的中率100），か（169秒，正答率84，的中率100） ● SDMT達成率29% ● PASAT正答率100%，所要時間84秒
WMS-R	言語性記憶101，視覚性記憶101，注意/集中力103，遅延再生92
BIT	通常検査144点，行動検査81点 失点は線分二等分試験で右寄りになる
TMT	TMT-A 178秒，TMT-B 205秒（見落としによるエラーはなし）

BADS：遂行機能障害症候群の行動評価，DEX：遂行機能障害の質問紙，KWCST：慶應版ウィスコンシンカード分類テスト，WAIS-Ⅲ：ウェクスラー成人知能検査Ⅲ，CAT：標準注意検査法，SDMT：Symbol Digit Modalities Test，PASAT：Paced Auditory Serial Addition Test，WMS-R：ウェクスラー記憶検査改訂版，BIT：行動性無視検査，TMT：Trail Making Test.

表2 ICF（国際生活機能分類）を用いた課題の抽出

	マイナス面	プラス面
心身機能・身体構造		
活動		
参加		
環境因子		
個人因子		

4）実習課題

1. 外来リハビリテーション移行時の作業療法評価計画を立案する．
①右前頭葉の損傷から起こりうる症状を考え，その症状に対する検査項目を考えなさい．
②医学的情報や一般的情報もふまえて作業療法評価計画を立案しなさい．
2. 神経心理学的検査の結果（表1）を解釈する．
3. ここまでの情報をふまえて，「統合と解釈」を記述し，表2を完成させる．

LECTURE
11

社会的行動障害

到達目標

- 社会的行動障害の具体的な症状や生活場面での現れ方を理解する.
- 社会的行動障害の評価と介入方法を理解する.
- 社会的行動障害の行動分析（コラムシート）を理解し，作成する（実習）.

この講義を理解するために

社会的行動障害は，医療機関を退院後，日常生活や社会生活への復帰後に出現することが多いため，長期間にわたって対処に苦慮する症状です．症状が出現する要因やタイミングは，個人や状況によって変化するのが大きな特徴です．そのため，作業療法士には個々のケースに対して発生した状況を細かく観察して分析する力が求められます.

社会的行動障害を学ぶにあたり，以下の項目を学習しておきましょう.

- □ 大脳皮質の主要な機能局在について学習しておく.
- □ 社会的行動障害に関連する前頭前野の機能について学習しておく.
- □ 高次脳機能障害の行政的分類（注意障害，記憶障害，遂行機能障害，社会的行動障害）について学習しておく（Lecture 9〜11）.

講義を終えて確認すること

- □ 社会的行動障害の具体的な症状や生活場面での現れ方が理解できた.
- □ 社会的行動障害の評価と介入方法が理解できた.
- □ 社会的行動障害の実際の症状について，行動分析および ICF（国際生活機能分類）の観点を用いた解釈が行える.

社会的行動障害
(social behavior disorder)

📖 **MEMO**

高次脳機能障害支援モデル事業
交通事故などの脳損傷後，問題行動や社会性などを含む多彩な症状を有するが，明確な診断や身体障害がないために障害者手帳などの社会制度が利用できない事例が多くみられた．そのような事態に対し，行政的に高次脳機能障害を明確にし，支援体系を整備することを目的に2001年から厚生労働省による高次脳機能障害支援モデル事業が実施された．その結果「高次脳機能障害 診断基準ガイドライン」が示され，記憶障害，注意障害，遂行機能障害，社会的行動障害の4つが高次脳機能障害の主症状として定義された[1]．社会的行動障害の症状はさらに5つに分類される．

1. 総論：社会的行動障害

1) 分類

「高次脳機能障害者支援の手引き」[1] によると，社会的行動障害は，①意欲・発動性の低下，②情動コントロールの障害，③対人関係の障害，④依存的行動，⑤固執の5種に分類される．

2) 関連部位

社会的行動障害を生じる疾患は，頭部外傷，脳血管障害，脳腫瘍，脳炎，低酸素脳症後遺症，前頭側頭型認知症など多岐にわたる．障害には，前頭前野が大きくかかわっている（**図1**）[2,3]．前頭前野は，脳の後方領域に知覚入力され連合野で統合された情報を受け取り，判断，処理を加えて反応するための中核的部位である．それにより目の前の出来事に的確に対応することや，人間らしい社会性を保つことが可能になる．前頭前野を損傷すると，物事を効率よく処理することが困難になる遂行機能障害や，感情や行動のコントロールが困難になり社会的に問題のある行動をとってしまう，対人関係を構築するのが難しい，自発性が低下するなどの社会的行動障害が生じることがある．ただし，社会的行動障害は，失語，失行，失認に代表されるような特定の脳損傷領域と関連する他の症状とは異なり，損傷部位との明確な関連がないこともある[3]．他の記憶や注意，遂行機能の低下の結果として社会的に問題とされる行動が現れることがある．一方，それらの症状がみられない，もしくは軽度であるが社会的行動障害が強く現れる場合もある．

3) 生活場面での症状の現れ方

社会的行動障害は他の高次脳機能障害と異なり，入院中には想定できない症状が後になって出現することが多くある．症状が出現する要因やタイミングは個人により，そして状況により変化するのが大きな特徴であり，常に同じ現れ方をするとは限らない．実際には医療機関を退院後，日常生活や社会生活へ復帰後に顕在化し，長期間にわたって対応に苦慮するケースも多くみられる．

💡 **ここがポイント！**

社会的行動障害の症状は，前頭前野，特に前頭葉眼窩部，前頭葉内側部を中心に辺縁系，前脳基底部，側頭葉内側面など，さまざまな部位の損傷により生じる．

LECTURE
12

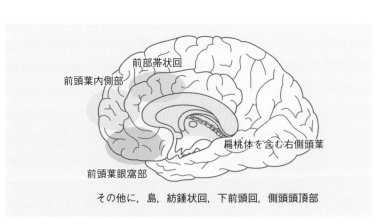

図1 社会的行動障害に関連する前頭前野の病変
前頭前野は，大きく3つの部位に分類される．前頭葉眼窩部，前頭葉内側部，背外側前頭前野である．そのなかで社会的行動障害にかかわりが強いのは前頭葉眼窩部および前頭葉内側部といわれる．
前部帯状回は，情動の処理や運動の選択にかかわり，前頭葉眼窩部，前頭葉内側部双方ともに連絡線維をもつ[2]．他にも側頭葉内側面（特に右）や島，紡錘状回など，社会的行動障害にかかわる脳の部位は幅広い．これらの部位は互いに密接な神経ネットワークをもち，それぞれの部位を単独で損傷するとは限らないため，実際には症状と損傷部位を明確に区別できないことも多い[3]．

病巣に対応した症状が一つずつ出現するのではなく，注意障害や遂行機能障害などにより状況に対する処理能力を超えた場面で混乱した結果，「（周囲からみると）問題と思われる社会的行動障害」が出現したととらえられることも多い．すぐに「これは社会的行動障害である」と決めつけることがないよう，作業療法士として適切に評価する必要がある．

行動に対する周囲のとらえ方や影響は人それぞれであり，ある人にとって「周囲に迷惑を及ぼすような問題行動」が，他の人にとっては「それほど気にならない行動」ということもあるため，個々の対象者の生活背景も具体的に探ることが重要である．「高次脳機能障害者支援の手引き」[1]に分類されている社会的行動障害の5つの症状について，生活場面での現れ方を例示する．

（1）意欲・発動性の低下（アパシー）

日常生活から社会生活まで，さまざまな活動に対する自発性が低下し，促しがないと行動を開始できない状態や，表情が乏しく感情表現が減少するなどの症状である．興味のあること以外は日々の生活すべてに声かけが必要なこともあり，家族や介護者など周囲の支援者の負担が大きい．アラームなどの代償手段に対する使用意欲が低下していることもあり，行動の変容に苦慮することが多い．その症状から抑うつ状態と混同されることがあるが，抑うつ状態が自らの症状を悲観的に訴える罪業感が主体であるのに対し，アパシーは自らの症状に対する気づきの低下がみられ，悲観的になることは少ない．

（2）情動コントロールの障害

周囲からみると些細な出来事に対して，過剰に喜怒哀楽を表出する状態である．電車の列に割り込んだ人に対して大声を上げる，家族に対して些細なことですぐに怒鳴るなどの例や，ほしいものを我慢できない過食や浪費などの例もある．突然怒り出すため，周りにいる人は驚くが，本人はその後，何事もなかったかのように気分が回復している．指摘すると本人は「そのような行動はしなければいいと思います．改善できると思います」と口頭では述べるが，実際には行動改善が困難という例が多いのも特徴である．

外界に対して情動や感情を適切に方向づけることや，コントロールできない脱抑制が前景となる臨床症状を脱抑制症候群という．脱抑制と関連する症状には，泣き叫び，多幸，言語的攻撃性，他者および物に対する攻撃性，自己破壊的行動，性的脱抑制，運動性焦燥，でしゃばり，衝動性，ギャンブル，万引きなどがある．

（3）対人関係の障害

相手の気持ちを察することや人との距離が不適切になり，場の空気が読めない，過度に親密な発言や行動をするなどの症状が出現する．

他者の気持ちや考え，意図を理解し行動を予測することや，同時に自身の感情に気づき，それに合わせて行動をコントロールするなどの能力を社会的認知という[5]．対人関係の構築と維持に非常に重要であり，家庭内では家族との関係，職場では上下の人間関係などに大きな影響を及ぼす．初対面の人になれなれしく話しかける，相手が忙しくしていても気づかず話しかける，自分の意向を相手の状況を考えずに要求するなどの症状がある．社会的認知のなかで，相手や自身の心を理解する能力は「心の理論」の能力ともよばれ，評価する方法として「サリーとアンの課題」がある[6]．

（4）依存的行動

自分でできることも家族など周囲の人に依存する，幼児性や退行が出現する．着替えなど身の回りの動作を家族などに頼る，使用する物品の好みが幼くなる，家族と一緒に行動することを好むなどの症状である．

MEMO
抑うつ状態とアパシー（apathy）の違い[4]
情動とは，明確な原因によって起こる恐怖や怒り，喜びなどの感情で，持続時間は短時間である．気分とは，中・長期的に持続する感情であり，原因が明確でない場合もある．抑うつ状態では，悲しみや空虚感などの気分が継続し，食欲減退や睡眠障害も伴い，自らの状態を自覚し訴える．それに対してアパシーでは，主体的に感情を表出することや興味，意欲の低下を示すが，自らの状態への気づきが低下し，適切な代償手段（行動を起こすための道具など）を用いる練習をしようとしないことが多い．アパシーは抑うつ状態とは異なり，他者からの直接的な励ましなどの援助によって一時的に行動の惹起が可能なこともある．

調べてみよう
社会的認知
脳のさまざまな部位が関連する人間ならではの能力である．高次脳機能障害だけでなく，精神障害領域においても注目されており，介入方法が検討されている．社会的認知についていろいろな分野の書籍を調べて知識を深めておこう．

心の理論
▶ Lecture 11 参照．

MEMO
サリーとアンの課題[6]
「心の理論」を評価する方法として有名な課題である．評価者は，絵とともに次のような話をする．「サリーとアンの2人の人形が同じ部屋にいます．サリーは自分のカゴの中にビー玉を入れました．その後，サリーは部屋を出ていきました．サリーがいない間に，アンがビー玉をサリーのカゴから取り出し，自分（アン）の箱に隠しました」．そして被検者に「サリーはビー玉を見つけるためにどこを探しますか」と質問する．正解は「サリーのカゴ」である．しかし「心の理論」が発達していない場合，「（実際に今ある）アンの箱」と答える傾向がある，というものである．自閉症に対する評価として主に用いられてきたが，高次脳機能障害の評価にも用いられている．

LECTURE 12

1つのことが頭から離れず，こだわりが強くなる，柔軟な思考が困難になるなどがある．毎日決まったルートを散歩し，違うルートを提案されても気が進まない，毎日同じパンを買うなどの常同行動がみられる．こだわりの対象をなくすとストレスが強まることもある．同じ物を収集し自宅にため込むなどの行動がみられることもある．

2. 臨床評価

1) 質問紙を用いた評価

(1) 日本版前頭葉性行動質問紙 (FBI)（表1）[7]

前頭葉に関連する症状である24項目について，家族あるいは介護者が4段階で評定する．

(2) 社会適応障害調査票 [8]

自己中心性・感情コントロールの低下，自発性の低下，意思疎通の困難さ，記憶力の低下，抑うつ，状況把握の困難さの6因子36項目の質問について，本人をよく知る人が4段階で評定する．

(3) 遂行機能障害の質問紙 (DEX) [9]

遂行機能障害症候群の行動評価 (BADS) に付属している質問紙で，本人用と家族・介護者用がある．

(4) 標準意欲評価法 (CAS) [10]

対象者の意欲と自発性を，面接，質問紙，行動観察により総合的に評価する．

(5) やる気スコア [11]

意欲や自発性の低下に関する14項目の質問に対して，本人が4段階で返答する．

2) 課題を用いた評価

アイオワ・ギャンブリング課題

4組のトランプカードの山から，順にカードを引いていく課題である．報酬は高いが損失も高いカードの山と，報酬は少ないが損失も少ないカードの山があるなかで，社会的行動障害がある対象者は，損失をわかっていても報酬が高い山のカードを引く傾向がある．

3) 生活場面の評価

個々の対象者について，実際に社会的行動障害が生じている場面の評価はたいへん重要である．これらは既存の評価用紙で十分に評価できるものではなく，時にはビデオ撮影し，症状が出現した時間，場所，周囲の環境，本人の行動，思考や感情について詳細に分析することで，症状を誘発する要因を探ることができる．

家族や支援者など周囲の人が観察記録を作成する方法の他に，コラムシートといわれる記録表を本人とともに作成することで，行動の分析，評価だけでなく同時に介入するという方法がある．

3. 介入方法

社会的行動障害は，個々の対象者について改善が必要な部分に対して介入する．症状のすべてに介入するのではなく，家庭や社会を含めた生活上で優先的に介入が必要な項目が何か，当事者を含めて決定していくトップダウンアプローチが重要である．自身の行動変容が必要な場合もあれば，環境調整，家族のかかわり方の修正が必要になることもある．

1) 本人の行動変容を目指した介入

行動変容に対しては，心理学的療法の視点を含め，さまざまな技法がある．

日本版前頭葉性行動質問紙
（Frontal Behavioral Inventory：FBI)

遂行機能障害の質問紙
（Dysexecutive Questionnaire：DEX)
▶ Lecture 11 参照.

遂行機能障害症候群の行動評価
（Behavioural Assessment of the Dysexecutive Syndrome：BADS)
▶ Lecture 11 参照.

標準意欲評価法
（Clinical Assessment for Spontaneity：CAS)

アイオワ・ギャンブリング課題
（Iowa gambling task：IGT)

💡 ここがポイント！
行動の三項随伴性「手がかり→行動→結果」を分析する
人の行動は個人の習慣，反応パターンで成り立っており，先行する手がかり，行動，結果の三項随伴性がある [12]．例えば，電車の中で周囲がうるさくなると（先行する手がかり），イライラして他の客を怒鳴ってしまう（行動）ため，周囲の客が驚く，一緒にいた家族が恥ずかしい思いをする（結果）というように社会的行動障害が形成されていく．この場合，周囲がうるさいという「手がかり」に対して，混雑時を避けて電車を利用する，耳栓やヘッドホンを使用するなどの対処法を用いることで，怒鳴るという「行動」を減少させることが可能となる．このように症状に対して一つずつ行動分析を行うと，介入へのヒントが得られる．

コラムシートの作成
▶ 実習参照.

表1 日本版前頭葉性行動質問紙（FBI）

各項目は 1. 無気力，2. 自発性の欠如，3. 無関心/情動鈍麻，4. 柔軟性のなさ，5. 具体的思考，6. 身だしなみの無頓着さ，7. 解体，8. 不注意，9. 洞察のなさ，10. 発話量の減少，11. 発語失行，12. 保続，13. いらいら，14. 行き過ぎた冗談，15. 判断のわるさ，16. 不適切さ，17. 衝動性，18. 落ち着きのなさ，19. 攻撃性，20. 口唇傾向，21. 性的亢進，22. 使用行動，23. 失禁，24. 他人の手徴候

FBI（日常生活における質問紙）

お名前（　　　　　　　　　　　）

記入者（　　　　　　　　　　　）

　　　　年　　月　　日

日常生活の中で，以下の項目がどのくらいの頻度でみられたと思いますか？
4つ（ない・ときどきある・しばしばある・いつもある）の中から最も近いものを選択して，○印を記入してください

		ない	ときどきある	しばしばある	いつもある
1	友人づきあいや日常生活に無関心になっていますか？				
2	促されないと，自分で何かを始められないことがありますか？				
3	嬉しいことや悲しいことに以前よりも感情を表さなくなりましたか？				
4	最近，頑固になったり，合理的に自分の考えを変えられないことがありますか？				
5	言われたことのごく一部の具体的な内容だけにとらわれて，意味を適切に理解できないことがありますか？				
6	清潔さや身だしなみに以前より気をつかわなくなったと思うことがありますか？				
7	複雑な行動を計画したり，組織立てて行うことができなくなりましたか？　根気がなく，すぐに気が散って，やりかけたことを最後までできないことがありますか？				
8	進行中のことに集中できず，脱線したり，ついていけなくなったりすることがありますか？				
9	自分の問題点や変化に気がつかなかったり，指摘されてもそれを否定したりすることがありますか？				
10	話す量が以前よりも減ったと思うことがありますか？				
11	発音が不明瞭になったり，音の間違いや，言いよどみに気づくことがありますか？				
12	同じ行動や発言を繰り返すことがありますか？				
13	日頃のストレスや欲求不満に対して，苛立ったり，かっとなったりすることがありますか？				
14	行き過ぎた冗談，人を不愉快にさせる冗談，その場に不適切な冗談を言うことがありますか？				
15	物事を決めたり，車を運転したりするとき，無責任な，あるいはなげやりな行動をとったり，不適切な判断をすることがありますか？				
16	社会のルールを守らず，常識から逸脱したことをしたり，言ったりすることがありますか？　乱暴になったり，子供っぽい態度をとったりすることがありますか？				
17	一時の思いつきで，結果を考えない行動や発言をすることがありますか？				
18	落ち着きがなく，じっとしていないことがありますか？				
19	攻撃的になったり，他人を怒鳴りつけたり，人に怪我をさせたりすることがありますか？				
20	普段よりも多くの水分をとったり，やたらと食べ過ぎたり，食べられないものでさえ口に入れたりすることがありますか？				
21	性的な行動が普通でなかったり，または過剰になることがありますか？				
22	手の届くものや目に入るものを触ったり，いじったり，手にとって調べたりせずにいられないことがありますか？				
23	尿や便をもらしてしまうことがありますか？（膀胱炎や動けないなど，病気による場合を除く）				
24	関節炎，怪我，麻痺などがないのに，一方の手がもう一方の手を邪魔してうまく使えないことがありますか？				

（松井三枝ほか：高次脳機能研究 2008：28〈4〉：373-82[7]）

（1）認知行動療法[12]

　心理学の領域で広く用いられている技法で，対象者の行動の要因となる認知（思考）の偏りや癖を検討し，本人が自ら気づくことで不快な感情や行動を修正する．対象者の主体的な作業獲得を目標とする作業療法においても参考になる技法が多い．

表2 セルフモニタリング法

活動スケジュール			
	活動	楽しみ	達成感
10時	外出	80%	100%
⋮			
12時	昼食	70%	30%
13時	編み物	100%	80%
⋮			
16時	買い物	70%	50%

1日の活動内容を，できるだけ詳細に記入する．その後，それぞれの活動について楽しみ，達成感などの気分がどの程度か，数値で表現する．

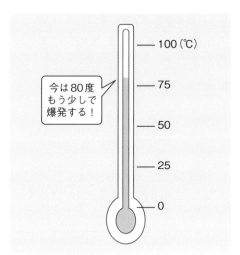

図2 感情温度計

a. セルフモニタリング法[13] (表2)

1日の活動スケジュール表を作成し，活動それぞれについて気分を数値で表す．自分の生活が「見える化」されることにより，目標を設定しやすくなる．楽しみややりがいのある活動を増やす方法を考え，定期的にモニタリングし，活動の変化を振り返る．

b. 認知再構成法（コラム法）[14]

社会的行動障害と思われる症状が生じた場面について，周囲の状況や対象者の行動，思考，感情などを詳細に記録し，分析する．支援者とのやりとりをとおして記録表を作成し，並行して対象者が自らの思考のパターンに気づき，バランスのとれた考え方へ修正していく方法である．対象者が思考のパターンを変化させることで，行動変容への意欲につながり，介入効果が高まることも多い．

c. 自己教示法[12]

行うべき言動や情動を落ち着かせるための方法を，対象者自身が言語化することで意識化する方法である．言語化が習慣化したら，声量を小さくしてつぶやく，心の中で言うというように段階的にフェードアウトさせていく．例えば，緊張する場面で「3回深呼吸」と言った後に深呼吸をすることを繰り返し，慣れたら声量を小さくし，さらには無声で深呼吸することを習慣化する．

(2) アンガーコントロール[15]

情動のなかでも怒りの抑制に関する技法である．対象者が自分の怒りが生じるしくみを理解することと，自分の怒りのサインを振り返り，怒りをしずめる方法を習得することを目標とする．

a. 感情温度計[5] (図2)

日常のさまざまな場面を思い出し，そのときの怒りを温度計で表現する．普段から怒りを温度で表すことを習慣化していると，自らの怒りのサインを認識しやすくなる．

b. 瞬間的に怒りをしずめる方法

怒りの温度が高くなったときに瞬間的に温度を下げるための方法を練習する．呼吸法，漸進的筋弛緩法，風景イメージ法などがある．

c. 環境を変える

感情がコントロールできなくなった場合に，その場を離れる，深呼吸をするなど，個人に合った方法を練習する．好きな音楽を聴く，散歩をするなども有効である．行動そのものをすぐに直そうとするのではなく，他の行動で置き換えることが効を奏することが多い．

認知再構成法（コラム法）
▶実習参照．

自己教示法
▶ Lecture 11 参照．

✍ MEMO

● 呼吸法
息を吐くことを意識した呼吸をゆっくりと行う．以下の手順で行う．
① リラックスした状態を連想させる言葉（安らか，穏やかなど）を選ぶ．
② 鼻から息を吸い，口からゆっくり吐く．
③ 息を吐きながら，①の言葉をゆっくり言う．
④ 息を吐いた後，4秒待つ．
⑤ ①〜④を繰り返す．

● 漸進的筋弛緩法
筋肉をやわらかく伸縮させる．頸部から肩甲帯，上肢，下肢の順に行う．

● 風景イメージ法
① 自分が安らげる，落ち着きを感じる風景を考える．
② ①の風景を，すべての感覚を使ってできる限り想像する．
③ 5分程度，風景に集中する．

LECTURE 12

（3）対人コミュニケーションへの介入

　対人コミュニケーションの問題は，社会的行動障害を有する人にとって非常に重要な課題となる．コミュニケーションの問題には，情報の処理に伴う困難，言語表出の問題，非言語的コミュニケーションの問題など，さまざまな要因があり[5]，個人差も大きいため，どのような場面（場所，相手，内容など）でどのような障害が生じているか，詳細に観察・評価することが重要である．また，コミュニケーションには表情，ジェスチャー，身体の動き，相手との距離など，さまざまな要素が含まれ，社会的認知が関与する[5]．

a．アサーショントレーニング[16]

　アサーションとは，自分も相手も大切にした自己表現である．自分の気持ちや考え，信念などに正直に，その場にふさわしい方法で表現できるコミュニケーションを練習する．

b．ソーシャルスキルトレーニング（SST）[17]

　ソーシャルスキルとは，対人交流を含む社会生活技能である．アサーショントレーニングを併用してSSTを行うことも推奨されている．

2）環境調整

（1）周囲の環境の配慮

　個々の症状に対応した環境に調整し，症状の軽減を図る．外的刺激が多いと，環境に適応できず易怒性や意欲の低下が現れることがある．例えば，夕方になると脳の疲労の影響が出る場合は集中力を要する作業は午前中に行う，疲労したときは人が少なくゆっくりできる場所へ移動する，食事はテレビなどの刺激を少なくして静かな音楽をかけるなどがあげられる．

（2）個人に有効な戦略の使用

a．キューによる促し

　キューとは，行動を促す手がかりのことで，言語やジェスチャー，音などである．支援者が直接声をかけることや，アラームや行動を記したポスターなどを掲示し，対象者に自発的な行動を促すこともある．公共の場で大声を出してしまう場合，自治体で配布しているヘルプマークをつけて外出し，怒りがわいてきたらそれを見て気持ちを落ち着けることなども対策の一つである．

b．行動のパターン化

　日々の行動をパターン化することで症状の改善が可能なことも多い．自発性の低下が著明な場合，これだけは自分でやるという活動をポスターにして見える場所へ貼っておき，できたらチェックを入れるということを習慣化する．予定を入れる際は午前か午後のどちらかに決め，待ち合わせには同じ場所を選ぶなど，習慣化することで安心感が得られ，落ち着いた行動が可能になる．

3）家族，周囲の人への支援

　社会的行動障害は，周囲の人がかかわり方を工夫することにより人間関係が良好となり，症状が軽減できることも多い．家族などへの支援も有効である．

（1）家族のかかわり方の練習[12]

a．消去

　周囲にとって問題となる行動を起こすことにより，本人に有利な状況が生じている場合は，行動を起こしても有利にならないという状況をつくる．家族への依存が強く，できることも自分で行おうとしない場合は，家族は頼まれても手伝わないという姿勢を繰り返すことで，自分で行うようになる．

📖 MEMO

アサーショントレーニング
（assertion training）
自己表現の方法は，以下の3種類に分類できる．
①攻撃的：相手を尊重せず，一方的に自分の意見を相手に押し付ける方法．対人関係の構築が難しい．
②受身的：自分を抑え，相手の意見のみを尊重する方法．自己効力感の低下や，相手への拒否感が生じる．
③アサーティブ：相手の意見も，自分の意見も大事にする方法．
アサーショントレーニングでは，③のアサーティブな表現で意見を言う方法を練習する．

📖 MEMO

ソーシャルスキルトレーニング
（social skills training：SST）
精神障害領域の作業療法で広く用いられている介入技法である．高次脳機能障害に対しても，個別やグループ訓練で広く用いられている．以下の手順で進める．
①前回の内容と宿題を確認する．
②スキル獲得訓練：例えば，「一度に多くの頼み事をされてイライラしたとき，どのように相手に伝えるか」をテーマにロールプレイを用いて練習する．テーマの説明，良くない伝え方と良い伝え方を見本としてモデリングを行った後，参加者が実際にロールプレイで会話の練習をする．他の参加者からフィードバックを得て再度練習する．
③宿題の設定：練習したスキルについて，実際の場面でも活用するよう宿題が出される．

LECTURE 12

LECTURE 12

b．トークンエコノミー

トークン（代理貨幣）を一定量集めると，利益を得ることができるというしくみである．浪費を抑えることができた日には1ポイントを加算し，5ポイントたまったら好きな物が買えるというルールを設定しておき，達成感へつなげる．

c．タイムアウト

怒りがコントロールできず大声を出したときは，お互いがその場から離れるなど，一定の時間，環境を変えることや，休止や中断をすることである．環境を変えることで怒りがおさまることも多い．

（2）家族への支援

社会的行動障害は，退院後に症状が出現し，症状は長期間にわたるため，家族がその状態を受け入れられず，大きな負担となることがある．本人は自身の症状に対する気づきが低下しているため，家族のほうが疲弊してしまう．そのような場合は，家族ではない第三者が間に入ることで冷静に対処法を考えることができる．また，発症から長期間経過して困難にうまく対処している家族も存在する．地域にある家族会などに参加し，同じような体験をしている家族の対処法を聞くことにより，家族の行動変容が可能になる．本人だけでなく，周囲を含めた支援が重要となる．

■引用文献

1) 高次脳機能障害支援普及事業支援機関等全国連絡協議会：高次脳機能障害者支援の手引き（改訂第2版）．2008．http://www.rehab.go.jp/brain_fukyu/data/

2) 前島伸一郎，大沢愛子：大脳内側面・底面（眼窩面）の構造とネットワークの概観．神経心理学2017；33（4）：222-8．

3) 村井俊哉，生方志浦：精神科の立場からみた高次脳機能障害—アパシー，脱抑制，遂行機能障害．認知神経科学2017；19（3・4）：164-70．

4) 日本高次脳機能障害学会 教育・研修委員会編：注意と意欲の神経機構．新興医学出版社；2014．p.119-36．

5) Winson R, Wilson BA, Bateman A：The Brain Injury Rehabilitation Workbook./廣實真弓監訳：ワークブックで実践する脳損傷リハビリテーション．医歯薬出版；2018．p.103-52．

6) Baron-Cohen S, Leslie AM, Frith U：Does the autistic child have a "theory of mind"? Cognition 1985；21（1）：37-46．

7) 松井三枝，三村 將ほか：日本版前頭葉性行動質問紙 Frontal Behavioral Inventory（FBI）の作成．高次脳機能研究2008；28（4）：373-82．

8) 駒沢敦子，鈴木伸一ほか：高次脳機能障害者における社会的行動障害についての検討（1）—社会適応障害調査票作成と信頼性・妥当性の検討．高次脳機能研究2008；28（1）：20-9．

9) Wilson BA, Alderman N, et al.：Behavioural Assessment of the Dysexecutive Syndrome. Thamas Valley Test Company；1996./鹿島晴雄監訳：BADS遂行機能障害症候群の行動評価日本版．新興医学出版社；2003．

10) 加藤元一郎：標準注意検査法（CAT）と標準意欲評価法（CAS）の開発とその経過．高次脳機能研究2006；26（3）：310-9．

11) 岡田和悟，小林祥泰ほか：やる気スコアを用いた脳卒中後の意欲低下の評価．脳卒中1998；20（3）：318-23．

12) 鈴木伸一，神村栄一，坂野雄二監：実践家のための認知行動療法テクニックガイド—行動変容と認知変容のためのキーポイント．北大路書房；2005．

13) 大嶋伸雄：PT・OT・STのための認知行動療法ガイドブック—リハビリテーションの効果を高める．中央法規出版；2015．p.146-58．

14) 大嶋伸雄編著：作業療法カウンセリング．三輪書店；2020．p.147-62．

15) 高齢・障害・求職者雇用支援機構 障害者職業総合センター職業センター：気分障害等の精神疾患で休職中の方の怒りの対処に関する支援—アンガーコントロール支援の技法開発．2016．https://www.nivr.jeed.or.jp/center/report/p8ocur000000025z-att/practice29.pdf

16) 吉田寿夫，園田雅代：人権教育にかかわるアサーション・トレーニング—「自他相互尊重」を具現化するコツ．教育心理学年報2014；53：237-40．

17) 岡村陽子，大塚恵美子：社会的行動障害の改善を目的としたSSTグループ訓練．高次脳機能研究2010；30（1）：67-76．

18) 日本高次脳機能障害友の会．https://npo-biaj.sakura.ne.jp/top/top/top/aboutus/activity/

実習

社会的行動障害の行動分析：コラムシートの作成

　社会的行動障害は，個々の対象者に対し，問題と思われる行動が発生した状況を細かく観察して分析することが重要である．症状が出現した時間，場所，周囲の環境，本人の行動，そのときの考え，気持ちを想起し分析することで，症状を誘発する要因を探り，適応的な行動へつなげることが可能となる．

　コラムシートは，認知行動療法の技法の一つである認知再構成法（コラム法）で用いられる記録表である（**表1**）．気持ちが動揺したときなどに浮かぶ考えに注目し，バランスのよい考え（思考）へ変えていくために記録する．対象者自身がコラムシートを作成していくが，セラピストが対象者に質問をしながらともに表を完成させてもよい．コラムシートを記入していく過程で，問題となる行動を詳細に評価し，並行して対象者の思考へも介入する．

1）実習目的

　認知再構成法（コラム法）で用いるコラムシートの作成と対象者への介入方法を学習する．

2）実習方法 [2)]

　セラピスト役と対象者役に分かれて面談を行い，コラムシート（**表1**）を作成する．

　対象者役は，最近気持ちが動揺した出来事，怒りや悲しみを感じた出来事をできるだけ具体的に想起する．セラピスト役は，必要に応じて問いかけをしながら対象者役が想起することを援助する．

（1）記入の方法（表2）

①日時，状況

　行動が生じたときの出来事を記入する．時間，場所，かかわった人，対象者役の行動などについて「どこで起こりましたか？」「誰がどのようなことを言いましたか？」など具体的に問いかけ，詳細に記入する．

②そのときの気分

　状況が生じたときの気分とその割合（パーセント）を記入する．怒り，悲しい，嬉しい，楽しいなどについて，100％が最も強い場合として表現する．「そのときはどんな気分でしたか？」などと問いかける．

③自動思考（ふと浮かんだ考え）

　状況が生じたときに浮かんだ考えを記入する．②そのときの気分は，短い言葉で表

MEMO

認知再構成法（コラム法）
コラム法は，認知行動療法の技法の一つである．認知行動療法は，個人や集団内における問題や症状を「望ましくない行動およびそのきっかけ，あるいは結果によってでき上がる悪循環」ととらえ，その悪循環を解消することにある[1)]．これまで精神障害領域，教育現場や職場など多くの領域で活用されている．認知行動療法にはたくさんの技法があるが，症状を，行動つまり習慣・反応パターンとしてとらえ，その変容を進めていくという点において社会的行動障害の作業療法に役立つものが多い．

表1　コラムシート

日時	状況（何があったか）	そのときの気分	自動思考（ふと浮かんだ考え）	考えの根拠	反証（考えと異なる事実）	適応的思考（適応的，新しい考え）	今の気分

表2　コラムシート記入例

日時	状況（何があったか）	そのときの気分	ふと浮かんだ考え	考えの根拠	考えと異なる事実	適応的，新しい考え	今の気分
○月×日14時	電車を待つ列に割り込んできた人に怒鳴った	怒り100％	待っているのに，割り込むなんてありえないことだ	列に並んで待つのがマナーだ	怒鳴ることもマナーに反する	怒鳴るのはやめて，静かに指摘しよう	怒り30％安心60％

LECTURE
12

現するのに対して，文章で記入しイメージを浮かべる．「そのとき，自分についてどのようなことを考えましたか？」「相手に対してどのように考えましたか？」「相手はあなたについてどのように考えていると思いましたか？」などと問いかけ，対象者役が考えを想起しやすくする．

④考えの根拠

③自動思考を裏づける事実を記入する．推測ではなく，あくまでも事実を記入する．

⑤反証（考えと異なる事実）

③自動思考とは逆の事実を記入する．対象者役の考えと逆の（異なる）事実を見つけ出すことは難しいので，「違う見方をしてみましょう」「今の状況で見過ごしている事実はないでしょうか」などの問いかけや，他者の意見を聞いてヒントにするとよい．

⑥適応的思考（適応的，新しい考え）

③自動思考に代わる新しいしなやかな考えを導き，記入する．④考えの根拠と⑤反証を「しかし」でつないで文章にすると導きやすい．

⑦今の気分

⑥適応的思考を導き出すことができた後の気分とその割合（パーセント）を記入する．②そのときの気分からの変化を％で表す．

(2) 記入のポイント

コラムシートの作成過程では，セラピスト役の声かけが重要なポイントとなる．対象者役が考えや事実を想起しやすいように適切な質問を加えていく．質問は，「はい」「いいえ」で返答する質問よりも，開かれた質問が望ましい．「そのときにどんな考えが浮かびましたか？」「具体的にどんなことに怒りを覚えましたか？」など，対象者役が考えを広げていけるよう援助する．このような質問方法を認知行動療法では，ソクラテス式質問法[2]という．

3) 考察

表2の場合，背景に「正義感の強い人」という個人因子が考えられる．そこへ「電車を待つ列に割り込む」という他者の行動が刺激となり，「割り込むなんてありえない」という自動思考に加えて抑制のコントロールの低下が影響し，大声で怒鳴るという結果につながったと考える．考えの根拠と反証を「しかし」でつなぎ，「列に並んで待つのがマナーだ．しかし，怒鳴ることもマナーに反する」という事実を述べたことで，「怒鳴るのはやめて，静かに指摘しよう」という考えを導いた．気分も，怒りが減少し，安心が増加した．コラムシートを作成した後「電車の列に割り込んだ人がいても怒鳴らない」というルールを設定し，対象者役と再確認する．そして，実生活で同じような状況が起こったときにルールを守れているか定期的に確認し，ルールもそのつど再確認するという介入を継続する．

行動には個人の思考や価値観がかかわるため，コラムシートに正答はなく，対象者に合わせて内容は異なる．社会的行動障害の評価および介入は，対象者の言動一つずつについて上記のような分析を行い，対象者の思考をより適応的なものへ導き，行動改善の練習へとつなげるためのものである．そのため，評価の過程は支援者や観察者だけで行うのではなく，対象者も参加し，自らの思考と言動，そして行動を変容させていくことが重要である．

■引用文献

1) 鈴木伸一，神村栄一，坂野雄二監：実践家のための認知行動療法テクニックガイド―行動変容と認知変容のためのキーポイント．北大路書房；2005.
2) 大嶋伸雄編著：作業療法カウンセリング．三輪書店；2020. p.147-62.

MEMO

ソクラテス式質問法[2]
支援者が自分の意向や考えを対象者に直接伝えるのではなく，問答により対象者自身の推論を促し，対象者自身が問題解決に至るような思考に変わっていくための声かけの技術である．ある状況をとらえる点はいくつも存在すること，そのなかには否定的視点以外に適応的・現実的視点が存在しうることを，対象者自身が自覚できるように援助する．以下の手順で行う．
① 対象者の話をよく聴き，キーワードを見つけて焦点を当てる．
② キーワードとなる焦点に対して共感，支持する．
③ 質問をすることで対象者が気づいていない知恵や解決法の発見を促し，一緒に対処法を考える．
Yes, No や限定された答えになるような閉ざされた質問ではなく，「そのとき自分についてどんなことを考えましたか？」「相手はどう考えていると感じましたか？」など，答えに自由度がある開かれた質問を用いる．

LECTURE 12

Step up

応用実習：頭部外傷患者の社会的行動障害について ICF モデルに基づいた統合と解釈を行う

以下の症例について，理解を深めるため，**実習課題1～3**を設けている．それぞれの課題に対して，各自考察し，ICF（国際生活機能分類）モデルに基づいた統合と解釈を行う．なお，模範解答は**巻末資料**に記載している．

1）症例の概要

40歳代，男性．交通事故で頭部を受傷．受傷1年後の頭部MRIで両側前頭葉眼窩部を中心に脳挫傷を確認．8か月の入院後に自宅退院し，週1回の外来リハビリテーション，月1回の医師の診察のための通院，その2か月後に外来リハビリテーションが終了し，高次脳機能障害に特化した地域活動支援センターに週2回の通所を開始．地域活動支援センターには作業療法士が勤務しており，主に集団でのグループリハビリテーションと，料理，音楽などのグループ活動に参加．

職業は整備士で，現在休職中（休職期間は最大3年）．妻と2人暮らしで，妻はパートタイム．趣味はバイクや車でのドライブで，仲間とツーリングに行くことも多かった．妻によると，病前は几帳面で世話好き，穏やかな人柄とのことだった．

2）他部門からの情報

(1) 医師

月1回の診察の情報では，病状は安定し健康状態は良好である．受傷後2年目に撮影した頭部MRIでも著変はなかった．地域活動支援センターへの紹介状によると，社会的行動障害のために妻から負担感の訴えがあり，対応を検討してほしいとの依頼があった．

(2) 看護師

入院初期は発動性が低下しており，1日の活動に促しが必要であったが，次第に自ら病院内を歩き回るようになった．食事や入浴，リハビリテーションなどのスケジュールは自ら覚えて参加することが可能であった．一方，食事中に周りの患者が騒がしくしているとイライラして落ち着かない，入浴の順番について他の患者ともめて大声を出すなどのトラブルがあった．早く退院したいとの訴えが多かった．

(3) 作業療法士

身体機能は問題なく，自力での移動が可能であった．注意障害や遂行機能障害，脱抑制などの社会的行動障害がみとめられた．入院初期はスケジュールの混乱や発動性の低下がみられた．ノートを使用し，1日の予定や日記を書くことを練習すると，次第にノートを見ながら自力で行動できるようになった．

(4) 医療ソーシャルワーカー（MSW）

40歳代で交通事故による頭部外傷であるため，介護保険が利用できない．そのため，外来でのリハビリテーションを終了後，利用する社会的支援に苦慮していた．居住市の障害福祉課に相談したところ，高次脳機能障害者を対象とした地域活動支援センターでリハビリテーションなどが利用できるとの情報を得て，利用することとなった．

3）作業療法評価

(1) 神経心理学的検査

遂行機能障害，分配性注意障害，ワーキングメモリの低下，情報の処理速度の低下，情動コントロールの障害，固執がみとめられた．地域活動支援センターでの神経心理学的検査の結果を表1に示す．

(2) ADL 場面の評価

身体機能は問題なく，毎日自宅周辺を散歩し，近所のスーパーへ買い物に出かける．地域活動支援センターへの通所も，自力で公共交通機関を利用している．

妻によると，ADLではきれいに整容すること，気候に合った衣服を選ぶことに声かけや見守りが必要であるが，それ以外は自立しているとのことであった．自宅ではスマートフォンを見ている時間が長く，車やバイクの情報をインターネットで検索することが好きである．日々のスケジュール管理は，カレンダーや携帯のスケジュール機能を利用しているが，時に妻の声かけが必要である．特に，外出時間に合わせて身支度を始めることや，持ち物を

表1　神経心理学的検査の結果

WAIS-Ⅳ	全検査 IQ 96，言語理解指標 105，知覚推理指標 102，ワーキングメモリ指標 85，処理速度指標 87（同世代平均 100，標準偏差 15）
BADS	総プロフィール 15 点，年齢補正得点 81 点，区分：平均下
三宅式記銘力検査	有関係対語 9-10-10，無関係対語 2-3-4
CAT	聴覚性検出課題（達成率 92%，的中率 92%），SDMT（達成率 48%），PASAT（1 秒条件，正答率 28%）の項目がカットオフ値より低下
GSES	合計点 6 点，標準化得点 39 点，評定「低い傾向にある」
POMS2	TMD（総合的気分状態）得点 58（平均的なレベル） AH（怒り-敵意）61，CB（混乱-当惑）50，DD（抑うつ-落ち込み）49，FI（疲労-無気力）58，TA（緊張-不安）61，VA（活気-活力）49，F（友好）57
FBI	24 項目中 12 項目で問題が観察された 問題行動が「しばしばある」であった項目は，無気力，柔軟性のなさ，洞察のなさ，衝動性，攻撃性，落ち着きのなさであった
ザリット介護負担尺度	33 点（22 項目中 21 項目において妻は負担感があった） 負担感が大きかった項目は，「必要以上に世話を求めてくる」「あなたに頼っていると思う」「『あなただけが頼り』というふうにみえる」であった

WAIS-Ⅳ：ウェクスラー成人知能検査Ⅳ，BADS：遂行機能障害症候群の行動評価，CAT：標準注意検査法，SDMT：Symbol Digit Modalities Test，PASAT：Paced Auditory Serial Addition Test，GSES：自己効力感尺度，POMS2：Profile of Mood States 2nd Edition，FBI：日本版前頭葉性行動質問紙.

表2　ICF（国際生活機能分類）を用いた課題の抽出

	マイナス面	プラス面
心身機能・身体構造		
活動		
参加		
環境因子		
個人因子		

チェックすることに声かけが必要である．気になることをインターネットで検索し始めると外出時間になってもやめることができず，遅刻しそうになることがある．また，急に予定を変更されると混乱し，怒り出すことがある．外出時にお金を渡すと，すべて使ってしまう．公共の場では周囲の人にイライラすることが多く，小さな子どもの泣き声に「うるさい！」と言ったり，電車を待つ列に割り込む人に怒鳴ったりしたことがある．また，妻がトイレの後に芳香剤のスプレーをしていなかったり，給湯器のお湯を足し忘れていたりしたら怒るなど，細かいことが気になり，妻と口論になることが多い．問題行動の観察評価として日本版前頭葉性行動質問紙（FBI）を実施した結果，24 項目中 12 項目で問題が観察された．

(3) 心理面の評価（表1）

自己効力感の評価として GSES（General Self-Efficacy Scale；自己効力感尺度）を実施した結果，「低い傾向にある」という評定であった．気分評価として POMS2（Profile of Mood States 2nd Edition）を実施した結果，総合的気分状態は平均的なレベルであった．

(4) 家族の負担感の評価（表1）

妻に対してザリット（Zarit）介護負担尺度を実施したところ 33 点であり，22 項目中 21 項目において負担感があった．負担感が大きかった項目は，「必要以上に世話を求めてくる」「あなたに頼っていると思う」「『あなただけが頼り』というふうにみえる」であった．

4) 実習課題

1. 作業療法評価計画を立案する．
①両側前頭葉眼窩部の損傷により予測される症状を考えなさい．
②作業療法評価計画を立案し，評価する理由を説明しなさい．
2. 神経心理学的検査などの結果（表1）を解釈する．
3. ここまでの情報をふまえて，「統合と解釈」を記述し，表2を完成させる．

LECTURE
12

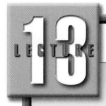

高次脳機能障害における社会的支援

LECTURE 13

到達目標

- 高次脳機能障害者を支援する社会制度の変遷と発展について理解する.
- 高次脳機能障害者に対して, 作業療法士として地域連携の必要性を理解する.

この講義を理解するために

高次脳機能障害は, 2001 年から開始された厚生労働省による高次脳機能障害支援モデル事業を中心として, 診断や支援の制度が広がっていきました. しかし, 社会的支援の歴史はまだ浅く, 十分に周知されているとはいえません. 作業療法士は, 高次脳機能障害者を支援するための制度やしくみをよく理解し, 地域で支援を先導できる存在になることが重要です.

高次脳機能障害における社会的支援を学ぶにあたり, 以下の項目を学習しておきましょう.

□ 「介護保険法」「障害者総合支援法」など, 障害者支援にかかわる法律を学習しておく.

□ 障害者手帳, 障害年金制度など, 障害者が利用できる社会資源について情報収集しておく.

講義を終えて確認すること

□ 高次脳機能障害者を支援する社会制度の変遷と発展について理解できた.

□ 高次脳機能障害者に対して, 作業療法士として地域連携の必要性が理解できた.

1. 高次脳機能障害に対する社会的支援の変遷

MEMO

救急救命医療の進歩とともに，頭部外傷の患者が一命をとりとめることができるようになった．一方，後遺症に悩む患者は増加した．これまで，さまざまな症状に困難をかかえながらも，一見しただけではわからない症状であるため，十分な診断やリハビリテーションが確立していなかった．身体障害がない場合，早期に退院するものの，以前は社会的サービスを受けることができなかったため，困難をかかえた当事者と家族が多く存在した．

高次脳機能障害のうち，失語，失行，失認に代表される症状については，特定の脳損傷領域との対応関係が比較的明確であり，以前から医学的な検討や治療技術が構築されていた．しかし，頭部外傷を中心とする脳損傷に関しては，問題行動や社会性の欠如などを含む多彩な症状を有するものの，画像などによる明確な診断が困難であることや，身体障害を併存せず医学的治療を必要としないなどの要因により，障害者手帳を取得できず社会的支援を受けることができない事例が多くみられていた．症状が残存するものの，必要な医療や福祉のサービスを利用できない高次脳機能障害は「制度のはざま」にあるといわれる時代があった．そのような背景から，2000 年以降，多様な高次脳機能障害に対する社会制度が少しずつ確立していった．

2001 年から実施された高次脳機能障害支援モデル事業により，高次脳機能障害の診断基準が作成された．さらに，2011 年には精神保健福祉手帳の等級判定基準に高次脳機能障害が加わり，診断書に症状が明記された．これらは高次脳機能障害に対する社会的支援を発展させた大きなきっかけとなった（**表 1**）．

2. 厚生労働省による事業

1）高次脳機能障害支援モデル事業 [1]

2001 年から 5 年間，厚生労働省による高次脳機能障害支援モデル事業が実施された．国立身体障害者リハビリテーションセンターおよび北海道・札幌市，宮城県，千葉県，埼玉県，神奈川県，岐阜県，三重県，大阪府，岡山県，広島県，福岡県・福岡市・北九州市，名古屋市が主体となり，日本における高次脳機能障害者の実態を調査

表 1 高次脳機能障害に関連する法規や制度の変遷

厚生労働省の事業	
2001〜2005 年	高次脳機能障害支援モデル事業 高次脳機能障害診断基準の制定
2006 年〜	高次脳機能障害支援普及事業
2013 年〜	高次脳機能障害及びその関連障害に対する支援普及事業に名称変更
関連法規の成立	
2006 年〜	「障害者自立支援法」施行
2013 年〜	「障害者総合支援法」に内容・名称ともに変更
	高次脳機能障害支援普及事業は，地域生活支援事業の「専門性の高い相談支援」に位置づけられる
精神障害者保健福祉手帳	
2011 年	障害等級の判定基準及び診断書様式の改正
障害年金	
2013 年	障害認定基準の改正
2015 年	音声又は言語機能の障害の項において失語症の「聞いて理解することの障害」を障害年金の対象障害として明示

表 2 高次脳機能障害診断基準

Ⅰ．主要症状等
1. 脳の器質的病変の原因となる事故による受傷や疾病の発症の事実が確認されている
2. 現在，日常生活または社会生活に制約があり，その主たる原因が記憶障害，注意障害，遂行機能障害，社会的行動障害などの認知障害である

Ⅱ．検査所見
MRI，CT，脳波などにより認知障害の原因と考えられる脳の器質的病変の存在が確認されているか，あるいは診断書により脳の器質的病変が存在したと確認できる

Ⅲ．除外項目
1. 脳の器質的病変に基づく認知障害のうち，身体障害として認定可能である症状を有するが上記主要症状（Ⅰ-2）を欠く者は除外する
2. 診断にあたり，受傷または発症以前から有する症状と検査所見は除外する
3. 先天性疾患，周産期における脳損傷，発達障害，進行性疾患を原因とする者は除外する

Ⅳ．診断
1. Ⅰ〜Ⅲをすべて満たした場合に高次脳機能障害と診断する
2. 高次脳機能障害の診断は脳の器質的病変の原因となった外傷や疾病の急性期症状を脱した後において行う
3. 神経心理学的検査の所見を参考にすることができる

なお，診断基準のⅠとⅢを満たす一方で，Ⅱの検査所見で脳の器質的病変の存在を明らかにできない症例については，慎重な評価により高次脳機能障害者として診断されることがあり得る．また，この診断基準については，今後の医学・医療の発展を踏まえ，適時，見直しを行うことが適当である．

（高次脳機能障害支援普及事業支援機関等全国連絡協議会：高次脳機能障害者支援の手引き〈改訂第 2 版〉．国立障害者リハビリテーションセンター．2008[2]）

し，医療・福祉サービスへの連続した支援を行うための診断基準，評価方法，訓練プログラム，支援プログラムに関する指針が作成された．

2001年からの3年間は，標準的な診断・評価基準と訓練・支援プログラムを作成することを目標に，国立身体障害者リハビリテーションセンターと地方拠点病院などが連携して高次脳機能障害者とよばれる対象者はどのような人か，どのような訓練があり，どのような訓練成果がもたらされるかなどの基本的事項についての実態が調査された．その結果，集積された症例の諸データをもとに，高次脳機能障害診断基準（**表2**）[2] が作成された．この診断基準は，目に見えにくい高次脳機能障害を行政的に明確にして医療・福祉サービスの体系を整備する大きな一歩となる．

2004年からは全国に普及可能な支援体制の確立を目標に，高次脳機能障害支援モデル事業に参画した各自治体に，地方支援拠点機関と支援コーディネーターが配置された．市区町村関係機関，社会福祉施設・在宅サービス，医療機関，ハローワーク・障害者職業センターが連携して，機能回復訓練，社会復帰支援，生活・介護支援および各種制度に基づいて福祉サービスを試行的に提供し，事例の収集，分析，評価が行われた．その結果，全国で共通して使用できる高次脳機能障害標準的訓練プログラムと高次脳機能障害標準的社会復帰・生活・介護支援プログラムが作成された[2]．

2）高次脳機能障害及びその関連障害に対する支援普及事業

「障害者自立支援法」の制定に伴い，2006年から高次脳機能障害支援モデル事業は高次脳機能障害支援普及事業として一般施策化された．「障害者自立支援法」に基づく地域生活支援事業の一つとして位置づけられ，都道府県が実施する高次脳機能障害支援普及事業として，相談支援事業，普及・啓発事業，研修事業，高次脳機能障害支援普及全国連絡協議会の実施，自治体間の連携などを実施している．

各都道府県に支援拠点機関が設けられ，支援コーディネーターが相談支援事業に従事している．支援コーディネーターは，社会福祉士，精神保健福祉士，保健師，作業療法士，心理技術者など，高次脳機能障害者に対する専門的相談支援を行うのに適切な者とされ，作業療法士が担う拠点も多い．これまでに公立の医療機関の他，社会福祉法人やNPO法人などが拠点機関となり，相談事業だけでなく評価，診断，リハビリテーション，自立訓練事業など高次脳機能障害者に対するさまざまな支援を継続している．2013年からは高次脳機能障害及びその関連障害に対する支援普及事業という名称に変更された．

3．障害者総合支援法

2006年，障害者に対する福祉サービスの提供主体を市区町村に一元化し，障害の種類（身体障害，知的障害，精神障害）にかかわらず，障害者の自立支援を目的とした共通の福祉サービスを提供することなどを目的に「障害者自立支援法」が施行された．その後，障害児については「児童福祉法」を根拠法に整理し，難病を対象とするなどの改正が行われ，2013年に「障害者の日常生活及び社会生活を総合的に支援するための法律」（以下，「障害者総合支援法」）に法律の名称を変更し施行された．

2018年の改正では，障害者自らが望む地域生活を営むことができるよう，生活と就労に対する支援のいっそうの充実や，高齢の障害者による介護保険サービスの円滑な利用を促進するための見直しが行われ，障害者支援のニーズの多様化にきめ細かく対応するための支援の拡充が図られた．

高次脳機能障害は精神障害に分類され，法に基づく各種サービスを受けることができる．また，高次脳機能障害支援普及事業は，都道府県が行う地域生活支援事業の専門性の高い相談支援に位置づけられている（**図1**）[4]．

MEMO

高次脳機能障害支援コーディネーター
高次脳機能障害支援モデル事業において策定された高次脳機能障害についての診断基準，訓練プログラムおよび支援プログラムを活用し，支援対象者の社会復帰支援のための相談，地域の関係機関との調整などを行うため，国立身体障害者リハビリテーションセンターを主体とし，他に12都道府県に地方支援拠点機関を設置した．支援拠点機関には支援コーディネーターを配置し，高次脳機能障害者に対する福祉サービスの提供，事例の収集が行われた．現在，全国117か所に支援拠点機関が設置され，支援コーディネーターを配置している．職種は社会福祉士，精神保健福祉士，保健師，作業療法士，心理技術者など，高次脳機能障害者に対する専門的相談支援を行うのに適切な者とされている．

MEMO

高次脳機能障害及びその関連障害に対する支援普及事業
高次脳機能障害支援普及事業より名称変更された[2]．

MEMO

障害者の福祉に関する施策[3]
障害者に対する福祉施策は，①障害の種別や年齢にかかわらない共通の自立支援に関する「障害者総合支援法」，②障害の種別にかかわらない18歳未満の障害児に関する「児童福祉法」，③障害種別，18歳以上の障害者に対する「身体障害者福祉法」「知的障害者福祉法」「精神保健福祉法」「発達障害者支援法」の3つに大別される．これらが重層的に全年齢，すべての障害をカバーし，支援するしくみとなっている．

LECTURE 13

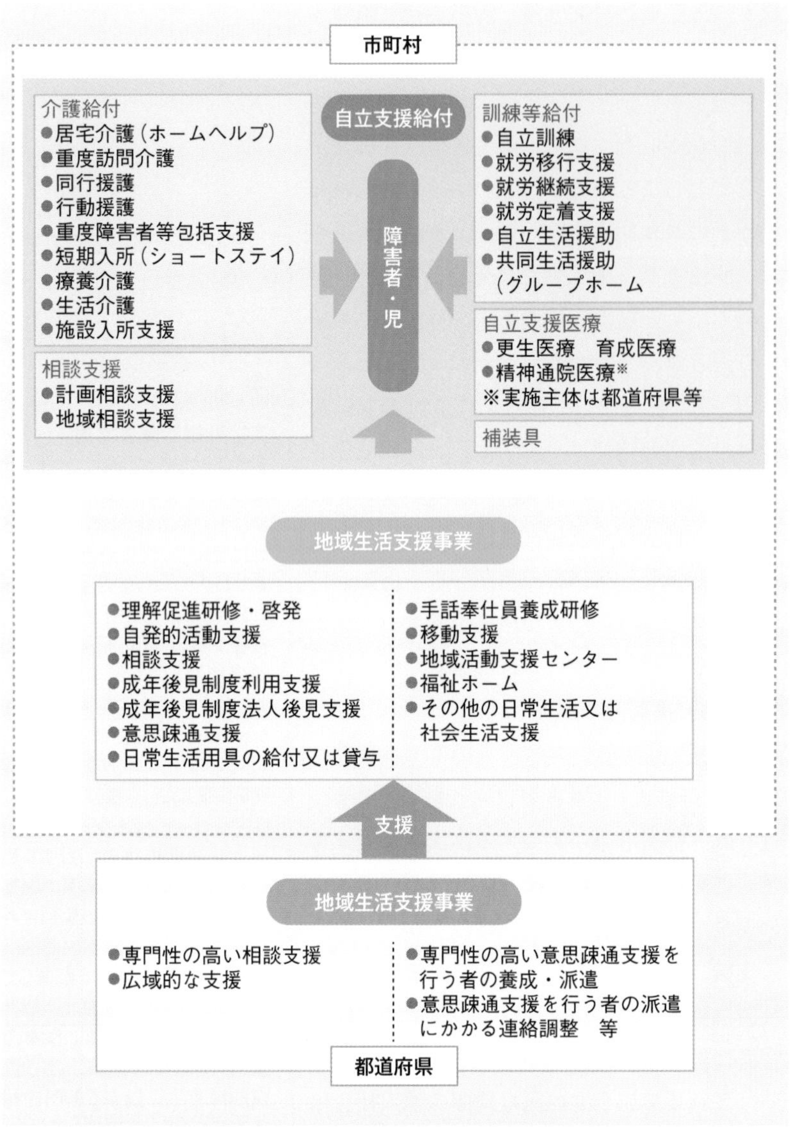

図 1 「障害者総合支援法」による障害者を対象としたサービス
(全国社会福祉協議会：障害福祉サービスの利用について．2021 年 4 月版[4])

表 3 介護保険の被保険者

	第 1 号 被保険者	第 2 号 被保険者
年齢	65 歳以上	40～65 歳未満
疾患	不問（疾患は関係なし）	特定疾患（16 疾患）*
保険料の支払い	年金から「天引き」	医療保険と合わせて一括納付

*第 2 号被保険者の認定要件となる特定疾患（16 疾患）
1. 末期がん
2. 筋萎縮性側索硬化症
3. 後縦靱帯骨化症
4. 骨折を伴う骨粗しょう症
5. 多系統萎縮症
6. 初老期における認知症
7. 脊髄小脳変性症
8. 脊柱管狭窄症
9. 早老症
10. 糖尿病性神経障害，糖尿病性腎症および糖尿病性網膜症
11. 脳血管疾患
12. 進行性核上性麻痺，大脳皮質基底核変性症およびパーキンソン病
13. 閉塞性動脈硬化症
14. 関節リウマチ
15. 慢性閉塞性肺疾患
16. 両側の膝関節または股関節に著しい変形を伴う変形性関節症

MEMO
高次脳機能障害及びその関連障害に対する支援普及事業は，都道府県が実施する地域生活支援事業のなかの専門性の高い相談支援に位置づけられる．

ここがポイント！
第 2 号被保険者で脳血管疾患以外を原因とする高次脳機能障害者は，65 歳になるまで介護保険が利用できない．
▶ Step up 参照．

LECTURE
13

4. 介護保険制度

　高齢者の介護を社会全体で支え合うしくみとして，2000 年に施行された制度である．第 1 号被保険者は 65 歳以上で原因を問わずに要介護認定または要支援認定を受けた場合に介護サービスを受けることができる．第 2 号被保険者は，40～65 歳未満の医療保険加入者で，特定疾患（**表 3**）が原因で要介護（要支援）認定を受けたときに介護サービスを受けることができるとされている．第 2 号被保険者の対象となる疾病には脳血管疾患が含まれているが，それ以外を原因とする高次脳機能障害の場合には対象とならないため，65 歳になるまで介護保険を利用できない高次脳機能障害者も多い．

5. 障害者手帳

1）精神障害者保健福祉手帳

　高次脳機能障害によって日常生活や社会生活に制約があると診断されれば，精神障害者保健福祉手帳の申請対象になる．申請のための診断書の作成は，医師により初診日から 6 か月以上を経て作成され，作成日から 3 か月以内に申請する．また，手帳の有効期限は 2 年間であり，2 年ごとの更新が必要である．

厚生労働省の実施要綱[5]によると，診断書の作成を行う医師は「精神障害の診断又は治療に従事する医師によるものであり，これは精神保健指定医を中心とし，精神科医を原則とするが，てんかんの患者について内科医などが主治医となっている場合のように，他科の医師であっても，精神障害の診断又は治療に従事する医師は含まれる」とされている．高次脳機能障害者は，担当の脳神経外科などの主治医が診断書の作成を行う場合が多い．

高次脳機能障害が明確に精神保健福祉手帳の申請対象になった背景には，2011年の精神障害者保健福祉手帳に関する以下の改正があった．

2011年より，「精神疾患（機能障害）の状態の判定について」の項において，器質性精神障害に高次脳機能障害が明記された[6]．「現在の病状，状態像等」の項において，知能・記憶・学習・注意の障害のなかに，記憶障害，学習の困難，遂行機能障害，注意障害に関する記載欄が追加された[7]．これらの改正により，高次脳機能障害者は障害者手帳を取得しやすくなり，社会的サービスの支援受給の可能性が拡大した．

2）身体障害者手帳

手足の麻痺や音声・言語障害があり，厚生労働省の定めた身体障害者程度等級表に該当する場合に身体障害者手帳の申請対象となる．高次脳機能障害のなかでも失語症などによる言語障害は，身体障害者手帳で認定される．

6. 障害年金

障害年金は，被保険者等が病気やけがで日常生活に著しい制限を受ける場合などに，生活保障を行うために支給されるものである[8]．国民年金加入中に初診日があり，病気などで障害等級1・2級に該当する場合は障害基礎年金が支給される．厚生年金加入中に初診日があり，障害等級1・2級に該当する場合は障害厚生年金と障害基礎年金が支給される．厚生年金保険の3級該当の場合は，障害厚生年金のみとなる．

障害年金の受給には，当該傷病の初診日に年金制度の被保険者であること，一定の納付要件があること，一定の障害の状態にあることが要件となる．

20歳より前に障害の状態になった場合，20歳に到達した時点で受給申請が行える．診断書，その他必要書類をそろえ，年金事務所において申請手続きを行う．

高次脳機能障害が障害年金の申請対象として明確化された背景には，以下の改正があった．

1）診断書の作成医

2009年，国民年金・厚生年金保険診断書（精神の障害用）（以下，診断書）の「記入上の注意」において，高次脳機能障害など診療科が多岐に分かれている疾患については，小児科，脳神経外科，神経内科，リハビリテーション科，老年科などを専門とする医師が主治医であり，精神・神経障害の診断または治療に従事している場合には，記入可能である点が明記された[9]．

2）障害認定基準の改正

2013年，診断書の項目において，「障害の状態（現在の病状又は状態像）」の欄が整理され，新たに高次脳機能障害が追加された[10]．

2015年，「音声又は言語機能の障害」の基準において，失語症の「聞いて理解することの障害」を障害年金の対象障害として明示し，また障害の状態を判断するための検査結果などを参考として追加するなどの見直しが行われた[11]．

7. 成年後見制度[12]

成年後見制度は，認知症，知的障害，精神障害などにより物事を判断する能力が十

ここがポイント！
高次脳機能障害は，加齢による特定疾患以外の要因で生じることも多い．そのため，介護保険の被保険者に該当しないことも多く，「障害者総合支援法」による障害福祉サービスの利用が必要になる．障害福祉サービスに関する知識も身につけておこう．

ここがポイント！
高次脳機能障害者への社会的保障は，2011年の精神保健福祉手帳の等級判定基準改正，2013年の障害年金の認定基準改正により広がりをみせている．それにより高次脳機能障害に対する社会的認知度も拡大しつつある．

MEMO
日本の年金は，老齢年金，障害年金，遺族年金の3種類で構成される．

LECTURE
13

表4 成年後見制度のタイプ

区分	補助	保佐	後見
対象者	判断能力が不十分	判断能力が著しく不十分	判断能力の欠如が常にある
援助者	補助人	保佐人	成年後見人
援助者が同意または取り消すことが可能な行為	申し立てにより裁判所が定める行為	借金，相続の承認など，民法13条1項記載の行為の他，申し立てにより裁判所が定める行為	原則としてすべての行為
援助者が代理することができる行為	申し立てにより裁判所が定める行為	申し立てにより裁判所が定める行為	原則としてすべての行為

分でない人について，本人の権利を守る援助者（成年後見人など）を選ぶことで，本人を法律的に支援する制度である．

成年後見制度には，法定後見制度と任意後見制度の2つの方式がある．

1）法定後見制度

精神上の障害（認知症，知的障害，高次脳機能障害，精神障害）などにより判断能力に欠ける場合，不動産や預貯金などの財産管理，社会的サービスに関する契約締結，財産に関する協議への支援が行われる．

対象者の判断能力の程度により3つに区分される（**表4**）．補助の対象者は，判断能力が不十分な状態で，補助人が援助を行う．保佐の対象者は，判断能力が著しく不十分な状態で，保佐人が援助を行う．後見の対象者は，判断能力の欠如が常にある状態で，成年後見人が援助を行う．それぞれの区分で，援助者が可能な行為について定義がある．申立てを行えるのは，本人，配偶者，四親等内の親族，成年後見人など，任意後見人，任意後見受任者，成年後見監督人など，市区町村長，検察官であり，本人の住所地（住民登録をしている場所）を管轄する家庭裁判所に申し立てを行う[13]．

2）任意後見制度

本人に十分な判断能力があるうちに，将来判断能力が不十分な状態になることに備え，あらかじめ公正証書で任意後見契約を結んでおくものである．申立てを行えるのは，本人，配偶者，四親等内の親族，任意後見受任者である．

8. 就労に関する制度

高次脳機能障害者は外見からはわかりにくい症状をもつことが多く，就労場面では同僚や上司が予測できない失敗を起こすことがある．また，当事者本人が症状について適切に理解し，対処法を編み出せるようになるには期間を要することが多いため，就労にはさまざまな困難を伴う．当事者が一人で就職活動をするのではなく，適切な社会制度を利用して支援することが有効である．障害者の就労に関する社会制度にはさまざまなものがあり，高次脳機能障害者も利用できる（**図2**）[14]．

1）ハローワーク（公共職業安定所）

個々の障害の状況や適性，希望職種などに応じ，職業相談，職業紹介，職場適応のための助言を行う．地域障害者職業センターに職種適正を評価する職業評価や職業準備支援を依頼することや，障害者就業・生活支援センターに生活面の助言や職場での実習体験などを依頼するなど，関係機関との橋渡し的役割も担っている．求職の際にはハローワークの障害者枠求人に応募する．

2）地域障害者職業センター

各都道府県に1か所以上設置され，就職，復職に向けての相談，職業能力などの評価，就職前の準備支援，就職後の職場適応のための援助などを実施する．

3）障害者就業・生活支援センター

身近な居住地域で，就業面，生活面における一体的な相談支援を実施する．当事者

MEMO

- 成年後見人：親族，法律・福祉の専門家，福祉関係の法人など，諸事情に応じて家庭裁判所が選任．
- 任意後見人：任意後見監督人が選任された後における任意後見契約の受任者．
- 任意後見受任者：任意後見監督人が選任される前における任意後見契約の受任者．
- 成年後見監督人：成年後見人などを監督する者．

MEMO

就労の種類

就労は，復職を目指す場合と新規就労を目指す場合に大別される．

- 復職：休職などの後にもとの職場に復帰すること．高次脳機能障害者は復職を目指すことも多い．復職後，仕事の内容によっては部署の配置転換などがなされることもある．
- 新規就労：新たに就労すること．就労経験がない場合や，退職後に新たに就職することもある．一般就労と福祉就労に分かれる．
  - 一般就労：一般職への就労（一般枠と障害者枠がある）
  - 福祉就労：福祉施設への就労（就労継続支援A型・B型施設など）

LECTURE
13

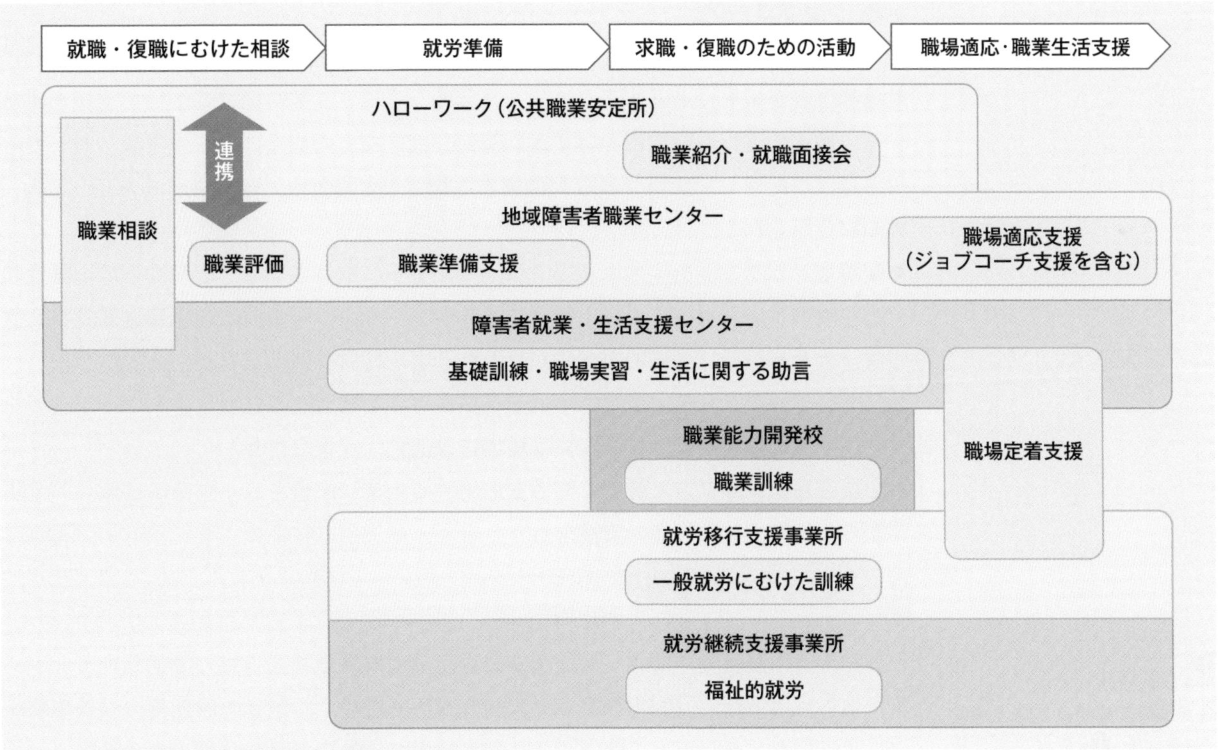

図2 就労を支援する社会制度と役割
(国立障害者リハビリテーションセンター 高次脳機能障害情報・支援センター：就労支援について知りたい[14])

として就労を考える際，最初に居住する地域にある障害者就業・生活支援センターに相談することが多い．地域障害者職業センターとも連携し，多方面での支援を行う．

4) 職業能力開発校

就職に必要な基礎知識や技術を身につけるための職業訓練を行う．全国19校の障害者職業能力開発校の他，企業や社会福祉法人，NPO法人，民間教育訓練機関など，地域の多様な能力開発施設を活用して，個々の障害者に対応した内容の委託訓練を実施する．

NPO（nonprofit organization；民間非営利組織）

5) 就労移行支援事業所

一般就労を目指し，知識，能力の向上，実習，求職などの総合的な支援を行う．標準的な利用期間は2年間で，基礎体力の向上や生活リズムの獲得，当事者の症状理解の促進などの訓練を継続した後，職場見学や企業での実習，求職やトライアル雇用につなげる支援などを行う．全国に事業所をもつ大規模な移行支援事業を実施している民間企業も多い．

6) 就労継続支援事業所

一般企業などでの就職が困難な場合，就労の機会をもつことや，生産活動を通じて知識と能力の向上のために必要な訓練などを行う．利用者が事業所と雇用契約を結び，原則として最低賃金を保障する「就労継続支援A型」と，雇用契約を結ばず生産活動にて得た利益を工賃として提供する「就労継続支援B型」の2種類がある．

MEMO
就労移行支援，就労継続支援，就労定着支援は，「障害者総合支援法」における自立支援給付に位置づけられる（図1参照）．

LECTURE 13

7) 就労定着支援

2018年から「障害者総合支援法」を改正し，就労定着支援事業が開始された．障害福祉サービスを利用して就職した障害者が職場で長く働き続けることができるように支援する事業である．定期的な面談を通じて，生活面の課題に対して企業や関係機関（医療・福祉機関）との連絡調整，課題解決に向けた支援を行う．

8) ジョブコーチ

　雇用する職場側と，雇用される当事者側の双方を支援する橋渡し的な役割を担う．対象障害者が職場に適応するために，具体的な目標と支援計画に基づいて支援を実施する．職務の遂行や職場内のコミュニケーションなどの支援の他，事業主に対しても障害特性に配慮した雇用管理などに関する提言なども行う．配置される場所により3種類に分類される．

● 配置型ジョブコーチ：地域障害者職業センターに配置される．就職などの困難性の高い障害者に重点的な支援を行う他，訪問型ジョブコーチおよび企業在籍型ジョブコーチと連携して効果的な支援が行われるよう助言，援助を行う．

● 訪問型ジョブコーチ：障害者の就労支援を行う事業所などに雇用される．事業所を利用する障害者が就労する際には職場に出向き，支援を行う．

● 企業在籍型ジョブコーチ：障害者を雇用する企業に配置され，企業の従業員の立場から，就職する障害者の支援を行う．近年，増加傾向にある．

9. その他の社会資源

　各種手当や医療費の助成，交通費や公営住宅の家賃の減免，税の優遇制度などがある．地方自治体が独自で実施している制度もあるため，対象者の居住地の福祉事務所や生活支援センターなどで確認する．労災補償，自動車事故の賠償や生命保険などが利用できることもある．特に交通事故が原因の場合には事故の補償を巡って裁判になることがあり，その場合には弁護士への相談が必要となる．

MEMO
高次脳機能障害支援普及事業ではないが，「障害者総合支援法」下における通所施設としては，自立支援給付や，地域生活支援事業における高次脳機能障害者を対象とした地域活動支援センターなどの福祉施設も複数存在する．

■引用文献

1) 高次脳機能障害支援モデル事業 地方支援拠点機関等連絡協議会：平成17年度高次脳機能障害支援モデル事業実施報告．国立障害者リハビリテーションセンター．
http://www.rehab.go.jp/brain_fukyu/shien/model/houkokusho/H17houkokusho/
2) 高次脳機能障害支援普及事業支援機関等全国連絡協議会：高次脳機能障害者支援の手引き（改訂第2版）．国立障害者リハビリテーションセンター．2008. http://www.rehab.go.jp/brain_fukyu/data/
3) 石川 朗総編集，長野 聖責任編集：15レクチャーシリーズ理学療法テキスト．理学療法管理学．中山書店；2020. p.56，83.
4) 全国社会福祉協議会：障害福祉サービスの利用について．2021年4月版．
https://shakyo.or.jp/download/shougai_pamph/date.pdf
5) 厚生労働省：障害等級の判定基準．精神障害者保健福祉手帳制度実施要領．国立障害者リハビリテーションセンター．http://www.rehab.go.jp/application/files/6215/1668/4961/1_01_.pdf
6) 厚生労働省：精神障害者保健福祉手帳の障害等級の判定基準についての一部改正について．2011. 国立障害者リハビリテーションセンター．
http://www.rehab.go.jp/application/files/9115/1668/5082/1_03_.pdf
7) 厚生労働省：精神障害者保健福祉手帳制度実施要領の一部改正について．2011. 国立障害者リハビリテーションセンター．http://www.rehab.go.jp/brain_fukyu/shien/pol_tsuchi/
8) 厚生労働省：障害年金制度の概要．2012.
https://www.mhlw.go.jp/stf/shingi/2r9852000002hjfm-att/2r9852000002hjhz.pdf
9) 社会保険庁：国民年金・厚生年金保険診断書（精神の障害用）の作成医について．2009. 国立障害者リハビリテーションセンター．
http://www.rehab.go.jp/application/files/8015/1668/5314/3_01_.pdf
10) 厚生労働省：国民年金・厚生年金保険障害認定基準の一部改正に伴う診断書の項目改正について．2013. 国立障害者リハビリテーションセンター．
http://www.rehab.go.jp/application/files/5115/1668/5350/3_02_.pdf
11) 厚生労働省：障害年金の障害認定基準の一部を改正します．2015.
https://www.mhlw.go.jp/stf/houdou/0000080266.html
12) 法務省民事局：いざという時のために知って安心 成年後見制度，成年後見登記制度．
http://www.moj.go.jp/content/001287467.pdf
13) 裁判所：申立てをお考えの方へ（成年後見・保佐・補助）東京家庭裁判所後見センター．
https://www.courts.go.jp/tokyo-f/saiban/kokensite/moushitate_seinenkouken/index.html
14) 国立障害者リハビリテーションセンター 高次脳機能障害情報・支援センター：就労支援について知りたい．http://www.rehab.go.jp/brain_fukyu/how06/

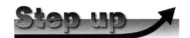

1.「障害者総合支援法」による福祉サービスと，介護保険サービスの併用

　「障害者総合支援法」第7条には，対象者が介護保険の被保険者に該当し，「障害者総合支援法」による福祉サービスとの併用を考慮する場合，該当する介護保険サービスを優先的に利用することが定められている．高次脳機能障害者の場合，65歳以前に介護保険の第2号被保険者に該当しないため「障害者総合支援法」による福祉サービスの利用を継続していた対象者が，65歳に達した時点で，介護保険との併用を考慮する必要性が出現する．その際，サービス提供事業所やサービス量が変わるなどの問題が生じる可能性がある．

　厚生労働省による2015年の通知では，「市町村は，介護保険の被保険者（受給者）である障害者から障害福祉サービスの利用に係る支給申請があった場合は，個別のケースに応じて，申請に係る障害福祉サービスに相当する介護保険サービスにより適切な支援を受けることが可能か否か，当該介護保険サービスに係る保険給付を受けることが可能か否か等について，介護保険担当課や当該受給者の居宅介護支援を行う居宅介護支援事業者等とも必要に応じて連携した上で把握し，適切に支給決定すること」[1]となっている．高次脳機能障害者のなかには，若年で受傷し障害福祉サービスによる訓練等給付施設への通所や，居宅介護，生活介護を継続利用している場合も多い．介護保険サービスの併用が開始された際には，作業療法士として対象者がそれまで利用していたサービスが途切れないよう，該当市区町村と連携し，適切な情報提供を行うことが重要である．

2.　地域の事情に沿った支援体制の重要性

　高次脳機能障害は，身体麻痺のようにある程度の回復後に症状が固定するのではなく，対象者の生活様式や周囲の支援により，長年にわたって回復していく可能性がある．そのため，医療支援の終了後に，福祉制度を中心とした地域での継続した支援が非常に重要となる．高次脳機能障害及びその関連障害に対する支援普及事業により，高次脳機能障害に対する世間の認知度や相談，支援は広がりをみせ，地域支援に関する報告も多くみられるようになった．しかし，支援の充実度は地域による差が大きく，いまだ十分とはいえない．特に医療と比べて福祉領域での支援は，支援者側の知識や技術面においても，今後さらなる発展が必要不可欠である．

　現存の医療・福祉サービスは，支援の内容や時間，場所が決められており，単位ごとにサービスに対する報酬が支払われるしくみになっている．しかし，高次脳機能障害の支援においては，対象者だけでなく，家族を含めた生活環境や社会環境など，幅広い場所や時間帯での支援が有効である．例えば，社会復帰を目指す対象者に対しては，職場内における障害の理解が必要不可欠になる．また，職場のなかだけでなく，通勤や自宅の生活での改善が必要な場合もある．家族間でのコミュニケーションに問題がある対象者の場合は，本人ではなく，家族への行動変容の支援が有効となる．医療保険，介護保険，障害福祉サービスの枠にとらわれず，必要な場に対して必要なサービスをコーディネートできる力が必要である．

　残念ながら，日本では地域分野で働く作業療法士は少ない．対象者の生活全般をみて必要な支援を組み立てる能力をもつ作業療法士が，地域で率先して高次脳機能障害者に有効な制度を見極め，さまざまな機関と連携し，支援を組み立てていくことが求められている．そのためには，国のサービスだけでなく，対象者の住む地域の独自の制度や住民の活動などへも眼をくばり，常に情報収集する姿勢がとても重要である．

3.　事例紹介：地域活動支援センターと就労支援機関が連携して職場復帰を支援した例

1）事例

　50歳代，男性．前交通動脈瘤破裂によるくも膜下出血のため，開頭クリッピング術，水頭症シャント術，動脈瘤内へのコイリング術を施行．8か月後，退院したが頻回なけいれん発作により再入院，水頭圧シャントバルブ圧調整．6か月後，自宅退院．退院後は介護保険サービスとして訪問リハビリテーションを週1回，訪問看護を週1回，デイサービスを週1回利用．2か月後，家族がインターネットで近隣の地域に高次脳機能障害者を対象とした地域活動支援センターがあることを知り，利用を希望した．

　病前の職業は，営業職で仕事は忙しく，帰宅は毎日深夜になっていた．妻と2人暮らしで，妻も常勤の仕事をし

LECTURE
13

ている.

2) 地域活動支援センターでの支援

　地域活動支援センターには作業療法士が勤務しており，症例の評価を実施した．神経心理学的検査の結果，MMSE（Mini-Mental State Examination）20/30点，Trail Making Test（TMT）-A 201秒，TMT-B 274秒，遂行機能障害症候群の行動評価（BADS）総合得点10/24点，標準化得点61点（障害あり），リバーミード行動記憶検査（RBMT）はプロフィール4/24点，スクリーニング1/12点，ウェクスラー成人知能検査Ⅲ（WAIS-Ⅲ）は言語性IQ（VIQ）102，動作性IQ（PIQ）69，全検査IQ 86であった．見当識，注意，記憶力，遂行機能の著明な低下と知的機能の低下がみられていた．自宅内のADL（日常生活活動）はおおむね自立していたが，季節に合わせて衣類を選択することや，歯磨き粉やソープ類を一度に大量に使用するため注意が必要であるなど，判断や調整が求められる行為に援助が必要であった．妻が仕事に出かけている際，留守番は可能であったが，洗濯をし始めると終わるまで他のことができない，料理では量の加減ができないなどの問題を妻が指摘していた．他に，感情コントロールの問題があり，電車を利用する際，割り込む客や泣いている小さな子どもに怒鳴ることなどもあった．

　地域活動支援センターでは，症例が自身の症状を理解し，対処法を学ぶことを目的に，認知行動療法を用いた個別療法やグループでの認知リハビリテーションを実施した．また，妻に対して，公共の場で感情を抑制する方法として，周囲の音を和らげるための耳栓やイヤホンで音楽を聴くことなどを提案し，実践を依頼した．

　休職中であったが，普段の様子を聴取した会社の産業医に復職は難しいと判断され退職となった．その約1年後，会社側から障害者枠の雇用としてアルバイトをしないかと打診があった．そこで，障害者就業・生活支援センターや地域障害者職業センターと連携し，職場復帰に向けた支援を実施した．

3) 就労支援機関との連携による復職支援

　地域活動支援センターから，地域の就労支援機関へ連絡し，支援を依頼した．各機関へは，症例の許可を得て，高次脳機能障害に関する症状や生活面への影響などについての情報提供を行った．

（1）障害者就業・生活支援センター

　最初に居住地域の障害者就業・生活支援センターの利用を開始した．職場復帰にあたり，職場の担当者と入職時期やおおまかな仕事内容についてのやりとりを行った．また，障害者就業・生活支援センターから地域障害者職業センターへ職業評価が依頼された．

（2）地域障害者職業センター

　地域障害者職業センターでは，症例に適した仕事内容や苦手なことを評価するために職業評価が実施された．また，職業準備支援として，パソコンを用いた作業の訓練が行われた．

4) 職場担当者との面談

　就労支援機関による支援を一定期間実施した後，職場復帰へ向けて職場との面談を実施した．症例および妻，障害者就業・生活支援センター，地域活動支援センターの担当者が会社へ出向いた．障害者就業・生活支援センターからは，勤務開始に向けたスケジュールの調整や，ジョブコーチ制度，会社側が利用できる雇用助成金制度などの情報提供を行った．地域活動支援センターからは，症例の障害特性と問題が生じやすい場面と対処法について説明した．

　面談の結果，仕事に慣れることを目標に1日3時間程度の勤務から開始し，徐々に勤務時間・日数を増加することが決定した．また，地域障害者職業センターからジョブコーチを派遣することも決定した．勤務開始から一定期間はジョブコーチも職場に同行し，症例の仕事内容の評価や必要な援助方法を模索した．また，感情コントロールが困難になったときのエピソードなどは，ジョブコーチから地域活動支援センターへも相談があり，具体的な対処法について連携して方法を模索した．

　その後，徐々にジョブコーチによる支援を減少し，職場の援助を得ながら勤務を継続した．

■引用文献
1）厚生労働省：障害者の日常生活及び社会生活を総合的に支援するための法律に基づく自立支援給付と介護保険制度の適用関係等に係る留意事項等について．2015.
　　https://www.mhlw.go.jp/file/06-Seisakujouhou-11130500-Shokuhinanzenbu/0000150451.pdf

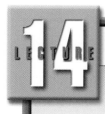

高次脳機能障害と自動車運転

LECTURE 14

到達目標

- 高次脳機能障害者にかかわる自動車運転の法令を理解する.
- 高次脳機能障害者の自動車運転行動の特徴を理解する.
- 自動車運転における評価と介入方法を理解する.
- 自動車運転の支援に必要な関連機関との連携を理解する.

この講義を理解するために

　自動車運転は，生活をするうえで重要な作業です.「道路交通法」が改正され，高次脳機能障害罹患後に公安委員会へ診断書を提出することが求められます. そのため，医療機関が自動車運転について評価・介入をして，診断書を作成する機会が増えています. リハビリテーションでは，高次脳機能障害の程度と自動車運転の操作能力への影響を評価し，介入します. 実車を用いた評価は精度が高いのですが，医療機関では行いにくいため，指定自動車教習所や公安委員会と連携する必要があります. また，運転免許証は公安委員会が管理しているため，医療機関から相談していくなどの連携も必要となります.

　この講義では，自動車運転にかかわる評価および介入と，関連機関との連携について学びます.

　高次脳機能障害と自動車運転を学ぶにあたり，以下の項目を学習しておきましょう.

- □ 自動車運転に影響を及ぼす高次脳機能障害(視空間失認，注意障害，記憶障害)を復習しておく(Lecture 4, 9, 10 参照).
- □ 神経心理学的検査法を学習しておく.
- □ 自動車運転という作業を分析しておく.

講義を終えて確認すること

- □ 高次脳機能障害者にかかわる自動車運転の法令が理解できた.
- □ 高次脳機能障害者の自動車運転行動が理解できた.
- □ 自動車運転における評価と介入方法が理解できた.
- □ 自動車運転の支援に必要な関連機関との連携が理解できた.

LECTURE 14

1. 自動車運転にかかわる法律

日本において，自動車事故は減少傾向にあるものの，さらなる事故防止や安全運転のためにさまざまな取り組みがなされている．そのなかでも，重篤な事故を引き起こしやすい高齢者や病気による症状がある人への対策が「道路交通法」の改正のなかで示されている．

高齢者に対しては，2009年から75歳以上の高齢者に認知機能検査が導入された．2014年，「道路交通法」において，一定の病気の症状があり車の運転に支障を及ぼす可能性のある対象者が事故を起こした場合や，免許の取得や更新時に病状を虚偽申告した場合，罰則が課される法令が施行された．一定の病気とは，①統合失調症，②てんかん，③再発性の失神，④無自覚性の低血糖症，⑤躁うつ病，⑥重度の眠気の症状を呈する睡眠障害，⑦そのほか，自動車などの安全な運転に必要な認知，予測，判断または操作のいずれかにかかわる能力を欠くこととなるおそれがある症状を呈する病気，⑧認知症，⑨アルコール，麻薬，大麻，あへんまたは覚醒剤の中毒である．高次脳機能障害は，このなかで⑦に該当する場合がある．脳血管性の認知症は⑧に該当する．

また，明らかに認知機能が低下し，自動車運転に支障を及ぼす可能性がある対象者を診察した場合，医師による任意の通報制度が開始された．2017年からは，認知機能検査の結果に基づき，合理化された講習が実施されるようになった．75歳以上の高齢者に対する認知機能検査の流れを**図1**に示す．2022年からは，75歳以上で一定の交通違反歴がある者は，交通免許証を更新する際に，実際に車を運転して能力を確かめる運転技能検査が義務づけられた．この検査は，更新期限の6か月前から繰り返し受験することができるが，更新期間満了までに合格しない場合は運転免許証が更新されない．認知機能検査の内容は効率化され，タブレットを用いた検査も検討されている．

高齢者に対する認知機能検査の内容

認知機能検査は，全般的な認知機能を測定する検査である．検査の内容は公開されている．

（1）時間の見当識

検査用紙の回答欄に，現在の年月日，曜日，時間を記載させる．

（2）手がかり再生

検査の冒頭に数種類のイラストを記憶させる．次に，受検者の注意をイラストの記憶からそらす作業を行う．その後，最初に記憶したイラストをできるだけ思い出させる．さらに，ヒントを与えたうえで，記憶したイラストをできるだけ思い出させる．

（3）時計描画

白紙の回答用紙に円を描かせ，そこに時計の文字盤を描かせる．次に，その文字盤に指定した時刻の時計の針を描かせる．

2. 自動車運転の支援の基本的な流れと関連機関とのかかわり

1）自動車運転の支援の流れ

自動車運転の支援の基本的な流れを**図2**に示す．主に入院中からかかわり始めることが多い．

患者や家族から自動車運転再開の希望がある場合，医師の指示のもと評価を開始する．評価に入る前に，運転免許にかかわる欠格事項がないか確認する．欠格事項がある場合，免許は交付されない．欠格事項は，認知症（アルツハイマー型認知症，血管

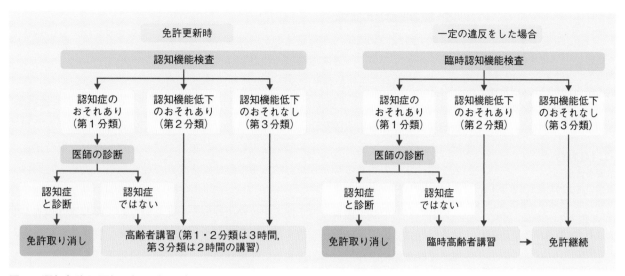

図1 運転免許証更新の概要（75歳以上の高齢者）

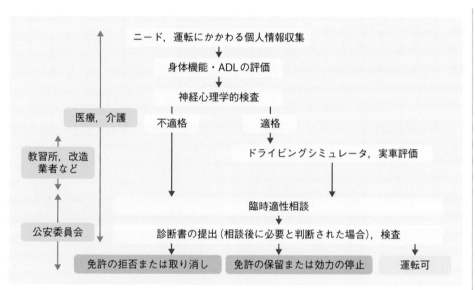

図2 自動車運転の支援の流れと関連機関との連携

性認知症，前頭側頭型認知症），視覚障害（「4. 臨床評価と介入方法」で述べる条件に満たない），「4. 臨床評価と介入方法」で述べる条件に満たない身体障害，けいれん発作，服薬などである．加えて，対象者に疾病後の自動車運転にまつわる法律を説明する．

　自動車運転能力に関連する個人情報を収集し（年齢，運転経験年数，違反・事故歴，病前の運転の様子，服薬状況など），運転免許証の期限や車種，運転目的を確認する．身体機能・ADL評価，神経心理学的検査を行い，明らかに低下しているとはいえない場合，ドライビングシミュレータや実車を用いて運転能力を評価する．その結果をふまえて，運転適性について公安委員会へ相談する．相談後，診断書が必要となれば医師が神経心理学的検査や運転能力の結果から診断書を作成し，臨時適性検査を受け，免許更新の許可や取り消しが決まる．

　免許の保留または効力の停止は運転能力の回復が見込める場合であり，その期間中，対象者に合わせて高次脳機能障害や自動車運転能力へ介入する．ただし，保留・停止期間中は路上運転はできないため，保留・停止期間終了後に再度臨時適性相談・検査を受ける．免許交付の最終的判断は公安委員会が行っている．運転免許の保留，取り消しなどの行政処分は公安委員会に法的権限がある．

MEMO
病前の運転の様子
速度の出し方，車間距離のとり方，車体の位置（左より，右より）など，運転者にはそれぞれ特徴がある．家族など対象者の運転する車に同乗したことがある人に聴取する．

MEMO
服薬状況
中枢神経系に作用するベンゾジアゼピン系薬剤と抗ヒスタミン薬（第一世代）は，自動車運転に影響を与える．副交感神経遮断薬（抗コリン薬）内服後は，目のかゆみ，ふらつき，まぶしさなどが出現することもある．

ADL（activities of daily living；日常生活活動）

診断書の作成
▶Step up 参照.

LECTURE 14

調べてみよう
作業療法士と各関連機関との連携は進められてきているが，全国的に統一はされていない．地域ごとの状況を確認し，取り組んでいく必要がある．

MEMO
公安委員会
警察の民主的な運営を管理するために1947年の「警察法」によって設置された機関．国家公安委員会と都道府県公安委員会がある．

気をつけよう！
高次脳機能障害を呈している場合，補助装置の扱いに慣れるまで時間を要す場合がある．

MEMO
交通心理学
応用心理学の一分野で，交通における人間の行動特性をとらえ，安全教育に役立てられる．

LECTURE
14

2) 関連機関との連携

　自動車運転の支援は，作業療法士や医師など医療機関だけではできず，多職種との連携が不可欠である．各関連機関の役割と連携の内容を**図2**に示す．

(1) 公安委員会 (運転免許センター)

　「道路交通法」のもと運転免許証の交付を行う．対象者は，免許取得・更新の際，疾病について報告する義務がある．免許取得や更新についての適性を相談できる相談窓口が設置されており，一定の病気などのある対象者やその家族に対し，臨時適性検査を受ける必要があるかどうか，診断書の作成が必要か，免許取得・更新の時期についてなどを助言する．

　免許の取り消し，保留・停止期間中は路上教習が行えないため，臨時適性検査を受ける時期については慎重に相談する．対象者，家族の了承のもと，医学的な情報をふまえて医療機関から窓口へ相談する．医療機関から疾病後の自動車運転について説明がないまま対象者が公安委員会に直接相談することも多い．その際，診断書が必要な場合は，医療機関へ紹介される．

(2) 指定自動車教習所

　「道路交通法」に基づき，都道府県公安委員会が指定した自動車教習所 (以下，教習所) である．運転技能評価の専門の教習所として，運転者の補充教育や再教育に関する各講習を実施し，ペーパードライバーの再教育，交通安全教室などに取り組んでいる．

　高次脳機能障害者に対する実車運転評価は，全国的に取り組まれてきている．医療機関は高次脳機能障害に関する情報を提供し，指定自動車教習所指導員 (以下，教習所指導員) とともに危険が予測される運転行動が評価できるよう講習コースを考える．

　実車運転では，教習所指導員は運転技能を評価し，作業療法士は高次脳機能障害が運転にどのように影響しているかを評価する．それぞれの結果を情報共有し，対象者へフィードバックする．

　教習所施設内にはドライビングシミュレータが設置されているため，必要に応じて評価や介入に利用する．

(3) 自動車販売店，補助装置専門メーカー

　高次脳機能障害者は，身体障害を呈している場合も多い．自動車の基準装置のみでは操作できない場合，運転補助装置を用いる．運転補助装置には，左アクセルペダル，シフトレバー補助具，ウインカー・ワイパー延長レバー，ペダル拡大・延長などがあり，身体機能に合わせて設置できる．運転補助装置のレンタルや購入が必要な場合は，これらの業者と連携する．適切な補助装置がない場合は，必要に応じて車の改造を検討する．

(4) 安全運転教育や自動車運転の研究に携わる関連機関

　安全運転教育を行う企業や，交通心理学や情報科学分野など自動車運転をさまざまな視点から研究する機関などがある．また，「交通事故0」に向けた取り組みや講習会などもある．作業療法士がそれらを学ぶことで，自動車運転という作業をさまざまな視点から分析でき，自動車運転の支援に役立てることができる．

3. 自動車運転行動の特徴

　医療機関では，自動車運転に高次脳機能障害がどの程度影響するかを評価する．年齢や運転経験年数，違反や事故歴，病前の運転の様子などの個人因子は，自動車運転能力と関連するため，危険運転行動が，個人因子または疾病によるものか判断する必要がある．健常者や高齢者，認知症患者，高次脳機能障害者の自動車運転行動の特徴

を以下に示す．認知症や高次脳機能障害は，病巣によっても運転行動が異なる．

1）健常者の運転行動（事故率の低い運転者）

事故率の低い壮年者の運転行動の特徴は，有効視野が広く交通状況をとらえやすい，運転速度が安定している，車間距離が保たれている，アクセルやブレーキの反応時間が一定している，右折の運転の軌跡（**図3**）が効率的であるなどがあげられる．

2）高齢者の運転行動

高齢者の年間の交通事故発生件数[1]は減少傾向にある（2010年は6,979件，2019年は5,524件）が，事故全体に占める高齢運転者（65歳以上）の事故割合は上昇しており（2010年12.7％，2019年には18.1％に上昇），重篤な事故が多いため問題視されている．

高齢者の交通事故の違反をみると，安全不確認が最も多く，交差点安全進行義務違反，前方不注意と続く．人的要因をみると，わき見や考え事をしていたことなどによる発見の遅れが最も多い．運転行動の特徴は，運転速度が遅い，夜間運転を避けている，車間距離を長くとる，走行距離を減らす，他者が同乗するなどの危険回避行動をとっている．しかし，交差点や右折など情報量が多い場面で事故を起こしやすく，有効視野が狭いため交通状況をとらえにくい，運転速度にばらつきがある，車間距離を保てない，危険な場面などのアクセルやブレーキの反応時間が遅い，右折および左折の走行軌跡が非効率的であるなどがみられる．

3）認知症患者の運転行動

認知症は，免許の取り消しまたは効力の停止という行政処分の対象となる．認知症の症状はさまざまであるが，明らかに危険な運転行動をとり，健常高齢者より事故率が高い．認知症の背景となる疾患の違いによる運転行動[2]として，アルツハイマー型認知症では迷子運転が，血管性認知症では操作ミスと速度維持困難，前頭側頭型認知症は信号無視とわき見運転がある．

4）高次脳機能障害者の運転行動

自動車運転行動と関連している高次脳機能は，主に注意である．なかでも，選択性注意が低下するとその時々に応じた信号機や歩行者への注意を選択できない，分配性注意が低下すると車線変更の際にルームミラーを確認しながら前方への注意ができない，転換性注意が低下すると前方を見ているときに人や物が飛び出してきてもそちらに注意を転換できない，持続性注意が低下すると運転が継続できないなどが例としてあげられる．

高次脳機能障害者の運転行動の特徴として，病巣によってさまざまではあるが，前方車両や中央分離帯などとの適切な距離がとれず近すぎてもとに戻れない，直線を走っていてもふらつく，突然加速したり減速したりするなど速度を保てない，信号にまったく気がつかず無視する，突然の危険運転などがある．

4. 臨床評価と介入方法

1）自動車運転に必要な身体機能

自動車運転免許の取得や更新に必要な視力，視野，運動能力について解説する．

視力は，両眼で0.7以上かつ一眼でそれぞれ0.3以上であること，一眼の視力が0.3に満たない人もしくは一眼が見えない人は，他眼の視野が左右150度以上で視力が0.7以上であることが必要とされている．色彩識別能力は赤色，青色，黄色が識別できること，聴力は両耳の聴力が10mの距離で90dB（デシベル）の警音器（クラクション）の音が聞こえること，運動能力は自動車運転に支障を及ぼすおそれのある四肢または体幹の障害がないことである．運動能力は運転補助装置などで補える場合には問

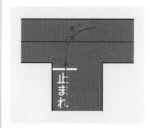

題とならない．

医療機関で運動機能を評価する際の目安は，機能的自立度評価法 (FIM) の運動項目の歩行が 5 点以上である．

2) 自動車運転に必要な高次脳機能

自動車運転の能力や事故率に関連すると報告されている高次脳機能は，主に知能，視空間認知，注意，記憶，遂行機能である．今のところ単一の検査のみで運転適性を評価する方法はない．自動車運転と関連性のある神経心理学的検査を以下にあげる．

運転適性評価についてのガイドラインは確立していないが，各分野で作成に取り組んでいる．特に，日本高次脳機能障害学会の「『脳卒中，脳外傷等により高次脳機能障害が疑われる場合の自動車運転に関する神経心理学的検査法の適応と判断』について」[3] が参考になる．

それぞれの神経心理学的検査の結果は正常範囲内であることが望まれるが，ある結果のみが確実に低下しているとはいえない場合，明らかに運転ができないとは判断できない．運転を控えるべきかについては，総合的にとらえたうえで判断する．

(1) 知能の評価

自動車運転は，目的地に向かって機械を操作し，道順を考えながら，移り変わっていく交通環境の情報を処理していく能力が必要である．ウェクスラー成人知能検査 (WAIS)，コース立方体組み合わせテストから算出される IQ が用いられる．それぞれの IQ が 80〜90 以上であることが望まれる．

(2) 認知症のスクリーニング検査

認知症の評価は，認知症運転者の診断書を作成する際に必須である．MMSE または改訂長谷川式簡易知能評価スケール (HDS-R) にて評価する．MMSE 24/30 点以上，HDS-R 21/30 点以上が目安となる．

(3) 視空間認知の評価

視野については規定がある．視索や側頭葉・後頭葉病変による視野欠損だけでなく，半側空間無視や有効視野が狭い場合も運転に支障を及ぼすため，運転適性評価のため，以下の検査が用いられる．

a. 有効視野 (UFOV)

与えられた課題において，注視点の周りで情報を検出，弁別，処理，貯蔵できる範囲である．自動車運転時の有効視野などとよばれる．有効視野が狭いほど交通状況が把握できず事故につながる．健常者の有効視野と視野を**図 4** に示す．カットオフ値などは示されていないが，自動車運転能力との関連が多く示されている．

b. 行動性無視検査 (BIT)

6 つの下位検査のいずれもカットオフ点を超えた得点であることが望ましい．ただし，カットオフ点を超えた場合でも，日常生活や行動場面で半側空間無視が疑われる

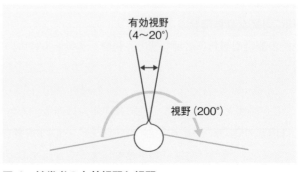

図 4　健常者の有効視野と視野

場合は考慮する必要がある.

(4) 注意の機能と情報処理速度などに関する評価

自動車事故の主な原因は,注意の低下と分析されている.注意が低下することで内在的不注意(漫然運転),外在的不注意(わき見運転)が起こる.安全に運転するためには,さまざまな情報に注意を向け集中することが必要になる.移り変わっていく状況に対し常に注意を向け,運転に必要のない情報は消去しなければならない.

Trail Making Test(TMT)の Part A と Part B は,さまざまな研究で運転適性の評価として報告され,「Part B 90 秒が路上評価の合否に関するカットオフ値」[4]とされている.しかし,TMT が海外版の様式であること,壮年者や高齢者などの年代平均と比較して標準所要時間が短いことから,日本でこの値を参考にすることは少ない.Trail Making Test 日本版(TMT-J)は,日本人の年代別の平均と標準偏差が示されており,健常者と同等か判断できる.所要時間に加え,エラー回数やエラー後の修正の方法,A と B の所用時間の差(B-A),A と B の所用時間の比(B/A)など,注意に加えて前頭葉機能の思考の柔軟性や遂行機能が評価できる.これらは運転能力とも関連するため,算出する.

その他,かなひろいテストや標準注意検査法(CAT)の下位検査を実施し,注意のなかでも低下している要素を詳細に評価する.

(5) 記憶に関する評価

運転中は「何時にどこまで行く」と展望記憶を保持し,必要に応じて想起している.また,起こりうる状況の記憶を想起しながらハンドルやブレーキを操作している.自動車運転能力との関連が示されている検査は,レイの複雑図形検査(ROCF)である.視覚性,動作性の課題となっている.模写と再生の両方を行うことが望ましいが,再生の評価はできないこともあるため模写の検査のみ実施する場合も多い.明らかな低下があるとはいえない 34 点以上であることが参考値となる.

(6) 遂行機能に関する評価

自動車運転における遂行機能は,どこへどのように行くのか,何時までにどのくらいの時間をかけて到着する予定かなど,運転の計画をする能力である.計画や思いもよらない状況(危険運転)に柔軟に対応する際に必要となる.前頭葉機能検査(FAB)や遂行機能障害症候群の行動評価(BADS)が用いられる.明らかな低下があるとはいえない結果であることが必要である.

(7) 失語症に関する評価

失語症の評価と自動車運転能力との関連性についての報告は少ないが,道路標識や交通規則が理解できることに加えて,交通事故などのアクシデントが生じたときに状況を説明する能力が必要となる.

3) 高次脳機能障害への介入

自動車運転能力を向上させる訓練として有効視野への介入がある.自動車運転は複雑で視空間が広い作業であるため,机上の課題だけでなく空間的な広がりや奥行きを用いた視覚性注意を促す訓練を行うことで効果が得られる可能性がある.

4) 自動車運転能力の机上評価

脳卒中ドライバーのスクリーニング評価日本版(J-SDSA)[5]は,イギリスで開発された評価を日本版に改訂したものである.脳卒中後の自動車運転能力を予測するスクリーニング検査で,信頼性および妥当性が検討されており,自動車運転支援にかかわる機関で用いられることが多い.ドット抹消,方向スクエアマトリックス,コンパススクエアマトリックス,道路標識の 4 つの下位検査から成る.神経心理学的検査と組み合わせ,ドライビングシミュレータや実車運転評価前の評価として用いられる.

MEMO

漫然運転
心理・生理的に集中力を欠く状態での運転.

Trail Making Test(TMT),かなひろいテスト,標準注意検査法(Clinical Assessment for Attention:CAT)
▶ Lecture 9 参照.

レイの複雑図形検査(Rey-Osterrieth Complex Figure Test:ROCF)

前頭葉機能検査(Frontal Assessment Battery:FAB)
▶ Lecture 7 参照.

遂行機能障害症候群の行動評価(Behavioural Assessment of the Dysexecutive Syndrome:BADS)
▶ Lecture 11 参照.

脳卒中ドライバーのスクリーニング評価日本版(Stroke Drivers' Screening Assessment Japanese Version:J-SDSA)

LECTURE **14**

「脳卒中，脳外傷等により高次脳機能障害が疑われる場合の自動車運転に関する神経心理学的検査法の適応と判断」[3] を参考に使用する.

5) ドライビングシミュレータによる評価と介入

ドライビングシミュレータは，普通自動車の運転免許取得の際，危険な場面を模擬体験させるための技能練習として用いられている．ドライビングシミュレータを用いて評価することで，路上での実車運転評価（以下，路上評価）結果をある程度予測することができるため，路上評価前に用いられることが多い．また，危険な場面を想定した実車運転を路上で行うことは事故につながるおそれがあるため，ドライビングシミュレータを用いて行う場合がある．運転適性を評価する方法としては，路上評価がゴールドスタンダードである．ただし，あくまでも補助的な評価，介入として用いる.

ドライビングシミュレータには，単純反応時間や同時処理課題を行わせる1画面タイプや4Dで実際の運転場面を体験できるタイプなどがある．DSBAM（図5）のように，実車を想定してハンドル・ブレーキ操作を行うドライビングシミュレータを用いるメリットとデメリットは以下のとおりである.

● メリット

①安全に評価・介入できる.

②評価や介入が必要と考えられる運転場面を何度でも再現できる.

③飛び出し車両や人の横断など危険運転場面を想定した練習ができる.

④ブレーキ反応時間や危険運転行動の回数など運転行動を数値化できる.

⑤雨や夕暮れどきなど視界不良な場面の練習ができる.

⑥運転した内容を再生できフィードバックに役立つ.

● デメリット

①購入費が高い.

②シミュレータ酔いを起こす人がいる.

③実車と比較すると運転行動に差が生じる.

④車外の環境が実際のものとは異なる.

自動車運転再開の希望が強いが明らかに運転ができないと予測される対象者に対しては，ドライビングシミュレータを用いて危険性のアウェアネス（気づき）を促すこともできる．ドライビングシミュレータは反復練習が行えるため，評価だけでなく介入として用いられることもあり，ハンドル・ブレーキ・アクセル操作など，練習を繰り返すことで実車の運転能力を向上させることができる．単純反応時間の検査や同時処理課題の検査などは，視覚性注意の課題として介入に応用する.

6) 実車運転の評価と介入

実車運転の評価は，運転適性を評価する方法としてゴールドスタンダードである．医療機関で行った評価結果が運転を控えるべきとは判断できない場合に，指定自動車

MEMO
ゴールドスタンダード
（gold standard）
評価の精度が高い手法.

MEMO
単純反応時間
提示された刺激に反応するまでの時間.

DSBAM（Driving Simulator for Brain Activity Measurement）

気をつけよう！
シミュレータ酔いは乗り物酔いのような状態で，高齢の女性に生じることが多い．評価や介入の前に，ゲームやテレビの映像を見て酔うことがないか聴取しておく.

LECTURE 14

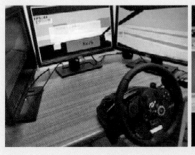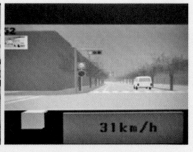

図5 DSBAM（Driving Simulator for Brain Activity Measurement）

教習所と連携して行われる.

実車運転の評価を行うメリットとデメリットは以下のとおりである.

● メリット

①実際の運転能力を評価できる.

②他の車や歩行者だけでなく音や視覚的な変化が加わり，外部刺激による影響を考慮できる.

③ハンドル・ブレーキ・アクセル操作を実際の動作で評価できる.

④教習所指導員による評価結果を情報共有できる.

● デメリット

①危険な場面を想定した練習ができにくい.

②教習所を利用するため，時間の制約や料金が発生する.

③教習所への往復や準備を含め時間を要すため，医療機関の理解が必要となる.

教習所のペーパードライバーコースや障害者専用のコースのなかで実車運転の評価を行うことが多い. どのような形で行っていくか，各教習所と医療機関において統一された方法が検討されている.

(1) 教習所指導員における主な評価項目

教習所指導員は，運転技能評価のスペシャリストである. 各教習所において項目に差はあるが，主に**表1**の内容について安全か危険かが判定される.

(2) 作業療法士における主な評価内容

教習所指導員による評価項目に対し，作業療法士は高次脳機能障害の影響を評価する. 自動車運転では，認知・予測・判断をして行う. 例えば，信号や歩行者，標識などを認知しているか，信号を認知して次は赤信号になると予測しているか，赤信号のため停止しなければならないと判断しているかなど，それぞれどのレベルで危険行動が生じるのかを評価する. 前述の運転行動の特徴や神経心理学的検査の内容を参考にして，実車運転で予測される運転行動を事前に確認する.

(3) 評価時の留意事項

路上評価を行う際，評価前に疾病による影響を考慮して講習内容（走行内容）を決定する. 外部刺激である交通量や歩行者，看板や建物など，内部刺激である会話，音楽，カーナビゲーションは注意に影響するため，開始時は，刺激が少ない環境となるように調整する. また，疾病後は注意力や集中力が低下しやすく，疲労しやすいため，休憩や走行時間に配慮する. 加えて，焦りやイライラなどのストレスがかかると注意の容量が奪われるため，感情のコントロールの程度も事前に評価する. 実車運転の評価当日は，睡眠の状況や疲れの程度を確認する. これらを教習所指導員や家族な

MEMO

ペーパードライバー講習は，2時間程度で，料金は1万円前後である.

MEMO

「道路交通法」第70条

車両等の運転者は，当該車両等のハンドル，ブレーキその他の装置を確実に操作し，かつ，道路，交通及び当該車両等の状況に応じ，他人に危害を及ぼさないような速度と方法で運転しなければならない.

表1　教習所指導員における主な評価項目

安全措置，運転姿勢	● シートベルトの安全な着用ができているか，運転姿勢がよいか
発進	● 発進や逆行で手間取っていないか
速度	● 一定の速度が維持されているか
その他	● 安全不確認 ● 暴走や速度が速すぎるなどが制御できているか ● 走行：ふらつきはないか ● 車体感覚：脱輪や接触はないか，停止位置の不適 ● 通行帯，安全帯など通行区分を守っているか ● 進路変更：後車妨害などはないか ● 直進，右折・左折：信号無視，進行妨害，指定場所の不停止はないか ● 歩行者保護：歩行者保護の不停止や泥はね運転はないか ● 最高速度，踏切通過，駐車：踏切の不停止，追い越し違反，安全運転義務違反，車間距離の不保持はないか

LECTURE
14

ど同乗者にも説明しておく．医療機関や関連機関の方針によって路上評価が許可されない場合，教習所構内での講習内容を検討する．

(4) 介入方法

実車運転の評価後，対象者や家族がどの程度現状を理解できたか，家族とともに教習所指導員，作業療法士が評価結果をフィードバックする．これにより，対象者，家族が高次脳機能障害の自動車運転能力への影響についてどの程度認識できているか確認する．自動車運転の再開が不適格と考えられる場合に，対象者や家族から「以前と同じだから問題ない」と返答がある場合，アウェアネスや理解を促す介入が必要となる．認知機能の低下があること，危険な場面がみられたこと，運転計画ができていなかった程度など，対象者の自己評価と，教習所指導員と作業療法士の評価結果との差を示し，運転に対するアウェアネスを促すことも一つの手段である．

高次脳機能障害者の安全運転を促すために，視野が狭くならないように車の速度を遅くする，夜間の運転を避ける，車間距離を長くとる，走行距離を減らす，危険なときに注意を促してくれる同乗者がいる場合のみ運転する，リラックスした状態で運転するなど，対象者の状態に合わせて必要な教育を行う．

交通事故は，安全を欠く行為と好ましくない環境が組み合わさることで起こる．現代は信号機や標識に加えて，看板，カーナビゲーション，携帯電話など外部刺激が多い．高次脳機能障害者は，刺激を受けると混乱しやすく，危険な場面に遭遇することで瞳孔の散大，心拍数の増加などの生理的反応が生じ，さらなる危険運転行動を引き起こすことがある．重篤な事故を引き起こす前には小さな事故が起きている．

対策は，運転中の会話を控えるなど刺激の量を調整する，危険行動を起こしにくいように安全運転を再教育する．加えて，一度危険な場面に遭遇した後は安全な場所で停止または駐車し，落ち着いた後に運転を再開するなど，対処法も提案する．

■引用文献

1) 警視庁：防ごう！高齢者の交通事故！警視庁交通総務課統計．
   https://www.keishicho.metro.tokyo.jp/kotsu/jikoboshi/koreisha/koreijiko.html
2) 上村直人：認知症患者の自動車運転と社会参加．蜂須賀研二編：高次脳機能障害者の自動車運転再開とリハビリテーション 1. 金芳堂；2014. p.46-54.
3) 日本高次脳機能障害学会 Brain Function Test 委員会，運転に関する神経心理学的評価法検討小委員会：脳卒中，脳外傷等により高次脳機能障害が疑われる場合の自動車運転に関する神経心理学的検査法の適応と判断．2020年6月1日版．高次脳機能研究 2020；40（3）：291-6.
   http://www.higherbrain.or.jp/07_osirase/img/20200706_unten.pdf
4) Devos H, Akinwuntan AE, et al.：Screening for fitness to drive after stroke：a systematic review and meta-analysis. Neurology 2011；76（8）：747-56.
5) Lincoln NB, Radford KA, Nouri FM 著，三村 將，仲秋秀太郎監訳：SODA 脳卒中ドライバーのスクリーニング評価 日本版．新興医学出版社；2015.

■参考文献

1) 警察庁交通局：道路交通法等の改正．
   https://www.npa.go.jp/bureau/traffic/index.html
2) 全日本指定自動車教習所協会連合会：高次脳機能障害を有する運転免許保有者の運転再開に関する調査研究委員会報告書．
   www.zensiren.or.jp/zenwp/wp-content/uploads/2019/04/3881c1f833df11f0c72c496cc4f9cf68.pdf
3) 日本作業療法士協会（運転と作業療法委員会）：押さえておきたい！運転再開支援の基礎．
   https://www.jaot.or.jp/files/page/draive/draive-untensaikaisiennokiso.pdf
4) 三村 將監訳，佐々木努ほか訳：自動車運転と脳卒中．医療従事者のための自動車運転評価の手引き．新興医学出版社；2011. p.139-55.
5) 一杉正仁，武原 格編著：診断書記載について．臨床医のための疾病と自動車運転．三輪書店；2018. p.9-19.

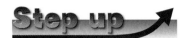

1. 安全運転システムと自動運転システム

　自動車が自動的に安全運転をしてくれる時代になってきている．安全運転システムの代表として，自動ブレーキ装置がある．これは，障害物を自動的に感知し衝突に備えるシステムである．車線逸脱制御装置は，車線逸脱によって発生する事故を防ぐための装置で，車線からはみ出しそうになると，車線内に戻すように警告音が鳴ったりハンドルやブレーキが制御されたりする．ペダル踏み間違い時加速抑制装置は，ドライバーがアクセルとブレーキを踏み間違えることで発生する事故を防ぐ装置である．バックビューモニターは，バック駐車やバック発進で後方の環境がモニターに映し出される機能である．これらの装置が，事故や違反をすべて防ぐことはできないため，運転者自身が安全運転に努めることが重要である．

　自動運転システムは，人間の代わりに機械が運転するシステムで，年々進化している．一定の条件下において，運転者が何もしなくても車が走行してくれる．自動運転中に事故を起こした場合，誰の責任になるか議論されているところであり，運転のすべてが自動化されるにはいまだ時間を要す．

　これらのシステムは交通安全を守ってくれるものであるが，高次脳機能障害者がこれらのシステムが搭載された車に初めて乗る場合は混乱するおそれがあることを覚えておきたい．

2. 自動車運転の安全教育

　自動車運転の評価・介入にあたって，評価者が安全運転を理解し指導することは運転者の事故軽減につながる．KM理論は，自動車の運転事故の発生メカニズムを車間距離と停止距離との関係に着目しモデル化した事故防止の理論である．自動車事故は衝突事故が多く，「自動車の衝突事故は，停止距離がその車輌の進行方向にある人や自動車や構造物，崖などまでに保持されている進行方向空間よりも大きい場合に発生する」[1]と報告され，十分な車間距離を保持することが安全運転につながるといえる．車間距離を十分に保つには，主に視空間認知が必要となる．

　安全運転の基本5原則は，①安全速度を必ず守る，②カーブの前でスピードを落とす，③交差点では必ず安全を確かめる，④一時停止で横断する歩行者の安全を守る，⑤飲酒運転は絶対にしない，である．

　安全速度を守るには注意の機能やワーキングメモリが，カーブの前でスピードを落とすには前頭葉機能や予測能力，視知覚が必要である．また，交差点で一時停止して横断する歩行者の安全を守るには，交通ルールを把握し，交通状況に合わせた運転行動をとるための前頭葉機能や知能，知識，記憶の機能が必要となる．

　安全を欠く運転に対しては，高次脳機能を向上させる訓練が必要である．安全な運転の仕方を定着させるなら，その運転の仕方の必要性が理解できるようにし，かつ望ましい運転の仕方と各自の運転の仕方とを客観的に比較できるような方法が教習カリキュラムに組み入れられるべき[2]といわれる．講義でも記したが，アウェアネスへの介入は重要である．ドライビングシミュレータを用いた反復練習や実車での運転操作練習において，アウェアネスに介入することで運転行動が改善される場合もある．

3. 公安委員会へ提出する診断書の作成

　診断書の形式は，都道府県によって，また疾患によって異なるため，公安委員会へ確認する．診断書は，神経心理学的検査や運転能力の評価結果に基づいて医師により作成される．

1）認知症

　診断書の作成にあたっては，画像検査は必須ではないが認知機能検査（HDS-Rまたは，MMSE）は必ず実施する．認知機能検査において第1分類に判定された人は，臨床認知症評価尺度（Clinical Dementia Rating：CDR）1（軽度認知症）以上の認知症が疑われるレベルに該当する．CDRは認知症の重症度が評価でき，記憶，見当識，判断力と問題解決，地域社会活動，家庭生活および趣味・関心，介護状況の6項目について，評価表に基づいて，健康（CDR 0），認知症疑い（CDR 0.5），軽度認知症（CDR 1），中等度認知症（CDR 2），重度認知症（CDR 3）の5段階に分類される．アルツハイマー型認知症，血管性認知症，前頭側頭型認知症（ピック病），レビー小体型認知

症は免許取り消し等になる．その他の認知症（甲状腺機能低下症，脳腫瘍，慢性硬膜下血腫，正常圧水頭症，頭部外傷後遺症など）は，6か月以内に回復する見込みがない場合，取り消し等になる．その他の認知症で6か月以内に回復する見込みがある場合は，6か月の停止等になる．認知症ではないが認知機能の低下がみられ今後認知症となるおそれがある場合は，その後認知症となる可能性があることから，原則として6か月後に臨時適性検査を行う．

必要な記載事項

● 診断名：現病歴，重症度，現在の精神状態と関連する既往症・合併症，身体所見などについて記載する．記憶障害，見当識障害，注意障害，失語症，失行症，失認症，遂行機能障害，視空間認知の障害などの認知機能障害や，人格や感情の障害などの具体的な状態について記載する．

● 認知機能検査の結果：HDS-R または MMSE が必須である．

● 現時点の病状（改善の見込みについて）：取り消しとなる病状があるのかや，6か月以内に回復する見込みについての判断が必要である．

2) 高次脳機能障害 （図1）

高次脳機能障害（脳卒中など）についても認知症と同様である．必須となっている検査はないが，どのような障害があるか記載する必要がある．免許を更新するためには，「運転を控えるべきとはいえない」という内容の診断書が必要となる．運転を控えるべきという内容が記載されると，適性検査結果をふまえて免許の保留・停止となりうる．障害が繰り返し生じている場合は，免許が更新できないおそれがある．適性検査で運転免許が取り消された後，欠格事項がなくなれば免許取り消し後3年以内の場合，学科試験や技能試験なしで再取得が可能である．取り消しの場合の欠格期間は1年間，停止の場合の停止期間は最長6か月間である．これは一定の病気などで免許が取り消された人への救済措置となっている．

必要な記載事項

● 診断名，総合所見など具体的な状況について記載する．

● 現時点の病状について，高次脳機能障害やその他身体などの運動障害，視覚障害が生じていないか，回復の見込みがあるか，脳卒中後ではあるが運転を控えるべきとはいえない状態にあるかなどを記載する．

1．患者 　氏名　　　　　　　性別　男・女 　生年月日　　　年　　月　　日（　　歳） 　住所
2．医学的所見 　病名 　総合所見（現病歴，現在症，重症度，治療状況など）
3．現時点での症状（改善の見込み）についての意見 1）脳梗塞等に 　□かかっているが 　□かかっていたが，完全に回復しており 　□かかっておらず 　発作のおそれの観点からは，運転を控えるべきとはいえない 2）以下の障害が繰り返し生じている 　□意識障害　　□見当識障害　□記憶障害　□判断障害 　□注意障害　　□視覚障害（視力障害，視野障害） 3）上記2）の障害が繰り返し生じているとはいえないが，発作のおそれの観点からは，運転を控えるべきである 　□ただし，今後6か月（　　月）以内に上記1）と診断できることが見込まれる 　□上記1）と診断できるためには，6か月以上の期間を要する 4）上記2）の障害が繰り返し生じているとはいえず，今後　　年程度は上記1）といえる 5）上記1）から4）以外
4．その他特記すべき事項

図1　診断書の形式（脳卒中など）

■引用文献

1）松永勝也編著：自動車の運転事故の発生メカニズム．交通事故防止の人間科学．第2版．ナカニシヤ出版；2006．p.14-22．
2）松永勝也編著：高齢者の自動車運転事故防止のための指導法．交通事故防止の人間科学．第2版．ナカニシヤ出版；2006．p.105-9．

■参考文献

1）一杉正仁，武原格編著：診断書記載について．臨床医のための疾病と自動車運転．三輪書店；2018．p.9-19．

LECTURE
14

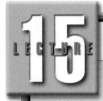

高次脳機能障害の歴史と概念
作業療法とのかかわり

到達目標

● 神経心理学とそのリハビリテーションの歴史を学び，高次脳機能障害の作業療法を理解する．

この講義を理解するために

　脳の機能は複雑であり，個々の人の背景も異なることから，高次脳機能障害の症状を理解するには多くの知識と経験が必要になります．古代から脳損傷や脳機能についてはさまざまな学問の変遷を経て研究・記述されており，学者のたゆまぬ努力によって発展してきました．歴史的背景として，失認症，失行症，失語症は脳の局所の損傷の結果として出現するという局在論と，それぞれの高次脳機能は大脳全般の機能に支えられていることを強調し，各障害を特定の脳部位と結びつけることに消極的な全体論の対立が軸となっています．

　この講義では，こうした歴史的展開をたどり，日本における高次脳機能障害に対する作業療法の発展を概観し，研究の流れを学習します．各レクチャーの高次脳機能障害の症状を学習したのちに振り返ることで，さらに理解が深まります．

　高次脳機能障害の歴史と概念を学ぶにあたり，以下の項目を学習しておきましょう．

　　□ 脳の部位とその機能を学習しておく．
　　□ 失認症，失行症，記憶障害，遂行機能障害などの基本的な症状を理解しておく．

講義を終えて確認すること

　　□ 局在論の成立，全体論の批判とその対立を現代の神経心理学がいかに解決してきたかが理解できた．
　　□ 高次脳機能障害のリハビリテーションがどのように発展してきたかが理解できた．

1. 症候学の発展

1) 全体論と局在論

脳のはたらきについては，全体論と局在論という両面から，歴史的に長い論争が繰り返されてきた．すなわち，脳全体が一体となってはたらくという全体論と，それぞれの脳の機能は一部に局在するという局在論の対立である．

(1) 全体論

全体論では，心的機能は要素に分けてとらえることはできず，全体として作用するとされる．さまざまな心的機能は相互に密接に関連して，全体としての機能を発揮するというものである．

ヒポクラテスは，食物摂取と呼吸から，心臓および動脈を通じて生命精気が脳に運ばれ，脳で動物精気が精製されるという動物精気説を唱えた．その後，ガレノスの精神活動の座は脳にあるという説や，アリストテレスの心臓が霊魂や心の局在であるという説，霊気や動物精気が脳室に関係するという脳室学説が出現した．また，第四脳室の損傷が致死的結果をまねくという理由で，心の座とみなされるようになった[5]．脳室学説は長く続いたが，ルネサンスを代表する医学者のヴェサリウスは，脳室は動物と人間とで変わりがないため，脳室と理性は関係がないと考えた．さらに人体解剖学が発展し，脳室学説に疑いが向けられた．ウィリスは，初めて大脳皮質を重視し，大脳が構想力や記憶力などの心的機能の直接の源であると唱えた．また，デカルトは，精神と身体の接合点が松果体であると考えた．

(2) 局在論

局在論は，ガルの骨相学による大脳局在論において成立した．ガルは，人間の傾向性と能力は脳にそれぞれの座があり，個体によって脳の部位や大きさが異なるとした．多くの人間の挙動と頭蓋骨の形を観察し，例えば，側頭部の前方が張り出している人は食欲が強く，その部位には「食欲」というラベルが貼ってある．

1861年にブローカは，ある症例について発表した．この症例は，問診に対して「タン，タン」と答えるのみであったが，相手の言うことはほとんど理解していた．ブローカは，構音言語能力の喪失を「aphemie（運動性失語症）」と名づけ，その脳病変の原発巣は左の第2あるいは第3前頭回，おそらくは後者と考えた．その後，症例報告を続け，1865年には「われわれは左大脳半球で話す」と結論づけた．この事実はすぐに確認され，言語の半球優位性学説が成立し，その後も機能局在の研究が次々に発表された．

1874年にウェルニッケは感覚失語の特徴を記載し，その病巣を左上側頭回後方に位置づけ，モデルを用いて失語症の症状を説明した．このウェルニッケの業績により，失語症の分類と図式的モデルの基礎が整った．

2) 認知神経心理学

認知神経心理学は，神経心理学，認知心理学が基盤となっている．認知神経心理学では，情報処理過程を認知モデルで表現し，言語，行為，認知，注意，記憶，遂行機能，感情などの心理過程を考えていく．

失行症に関しては，ロッティらが認知神経心理学的モデルを用いて症候を分析した（図1）[6]．このモデルは，口頭命令（聴覚言語入力）と物品提示（視覚・物体入力）によるその物品を使用する際の行為の表出，そして模倣（視覚・ジェスチャー入力）の3つの入力条件の処理過程を示している．口頭命令では，最初に言語理解（聴覚的分

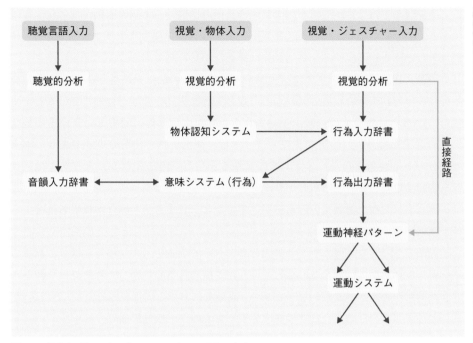

図1　行為処理モデル（ロッティら，1991年）
（Rothi LTG, Heilman KM：Apraxia：The neuropsychology of action. Psychology Press；1997. p.29-49[6]）

析），物品使用では物品の視覚認知（視覚的分析→物体認知システム）プロセスに入る．そして模倣も含めて行為入力辞書，意味システム，行為出力辞書を経て行為が表出される．模倣では，行為入力辞書，行為出力辞書，意味システムを通らず，形態的に行為を模倣するプロセス（直接経路）も設定されている．失行症の検査における行為モダリティ別成績の分析に有用である．

失認に関しては，1983年にリドックとハンフリーズの統合型視覚失認の提唱[7]，1990年にファラーによる背側型と腹側型の同時失認の分類などが発表され，症候学の発展に大きく寄与した．

認知神経心理学の手法により，1例ごとの症状の詳細な分析が可能となり，認知障害を細分化できるようになるなど，損傷部位の詳細な分析とともに神経心理学の発展をもたらしている．

2．症候別の歴史

1）失行症

失行症は，麻痺や感覚障害がないにもかかわらず，命令された行為が正しく遂行できない症状をいう．例えば，「くしで髪の毛をとかしてください」という口頭命令で，くしで口の周りを触るなどが生じる．現在では，観念運動失行，観念失行，肢節運動失行，構成障害，着衣障害（着衣失行）などのように分類される．

（1）観念運動失行，観念失行，肢節運動失行

1900年にリープマンが定義して以来，諸家の分類が散見され，現在では，「失行症」と総称してよぶか，定義を述べてから用いられる．リープマンの分類において，観念運動失行は，物品を使用しない慣習的な動作（おいでおいで，ばいばいなど）やパントマイム，あるいは単一物品使用を口頭命令や模倣条件下で行わせると遂行できない，また，保続，運動の取り違え，動作の喚起の困難が出現する．観念失行は，複雑な系列動作（一連の動作）において，個々の運動は保たれていても，全体として時間的，空間的に混乱を示し，動作の順序が逆になったり，順序を飛ばしたりする．お茶を入れる系列動作で，茶葉を急須に入れず，湯をそのまま湯飲みにそそぐなどであ

MEMO
●神経心理学
症例研究と脳賦活研究を中心として，心理学における脳内基盤を探索する学問．症例研究は，脳血管障害や頭部外傷など症例の障害された病巣からその機能を推測する研究で，脳賦活研究は，健常者における心的課題の遂行から賦活される脳部位を同定する研究である．
●認知心理学
心的機能を情報処理過程として分析する学問．
●認知モデル
心的機能を図式化したもの．

MEMO
●行為入力辞書
人が行っている行為を見たときに，記憶しているその行為に関する知識が活性化される．行為に関する知識の貯蔵庫．
●行為出力辞書
行おうとする行為の時間的・空間的特性を貯蔵していて，動作時に参照できる．

MEMO
行為モダリティ
口頭命令，物品を見ての動作表出，動作模倣のことをいう．

リドック（Riddoch MJ）
ハンフリーズ（Humphreys GW）
ファラー（Farah MJ）

失行症
▶Lecture 6参照．

MEMO
リープマン（Liepmann HC）の定義
経験などによって習得した動作を行うことができない症例を記載し，運動性失行とよんだ．その後，観念運動失行，観念失行，肢節運動失行に分類した．

る．肢節運動失行は，中心前回および中心後回の損傷で，上肢の運動が拙劣化・粗雑化する．右手の複雑な熟練運動（ひもを結ぶ，はさみを使う，ナイフを研ぐなど）に最も著しい障害が出現する．系列動作は稚拙ながら可能である．

その後，1931 年にジティヒは，運動麻痺と失行との間は連続性があり，観念運動失行は肢節運動失行の程度の軽いもの，観念失行は失認の要素を合併していると主張した．1905 年にピックは，観念運動失行を複雑な系列動作の障害という今日の観念失行の意味で用いた．1928 年にモルラースは，観念失行を使用の失認であり，本来の失行である観念運動失行とは明確に異なるとした．1925 年にレルミッテらは，失行を空間的思考の障害と解釈し，フォン・モナコフ，モルラース，シルダー，ペツルは，観念失行を観念運動失行の重篤型とするなど，さまざまな概念が提唱された．

（2）構成障害（構成失行）

図形模写やパズル，積木などの構成行為において障害を示す．失行症は，これまでに学習した行為が遂行できないことをいうが，構成行為の場合，これまでに学習されてきた結果か判断がつかない場合がある（高齢者における図形模写など）．その場合，失行とはよべないため，今日では構成障害とよぶのが一般的である．

構成失行は，1909 年にリーガーが最初に症状を記載した．1912 年にクライストは視覚性失行とよび，1936 年にメイヤー－グロスは手本の図形に重ねて書いてしまう closing-in 現象を記載した．1917 年にポッペルロイターも「視覚失行」という用語を用いた．1934 年にクライストは，視覚機能それ自体の障害ではなく，視覚，空間的機能と運動覚心像との連絡遮断による障害と解釈した．1930 年にグリューンバウムは，知覚における運動の役割を指摘し，発達的に両者は緊密に関連し，構成失行は知覚と運動が未分化な状態に退行した状態であり，「失行＝失認」であるとした．秋元も類似の主張を行った．1945 年にパターソンとザングゥイルは，右半球損傷でも構成失行がみとめられることを明らかにした．1960 年にピアシーらは，右半球損傷例で構成失行の発現率が高く，左半球損傷例では線分の単純化，右半球損傷例では線分の数が多くなることを示した．1970 年にエカーンとアサールは，目印の提示により，左病巣例では改善し，右病巣例では改善しないことから，左半球損傷後の構成失行はプログラム設定の障害として出現し，右半球損傷例では視空間情報処理の障害の結果として出現するとした．また，1965 年にボーゲンとガザニガは，分離脳患者で右手のほうが左手よりも構成失行の程度が強いことを示し，構成行為の右大脳半球の優位性を明らかにした．

（3）着衣障害（着衣失行）

衣服の前後，上下，左右などが理解できなくなり，自分の身体との適合や，衣服を着ることができなくなる現象である．

1876 年にジャクソン，1922 年にマリーら，1941 年にブレインが記載し命名した．1942 年にエカーンらは，右半球損傷により着衣失行が出現することを示した．1922 年にマリーらは，着衣障害の性質を，空間内で自らを定位することの障害と規定した．1969 年にペックは，右半球損傷によって視空間性構成失行，半側身体失認，半側空間失認を合併し，着衣失行はこうした随伴症状に還元されるとした．現実には，麻痺があり重度な着衣障害を示すことが多く，ブレインらが述べた純粋な着衣失行とは区別すべきであるという意見から，今日では着衣障害とよばれる．

（4）その他の失行症

この他にも，1864 年にジャクソンにより記載された口腔顔面失行（舌を出す，口を尖らすなどの命令に従えないなど），1907 年にレワンドウスキーによって記載された閉眼失行，1930 年にリースが命名した開眼失行，1923 年にプセップらが述べた嚥下

失行（仮性球麻痺を背景に出現），1940 年にアキレイティスが報告した拮抗失行（右頭頂葉深部病変，脳梁放線損傷による），1970 年にカーステニャらが報告した運動無視（後方病変で，病巣反対側の上下肢を自発的に使用しなくなり，痛覚刺激に対しても動かそうとしない）などがある．下肢については，1926 年にゲルストマンらが歩行失行を，1934 年にクライストが起立歩行失行を記載した．その後，1965 年にゲシュビンドは，本症状には発動性の減退，拙劣運動，衝動性運動の保続など，さまざまな要因が関与しており，狭義の失行ではないとした．躯幹失行は，1931 年にジティヒが記載した．1965 年にゲシュビンドは，側頭・橋神経路の切断によって，臥位，臥位から上体を起こす，臥位で横に転がる，起立，着席などの行為が困難となることを明らかにした．1963 年にルリアは，前頭葉病巣により系列動作が下手になる症状を記載し，力動性失行とよんだ．

アキレイティス（Akelaitis AJ）

カーステニャ（Castaigne P）

ゲルストマン（Gerstmann J）

ゲシュビンド（Geschwind N）

ルリア（Luria AR）

2）視空間失認

空間内での視覚対象を正しく認識できない症状である．対象が歪んで見える変形視，実際より大きく見える大視症，小さく見える小視症，上下が逆に見える逆転視，傾いて見える傾斜視，対象が実際の範囲より多数もしくは拡散して見える視覚保続，空間内の対象を見ると他の対象に視線を移すことができない，複数のものを同時に見ることができない，または，目の前のものをつかむことができないなどのバリント症候群など，さまざまな症状がある．

1919 年にホルムズらが視覚定位障害[8]を記載した．1894 年に精神性注視麻痺，視覚性注意障害，視覚性視覚失調から成るバリント症候群，1935 年にリドック，1941 年にブレインの病巣反対側視野に限局した視覚定位障害，1969 年にカーモンとベビトールトの右半球損傷例に多い立体視障害，1970 年にウァリントンら，1975 年にベントンら，1971 年にディ・レンツィらによって傾きの認知障害が記載された．

視空間失認
▶ Lecture 4 参照．

バリント（Bálint）症候群
▶ Lecture 4 参照．

ホルムズ（Holmes G）

カーモン（Carmon A）
ベビトールト（Bechtoldt HP）
ウァリントン（Warrington EK）
ベントン（Benton AL）
ディ・レンツィ（De Renzi E）

3）半側空間無視

1876 年にジャクソンは，知覚不能（imperception）という症状で，文章を読む際に右下端から読み始め，さらに衣服を着ることや帰り道を見つけることができない症例を記載した[9]．左片麻痺と同名半盲を呈し，右側頭葉に神経膠腫が見出された．1953 年にクリッチェリーも，手を健側方向にしか動かさない，健側の手でしか耳をつかめない，スリッパの片方のみを履く，車椅子のフットレストに片足しか乗せない，車椅子の片方のロックをかけないなど，詳細に患者の現象を記載した．その後，1963 年にワインシュタインは，右半球損傷例に半側空間無視が多く出現することを明らかにした．

半側空間無視
▶ Lecture 3 参照．

クリッチェリー（Critchley M）

ワインシュタイン（Weinstein EA）

（1）一側消去現象との関連

一側消去現象（extinction）と半側空間無視との関連は，さまざまに議論されてきた．1884 年にローブによって両側同時刺激の方法が開発され，1885 年にオッペンハイムの触覚消去，1899 年にアントンの視覚消去が報告された．1917 年にポッペルロイターは，両側同時刺激による同名視野障害を視覚性不注意とよんだ．1963 年にデニー–ブラウンは，一側消去が半側不注意の主要な特徴であると述べ，1979 年にハイルマンとヴァレンシュタイン[10]も，一側消去と半側空間無視を同一の現象であるとした．

ローブ（Loeb A）
オッペンハイム（Oppenheim H）
アントン（Anton G）
デニー–ブラウン（Denny-Brown D）
ハイルマン（Heilman KM）
ヴァレンシュタイン（Valenstein E）

（2）病態失認との関連

病態失認は，半側空間無視に合併することが多い．1898 年にピックは，片麻痺への無関心を最初に記載し，1914，1918 年にバビンスキーは，2 例の左片麻痺を否認する症状に対して「病態失認」という用語を用いた．1 例は命令に応じて左手を動かさず，もう 1 例は，自分の左手は麻痺していないと述べた．1939 年にゴルトシュタイ

バビンスキー（Babinski J）

ゴルトシュタイン（Goldstein K）

LECTURE
15

カーン（Kahn RL）

ンは，否認は健常者にもみられる心理的防衛機制であり，脳損傷によって出現したものではなく，自己実現の欲求が否認の出現に関与していると考えた．1955 年にワインシュタインとカーンは，明確に否認する症例は病前から強迫的で完全癖があり，自らに生じた問題や能力低下を否認することによって安定すると考えた．

（3）視覚定位障害との関連

1941 年にブレインは，視覚定位障害を示す 3 症例を記載した．これらの症例は地誌的記憶を喪失しており，道を左方向に曲がることができなかった．1 症例は自分の左半身がどこにあるかわからず，右側にあるように感じると述べた．さらに空間性見当識の障害，すなわち外空間の左半側に対する無視と左半身に対する健忘を呈することを指摘した．そのうえで，身体認知に関する頭頂葉の重要性と身体像に対する視覚的定位と外空間の図式との関連性を強調した．1977 年にハイルマンらは，皮質・辺縁系・網様体賦活系のどの病変でもこの障害を引き起こすことを発表した．1978 年にビジャック[11]は，無視は表象にも起こるという表象説を唱えた．2 人の患者に，イタリア人であれば誰もが知っているミラノ大聖堂の前に立ったときと背にして立ったときをイメージさせたところ，両者ともに左側の建物を無視した．

ビジャック（Bisiach E）

（4）治療的介入

ローソン（Lawson IR）
ワインバーグ（Weinberg J）
リドック（Riddoch MJ）
ハリガン（Halligan PW）
ロバートソン（Robertson IH）
バター（Butter CM）
ロセッティ（Rossetti Y）
タム（Tham K）
VR（virtual reality；仮想現実）
ローズ（Rose FD）
ツァーリン（Tsirlin I）

フォーデル（Fordell H）

バン（Bang DH）

ローソン（1962 年）[12]の左側への促し，ワインバーグら（1977 年）[13]の視覚走査訓練，リドック（1983 年）やハリガン（1992 年）の左側に赤い印を付けるなどの視覚的手がかり（キュー）を与える方法，ロバートソンら（1992 年）[14]の左空間での左上肢の活性化，バター（1992 年）の右目を遮蔽するアイパッチ，ロセッティら（1998 年）[15]のプリズム眼鏡，タムら（1997 年）[16]の無視行動へのビデオフィードバックなどがある．最近では VR を用いた評価やリハビリテーションも増え，ローズ（2005 年）[17]，ツァーリンら（2009 年）[18]がレビューとしてまとめている．また，田村ら（2019 年）[19]は，VR を用いた extrapersonal space（手の届く範囲を超えた空間）で無視が多く出現したと報告した．実際に，VR 課題を用いたリハビリテーションの研究は，フォーデルら（2016 年）[20]が 15 人の慢性期半側空間無視例に VR 課題を用いて 6 か月後でも効果が持続していたことや，バンら（2015 年）[21]の経頭蓋直流刺激とフィードバックのコンビネーション療法が高い治療効果を示した論文などがある．

4）視覚失認

視覚失認
▶Lecture 4 参照．

視覚失認には，物体失認，画像失認，相貌失認，色彩失認，純粋失読などがある．また，視覚失認の類型として，統覚型（知覚型）と統合型，連合型視覚失認がある．

クァグリノ（Quaglino A）

ムンク（Munk H）

1867 年にクァグリノは，脳卒中後に皮質盲，色彩認知障害，相貌失認などを示した症例を記載した[3,22]．1874〜1876 年にジャクソンは，右大脳半球後部が「視覚認知＝記憶」に決定的な役割を果たすと述べた．1877 年にムンクは動物の脳切除実験を行い，犬，猿の後頭葉切除部位に応じて皮質盲とは別に，視力を失ってはいないように見えながら種々の適切な反応を示さない精神盲が出現したことを報告した．その動物は見ることができ障害物を回避したが，人や物を見つめても認知できていない様子で，聴覚や嗅覚刺激に対しては正常に反応した．1887，1892 年にウィルブランドは，人においても，両側後頭葉損傷によりムンク同様の状態を確認した．1890 年にリザウエルは，精神盲を統覚型と連合型に区別した．1891 年にフロイトは「失認（Agnosie）」という用語を導入し，徐々に「精神盲」という用語からこの用語に置き換わっていった．1888，1889 年にフロイントは視覚失語を，1892 年にデジュリンは，純粋失読，失書を伴わない失読を記載した．1928 年にペッツルは，統覚型視覚失認は物品と物品の照合による視覚的同定，物品の形態の言語的記述，物品の形態の自発画と模写が障害されることを明らかにした．

ウィルブランド（Wilbrand H）

リザウエル（Lissauer H）

フロイト（Freud S）

フロイント（Freund CS）
デジュリン（Dejerine J）

（1）画像失認

　画像失認に関して，1924年にヴォルペルトが同時失認を記載した．この症例は複雑な絵の個々は正しく認知できるが，絵全体の意味をとらえられなかった．1958年にルリアは，同時に2つ以上の対象を見たり注意を向けたりできないことについて，「同時失認」という用語を用いた．その後，1990年にファラーは，背側型同時失認と腹側型同時失認の2類型を指摘した．背側型同時失認は視覚の背側経路の損傷により出現し，2つの刺激のうち一つの刺激のみ認知される．これは「視空間失認」で述べたバリント症候群の視覚性注意障害と同一の症状である．腹側経路の損傷で生じる腹側型同時失認では，複雑な図や多数の刺激のなかから同じ刺激を選ぶことが困難になる．

ヴォルペルト（Wolpert L）

（2）相貌失認

　1947年にボダマーによって記載された．1972年にレルミッテらは，相貌失認は両側後頭葉病変による視覚対象の識別障害であり，一種の物体失認と考えた．1969年にエカーンら，ロンドらは，右大脳半球と未知の相貌認知が関連することを指摘した．

ボダマー（Bodamer J）

ロンド（Rondot P）

（3）色彩失認

　色彩失認は，1928年にペツルが記載した．色彩失名辞は1884年にウィルブランドが，物品と色彩の連合障害は1908年にレワンドウスキーが記載した．色彩分類障害は1924年にゲルブとゴルトシュタインが記載し，範疇的態度の障害と解釈した．1966年にゲシュビンドらは，左後頭葉と脳梁損傷による連合離断のメカニズムを明らかにした．

ゲルブ（Gelb A）

MEMO
範疇的態度
抽象的態度ともよばれ，対象の概念また範疇のなかの一つとして把握し，それに反応する態度．

記憶障害
▶ Lecture 10 参照.

5）記憶障害

　19世紀には，今日の健忘症候群の特徴を示す症例が報告されるようになった．1882年にリボーは記憶障害に関する最初の体系的研究を行い，前向健忘と逆向健忘の区別，モダリティ特異的健忘，象徴記憶の喪失という区分を提起した．1885年にエビングハウスは，記憶実験法・記録法を導入し，現在でも有効な学習の法則を確立した．1887年にコルサコフは，記憶喪失，作話，全般性精神障害，ニューロパチーから成るコルサコフ症候群を記載した．この症候群は，その後多く観察・研究がなされ，栄養障害によってこの症候群が引き起こされることが明らかになった．コルサコフ自身は皮質および皮質下の疾患がこの症候群を引き起こすと考えたが，剖検研究により間脳，特に乳頭体の損傷が重要であることが，1896年にグッデン，1899年にボネファー，1928年にガンパーによって明らかにされた．これに引き続いて，視床，視床下部の核についても関与が明らかとなり，記憶過程への間脳の重要性が立証された．1957年にスコヴィルとミルナーによって，側頭葉内側の海馬の外科的侵襲によって健忘症候群が引き起こされることが示された．1966年にオジェマンは，この2つの重要な部位を結ぶのが脳弓であり，海馬・乳頭体神経システムが新規学習と近時記憶の神経基盤であるとの概念を示した．

リボー（Ribot T）

エビングハウス（Ebbinghaus H）
コルサコフ（Korsakoff S）

グッデン（Gudden H）
ボネファー（Bonhoeffer K）
ガンパー（Gamper E）

スコヴィル（Scoville WB）
ミルナー（Milner B）
オジェマン（Ojemann G）

　1980年代には，サーマックやスクワイア，バターズらによって，記憶に関する認知心理学的理論や研究方法が発展した．また，ミシュキンやゾラ-モーガンは，動物の海馬およびその周辺部位の切除実験によって，人間の健忘症候群に相当する記憶障害を立証した．

サーマック（Cermak LS）
スクワイア（Squire LR）
バターズ（Butters N）
ミシュキン（Mishkin M）
ゾラ-モーガン（Zola-Morgan S）

コルサコフ症候群と側頭葉健忘の相違

　コルサコフ症候群と側頭葉損傷による健忘症との相違が明らかにされてきた．コルサコフ症候群では作話がみられるが，側頭葉健忘ではほとんどみられない．ヴィノカーによれば，側頭葉健忘では記憶障害を認識しているが，コルサコフ症候群ではし

コルサコフ（Korsakoff）症候群

ヴィノカー（Winocur G）

LECTURE
15

MEMO
前頭葉症候群の症状
自発性あるいは発動性の障害, 多幸, 注意の転導性, 衝動性, 脱抑制, 易怒性, 落ち着きがない, 諧謔性, 病態失認, 作話, 保続などがあげられる.

ハーローウ（Harlow JM）

MEMO
フィニアス・ゲージ（Phineas P. Gage）
彼は鉄道職員として働いており, 事故の爆風により右顔面（顎から前頭頭蓋）を鉄棒が貫通した. 現代の再検討により, 損傷部位は左前頭前野であることが判明している. ゲージは四肢に振戦があるものの, 意識があり, 歩行可能で, 話すことができた. しかし精神状態に大きな変化が生じた. 事故前には優秀な指導者であったが, 神経質で, 礼節を失い, 口汚く罵り, がさつな挙動をするようになった. 反対されると我慢できず, 他人の忠告に耳を傾けず, むら気で優柔不断であるが, 過度に頑固なところもあり, 将来の計画もすぐに放棄するようになった. 同僚や友人は「彼はもはや以前のゲージではない」と述べた.

ヤストロヴィッツ（Jastrowitz MJ）
ビアンキ（Bianchi L）
マクドナルド（Macdonald JH）
カミングズ（Cummings JL）
シェーラー（Scheerer M）
ブロードベント（Broadbent D）

ウィスコンシンカード分類テスト（Wisconsin Card Sorting Test：WCST）

ノーマン（Norman DA）
シャリス（Shallice T）

ストループテスト（Stroop test）
▶ Lecture 11 参照.

プリブラム（Pribram KH）

LECTURE 15

ばしば記憶障害を否定する. 前向健忘については, 側頭葉健忘では急速に忘却するのに対し, コルサコフ症候群は比較的軽度である. コルサコフ症候群では, 符号化の初期段階で記憶障害が起こる. 一方, 側頭葉健忘では, より後期の貯蔵の段階で記憶障害が生じる. スクワイアは, それぞれの部位が記憶過程の異なった段階を担っていることを明らかにした.

ミルナーは, 海馬損傷による健忘症候群の患者が鏡映描写課題で正常の速度で学習が進行したことを示した. その後, 間脳損傷による健忘症候群の症例でも, 視覚運動学習に良好な成績を示すことが報告された. この結果から, 独立した記憶システムの存在が想定され, その区分はタルヴィングの意味記憶に対するエピソード記憶, 手続き記憶に対する陳述記憶などであった.

6) 遂行機能障害

2004 年にレザック[23]は, 遂行機能は行為の最高次の複合体であるとした. 遂行機能はきわめて広い概念であるが, 個人が目的的に計画し, 自己志向的かつ自己充足的な行動を実行し, 成功させる諸能力から成る.

遂行機能に関連する脳領域である前頭葉は, 他の脳領域に比べ, 知識の確立が遅れた. 一つには, 前頭葉は明確な機能を有していない「サイレントゾーン」と考えられていたからである. 前頭葉が複雑な目標志向行動や, その他多くの人間の特質にかかわることについての指摘は古代ギリシャにさかのぼり, 1970 年代に「遂行機能」という用語が計画, ワーキングメモリ, 注意, 抑制, セルフモニタリング, 自己制御および自発性を含む認知機能として前頭前野に関連づけられるようになった[24].

前頭葉症候群

遂行機能障害の最も有名な症例は, 1848 年にハーローウ[25]によって記載されたフィニアス・ゲージである.

1800 年代後半にはヤストロヴィッツらが, 前頭葉の腫瘍や切除による同様の症候群を確認した. 1922 年にビアンキとマクドナルドは, 前頭葉切除後に目的行動, 活動の調整, 社会的マナーの障害を記載し, 「前頭葉症候群」と名づけた. 1993 年にカミングズは, 3 つの主要な前頭葉症候群の区分として, 背外側損傷（遂行機能障害）, 眼窩面損傷, 腹内側損傷を確立した. これらの症候群は, われわれが人間性ととらえる性質を示しているため, 長年にわたって関心を集めてきた. ゴルトシュタインとシェーラーは抽象的思考の困難を, ブロードベントは情報処理理論から自動的プロセスと統制的プロセスの性質を記載した.

ミルナーはウィスコンシンカード分類テスト（WCST）を開発し, 保続的な誤答などの前頭葉障害の特徴を描き出した（図 2）. WCST は, 現在では, ワーキングメモリの評価として使用されている. ルリアは, 企画と目標志向行動の障害を記載し, 前頭葉機能を慣習的でない状況ではたらくコントロール機能と説明した. この理論はその後, 多くの研究に影響を与えた. ノーマンとシャリスは, 慣習的ではない活動に関連する監視システムの概念を導入し, この監視システムの主要な機能は企画であり, その機能の測定のためにロンドン塔テストを開発した（図 3）. 前頭葉損傷によって反応の自発および抑制が障害され, その測定に言語流暢性課題やストループテストが用いられ, 1960 年代から 1970 年代に研究された. 1973 年にプリブラムは, 初めて「executive function（遂行機能）」という用語を用いて, ルリア以来の前頭葉が脳各部位の諸機能を調整する管理的役割を果たすことを表現した. これらの研究は, 日本においては約 30～40 年遅れている.

7) 社会的行動障害

社会的行動障害では, 頭部外傷後の精神症状によって, 易怒性, 攻撃性, 脱抑制,

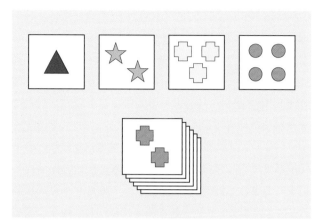

図2　ウィスコンシンカード分類テスト（WCST）

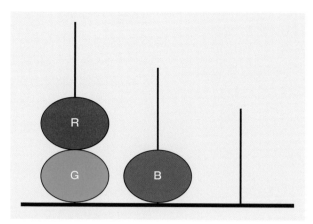

図3　ロンドン塔テスト

反社会的行動などが生じる．脳の器質的な損傷により，あらゆる精神症状が出現することが古くから知られている[26]．また，精神症状には心理的・環境的な要因が作用する．20世紀の半ばに，シュナイダーが脳損傷後の精神障害を「身体的に基礎づけられる精神病」とよび，急性型と慢性型の相違を記載した．急性型は脳への侵襲の大きさや進行速度に規定され，軽症では神経衰弱状態，軽い認知・感情・意欲障害，重症では意識障害から健忘症候群，高度の感情・意欲障害を示す．慢性型は認知症，人格障害，神経心理症状，神経症状，てんかん発作などがみられる．急性型には経過による段階があることがヴィークにより明確になり，通過症候群とよばれた．通常，この通過症候群の期間は，1か月以内といわれている．

前頭葉眼窩部の損傷では，顕著な精神症状が出現することが従来から多く記載されている．モリア，諧謔症，眼窩脳症候群では，脱抑制，易刺激性，多幸，アパシー（無為無関心）がみられる．感情の動きは乏しいものの，欲求の抑制ができず，しばしば社会的規範を超えた行動を示す．神経心理学的には，1985年にカミングズらにより，前頭葉と皮質下を結ぶ眼窩脳回路，背外側前頭葉回路，前帯状回回路の3つの回路により異なった症状が現れることが明らかにされた．すなわち，眼窩脳回路の損傷では易刺激性，脱抑制，背外側前頭葉回路の損傷では遂行機能障害，運動プログラミング障害，前帯状回回路の損傷では無感情，無関心，発動性低下が生じる．

3. 高次脳機能障害の作業療法の発展

1）高次脳機能障害作業療法研究会の発足

日本の高次脳機能障害の作業療法の先達である鎌倉は，1971年に発表した論文で，「失行症や失認症を治せるだろうか？　多くの人はまずこの疑問を投げかける．私自身もはじめは非常に懐疑的であった．しかし，何人かの患者に出会い，共同の努力を重ねるうちに，失行，失認もまた治療の対象になりうることを見いだすようになった．私のいう治療とは，'生体に備えられている治療機序を外から助け促すこと'である」[27]と述べている．

1980年代に入り，半側空間無視，失行症，失認症，記憶障害，遂行機能障害，離断症候群などの症例に対する作業療法の研究がなされるようになった．1990年に高次脳機能障害作業療法研究会が鎌倉，柴田を中心に結成され，この分野が大きく発展した．

2）家族会の発足，高次脳機能障害支援モデル事業

1990年代までは，頭部外傷後，麻痺がなく高次脳機能障害が存続する当事者が社

社会的行動障害
▶ Lecture 12参照．

シュナイダー（Schneider K）

ヴィーク（Wieck HH）

モリア（moria；ふざけ症）
諧謔症（Witzelsucht）
脱抑制（disinhibition）
易刺激性（irritability）
多幸（euphoria）
アパシー（無為無関心；apathy）

MEMO
高次脳機能障害作業療法研究会
1990年に鎌倉矩子を初代代表として発足．年に1～2回の研究会で，1例ずつ事例をとおして，19人の世話人と参加者が症状をひも解き，作業療法介入を詳細に検討していく．それらの研究で特徴的であるのは，高次脳機能障害の症状の改善のみならず，生活課題に対して高次脳機能障害による困難を明らかにして解決していく姿勢である．同研究会は，現在の高次脳機能障害の作業療法の大きな発展に寄与した[28]．

LECTURE
15

会復帰し，障害によるさまざまな問題が生じていたが，当時は高次脳機能障害に対する保健福祉施策はなかった．症状から障害者手帳や精神保健福祉手帳などに該当せず，社会の狭間で支援制度がなかったため，高次脳機能障害者の家族は2001年に10か所で日本脳外傷友の会を立ち上げた．この家族会が全国組織となり，共に手を携え，高次脳機能障害者の実態調査や障害認定，社会参加の支援などを政府に訴えていった．同年，厚生労働省は高次脳機能障害支援モデル事業（以下，モデル事業）を立ち上げ，障害認定，リハビリテーションプログラムの提供，地域生活支援などのモデル的手法が作られた（**Step up** 参照）．その結果，高次脳機能障害は精神保健福祉手帳で障害認定がなされた．モデル事業は2005年まで継続され，2006年から高次脳機能障害支援普及事業（以下，支援普及事業）として各自治体に移行し，現在に至っている．

　支援普及事業が各自治体で円滑に行われるためには，評価，高次脳機能障害リハビリテーションプログラムの実施，社会支援など，作業療法士の介入が必須である．結果的に，高次脳機能障害の作業療法について，事例研究から社会復帰や就労支援などの報告がみられるようになった．

3) 研究，論文

　日本作業療法士協会の学術誌『作業療法』において，1996年から10年間で高次脳機能障害を主対象とした論文は25本（25%）と最も多く，作業療法士の関心の高さがうかがえる[29]．25本のうち，多くは症例報告である．対象は，半側空間無視が8本と最も多く，前頭葉損傷と着衣障害が各3本，視覚失認と観念失行が各2本，記憶障害，ゲルストマン症候群，失行症，プッシャー症候群などが各1本で，主にシングルケースデザインなどの介入研究である．他に，多彩な高次脳機能障害を呈した症例の症状分析や失行症状を分析しエラー分類を作成した研究，グループ訓練の効果を述べたものもあり，いずれも生活への影響を詳細にとらえ，改善を目的とした介入が多い．

　2005〜2021年の同誌の高次脳機能障害に関する論文は45本であり，半側空間無視に関するものが10本と最も多く，次いで記憶障害5本，注意障害5本，遂行機能障害1本と，頭部外傷後の高次脳機能障害の介入研究がみられるようになった．さらに，就労支援2本，自動車運転4本，作業療法士を対象とした高次脳機能障害のアンケート調査2本，介護者を対象とした介護負担調査1本，地域における高次脳機能障害支援2本など，在宅や地域，就労に関する報告も増えてきた．これは，モデル事業以前は，麻痺のない頭部外傷例はリハビリテーション受療の対象とならず，そのまま地域に戻ることが多かったが，モデル事業以降は，評価やリハビリテーション介入，地域・就労支援などで作業療法士がかかわるようになった所以であると思われる．この他，着衣障害2本，視覚失認，ゲルストマン症候群各1本，拮抗失行が2本，広く脳損傷や脳血管障害を対象とした研究もみられた．研究論文の種別は，事例研究が22本と多く，次いで実験研究11本，調査研究9本，システマティックレビュー1本，実践報告2本であった．実験研究や調査研究およびシステマティックレビューが登場・増加したのは，国内に広島大学や神戸大学をはじめとして，大学院設立が相次いだことが要因であり，研究論文として，エビデンスのある質の高い研究が出始めている．

4) ICT（情報通信技術）の活用

　最近では，ITの発展とともに，ICTツールを利用した介入研究や実験研究なども増えている．地域活動支援センターを利用している8人の高次脳機能障害者の在宅生活を調査した研究[30]では，季節に合った服が着られない，起きられない，入浴を嫌がるなどの問題がみられた．さらに，Everyday Technology Use Questionnaire（ETUQ）

を用いて，認知症などの高齢者の在宅における家電などeveryday technology（ET）の使用状況を調査したところ，テレビのリモコンや携帯電話の使用，トイレの水の流し忘れなど，さまざまなETの使用が困難となっていた．また，高次脳機能障害者25例の報告[31]でも，「忘れる」「操作ミス」「判断ミス」など，いくつかのエラーカテゴリーが抽出された．

　一方，こうした問題に対し，企業と協同し，テレビの簡易リモコンや記憶補助アプリケーション「あらた®」が開発され，記憶障害の日常生活の向上や，就労上の問題をアプリケーションによって促してもらうことでミスが減り，自己効力感が高まるなど効果が上がっている．また，バリント症候群の数字入力能力について，タブレットの数字操作盤を開発し検討した結果，視覚性注意障害のみの軽度のバリント症候群であっても遂行が困難であった[32,33]．日常生活でも，軽症例であっても工程数の多い銀行のATM操作では困難が生じていたことが同様に報告されている．自動車運転シミュレータについても，高次脳機能障害者の注意や空間の問題を検出する機器を開発し，健常者49人，脳卒中患者10人を対象とし，注意課題を用いて比較検討した結果，加齢とともに注意の機能が低下し，Trail Making Testは自動車運転違反の車線逸脱と関連し，Continuous Performance Testのスコアは事故と関連していた[34]．

　古代から，高次脳機能障害に関する学問は，学者のたゆまぬ努力で発展してきた．大学院教育の充実によって，今後もさらにEBOTを追究した質の高い研究が増えることを期待したい．

MEMO

あらた®
高次脳機能障害者を対象に，アラーム機能やスケジュール管理などで暮らしをアシストするツール（インサイト）．

ATM（autmated teller machine；現金自動預払機）

EBOT（evidence-based occupational therapy；根拠に基づく作業療法）

■引用文献

1) Benton AL：Neuropsychology：past, present and future. In：Boller F, Grafman J, eds. Handbook of Neuropsychology. vol.1. Elsevier；1988. p.3-27.
2) Hécaen H, Lanteri-Laura G：Évolution des connaissances et des doctrines sur les localisations cérébrales. Desclée de Brouwer；1977./浜中淑彦，大東祥孝訳：大脳局在論の成立と展開．医学書院；1983.
3) 大橋博司：臨床脳病理学．医学書院；1965.
4) 種村 純：失語症研究史．藤田郁代，立石雅子編：標準言語聴覚障害学 失語症学．第2版．医学書院；2015.
5) 浜中淑彦：神経心理学の先史時代—脳室学説とT.Willisの周辺．脳と神経 1983；35（8）：837-9.
6) Rothi LTG, Heilman KM：Apraxia：The neuropsychology of action. Psychology Press；1997. p.29-49.
7) Riddoch MJ, Humphreys GW：The effect of cueing on unilateral neglect. Neuropshychologia 1983；21（6）：589-99.
8) 久保浩一：視空間失認．大橋博司編：失語・失行・失認．精神科Mook 1. 金原出版；1982. p.50-8.
9) Friedland RP, Weinstein EA：Hemi-inattention and hemisphere specialization：introduction and historical review. Adv Neurol 1977；18：1-31.
10) Heilman KM, Valenstein E：Mechanisms underlying hemispatial neglect. Ann Neurol 1979；5（2）：166-70.
11) Bisiach E, Luzzatti C：Unilateral neglect of representational space. Cortex 1978；14（1）：129-33.
12) Lawson IR：Visual-spatial neglect in lesions of the right cerebral hemisphere. A study in recovery. Neurology 1962；12：23-33.
13) Weinberg J, Diller L, et al.：Visual scanning training effect on reading-related tasks in acquired right brain damage. Arch Phys Med Rahabil 1977；58（11）：479-86.
14) Robertson IH, North NT, Geggie C：Spatiomotor cueing in unilateral left neglect：three case studies of its therapeutic effects. J Neurol Neurosurg Psychiatry 1992；55（9）：799-805.
15) Rossetti Y, Rode G, et al.：Prism adaptation to a rightward optical deviation rehabilitates left hemispatial neglect. Nature 1998；395（6698）：166-9.
16) Tham K, Tegnér R：Video feedback in the rehabilitation of patients with unilateral neglect. Arch Phys Med Rehabil 1997；78（4）：410-3.
17) Rose FD, Brooks BM, Rizzo AA：Virtual reality in brain damage rehabilitation：review. Cyberpsychol Behav 2005；8（3）：241-62.
18) Tsirlin I, Dupierrix E, et al.：Uses of virtual reality for diagnosis, rehabilitation and study of unilateral spatial neglect：review and analysis. Cyberpsychol Behav 2009；12（2）：175-81.

LECTURE **15**

19) Tamura M, Shirakawa M, et al.：Qualitative assessment for extrapersonal neglect in patients with stroke using a virtual reality system task. Cogent Medicine 2019；6（1）：1-17.

20) Fordell H, Bodin K, et al.：RehAtt-scanning training for neglect enhanced by multi-sensory stimulation in virtual reality. Top Stroke Rehabil 2016；23（3）：191-9.

21) Bang DH, Bong SY：Effect of combination of transcranial direct current stimulation and feedback training on visuospatial neglect in patients with subacute stroke：a pilot randomized controlled trial. J Phys Ther Sci 2015；27（9）：2759-61.

22) 浜中淑彦：視覚対象の失認. 大橋博司編：失語・失行・失認. 精神科 Mook 1. 金原出版；1982. p.69-76.

23) Lezak MD, Howieson DB, et al.：Neuropsychological Assessment. 4th edition. Oxford University Press；2004.

24) DeRight J：History of "frontal" syndromes and executive dysfunction. Front Neurol Neurosci 2019；44：100-7.

25) Harlow JM：Passage of an iron rod through the head. Boston Med Sug J 1848；13：389-93.

26) 田中恒孝編著：脳卒中の精神医学―リハビリテーションの立場から. 金剛出版；1989.

27) 鎌倉矩子：失行・失認症患者の治療例―あるゲルストマン症候群患者の場合. 理学療法と作業療法 1971；5（6）：514-20.

28) 鎌倉矩子, 本多留美：高次脳機能障害の作業療法. 三輪書店；2010. p.6-11.

29) 清水 一：身体障害領域論文の分析と投稿を期待したいテーマ. 作業療法 2007；26（3）：225-38.

30) 種村 純：社会的行動障害に対するリハビリテーションの体系とわが国の現状. 高次脳機能研究 2009；29（1）：34-9.

31) Nakata O, Tanemura R, et al.：Extraction and classification of difficulties faced by patients with brain injury living at home while using everyday technology. Bulletin of Health Sciences Kobe 2017；32：55-67.

32) 砂川耕作, 船山道隆ほか：視空間障害と電子機器操作. 高次脳機能研究 2016；36（3）：402-9.

33) Sunagawa K, Funayama M, et al.：Numeric input operation on electronic devices among individuals with visuospatial working memory impairment. Neuropsychol Rehabil 2020；31（5）：1-22.

34) Fujii M, Sawada Y, et al.：Influence of attention on the control of speed and steering in older drivers and stroke patients. Int J Phys Med Rehabil 2018；6（2）：1-8.

■参考文献

1) 浜中淑彦：失行の概念・検査法・分類・症状. 大橋博司編：失語・失行・失認. 精神科 Mook 1. 金原出版；1982. p.50-8.

2) 大東祥孝：失行の説明仮説と局在. 大橋博司編：失語・失行・失認. 精神科 Mook 1. 金原出版；1982. p.83-91.

3) Robertson IH, Marshall JC, eds.：Unilateral Neglect：Clinical and Experimental Studies. Lawrence Erlbaum Associates；1993.

4) Sohlberg MM, Mateer CA：Cognitive Rehabilitation：An Integrative Neuropsychological Approach. Guilford Press；2001.

5) 種村留美, 種村 純：高次脳機能障害のリハビリテーション. Annual Review 神経 2007：300-5.

6) Bisiach E, Perali D, et al.：Unilateral neglect：personal and extra-personal. Neuropsychologia 1986；24（6）：759-67.

7) Robertson IH, North NT：One hand is better than two：motor extinction of left hand advantage in unilateral neglect. Neuropsychologia 1994；32（1）：1-11.

8) Kerkhoff G, Reinhart S, et al.：Smooth pursuit eye movement training promotes recovery from auditory and visual neglect：a randomized controlled study. Neurorehabil Neural Repair 2013；27（9）：789-98.

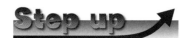

1. 認知リハビリテーション

　第一次世界大戦時において，感染対策と脳外科手術の発展によって，頭部に銃創を受けながらも多くの兵士が生存できるようになり，現代的なリハビリテーションが開始されるようになった[1,2]．ゴルトシュタイン（Goldstein K）は，フランクフルトの入院施設や心理検査部門，職業訓練室があるセンターで，兵士に心理検査を受けさせ，言語，読み書きの障害に対する治療を行い，皮質損傷の回復において，ある種の行為は喪失されるが，健全な機能に助けられて機能の代償が行われることを指摘した．

　イギリスでは，ザングゥイル（Zangwill O）が脳外傷例に対するリハビリテーションを行い，失われた高次脳機能の再獲得を援助する原則を，以下のようにあげた．第一の原則は代償（compensation）で，障害を最小化したり回避したりするために心理学的機能の再構築を行う．視野欠損に対して眼球運動を制御することで生活障害を減少させるなどである．第二の原則は代理（substitution）で，回復不能なほどに損傷された機能に代わり，新しい方法を作り上げる．患者が文字を指でなぞる方法などがこれにあたる．第三の原則は直接的訓練（direct training）で，習熟した活動の脳基盤を再活性化させる．

　ソヴィエト連邦（現ロシア連邦）のルリア（Luria AR）は，機能系と機能再編成の理論を掲げた．高次脳機能は多くの構成要素から成る機能系を基盤として成立しており，障害された構成要素および障害されていない構成要素を見出し，それを利用する．例えば，聴覚機能の障害による構音障害では，鏡などの視覚的な指示によって代償する．訓練を続けることによって機能系が再構成される．運動や感覚などの要素的機能の障害は固定しやすく，回復しにくい．高次の精神機能は多くの構成要素を含んでいるため，回復が長期にわたる．

　アメリカでは，ウェップマン（Wepman J）が脳損傷に対する作業療法，理学療法，心理療法，ケースワークから成る治療プログラムを実施した．1973年に第四次中東戦争が勃発し，イスラエル防衛省とニューヨーク大学リハビリテーション医学部門が共同して包括的プログラムを開発した．1970年代前半から，ベン・イッシェイ（Ben-Yishay Y），ディラー（Diller L），ワインバーグ（Weinberg J）らのニューヨーク大学の研究者によって，注意障害，半側空間無視などのリハビリテーションの研究が行われ，障害の自覚・受容，理解の促進，個別の認知訓練，代償的技術の開発，就労のためのカウンセリング，集団療法，精神療法を含む包括的プログラムを実施した．

　現在では，個々の症状に対する治療から，心理療法や社会的支援を含めた包括的プログラムまで広範囲な介入が行われている．包括的リハビリテーションが行われるためには，施設レベル，あるいは地域レベルでの体制の構築が必要になる．日本では，2001年に高次脳機能障害支援モデル事業が開始され，診断基準，標準的訓練プログラム，支援ニーズ評価票，支援コーディネートマニュアルが作成され，個別の支援コーディネートが実施された．2006年には高次脳機能障害支援普及事業が開始され，全国の各都道府県に高次脳機能障害者への支援拠点機関が置かれ，高次脳機能障害者に対する認知リハビリテーションが全国に広まった[3]．

2. 神経行動リハビリテーション

　1980年代までは，中枢神経障害に対するリハビリテーションは，主に脳血管障害を対象としていた．1980年末以降，外傷性脳損傷後に生存する障害者が増加し，そのリハビリテーションが発展してきた．ベン・イッシェイやプリガターノ（Prigatano G）は，身体障害，認知障害とともに感情・意欲面の障害がリハビリテーションを行ううえで障害となることに注目し，心理的・行動的方法を適用した．認知行動療法の考え方において，「障害のために何をやってもどうせ失敗する」という否定的予測が，自分の障害に立ち向かうことを妨げることが指摘されている．このような思考の歪みを修正することが治療目標の中心となる．一つには，セラピストがノートに攻撃などの不適切な社会的行動，日付，きっかけ，自分の行動，最終結果を記入し，障害と自己に関する認識を高め，合理的な代替案を導くという方法がある．また，役割演技で適切な行動を獲得するなど，合理的な対処法を教えていく[4]．攻撃性の亢進に対しては，タイムアウト（興奮した人を他者から隔離する方法）[1]などの対応法が有効とされる．外傷性脳損傷者のコミュニケーション行動の問題もしばしば報告されている．反社会的な行動に対しては向社会的コミュニケーションの方法を提示し，全面的に援助して，他者に受け入れられるコミュニケーション方法を練習

する．有効な向社会的コミュニケーションの手順をさまざまな場面で行い，反社会的行動に対して向社会的コミュニケーションの方法を対比する[5]．

3. 治療ガイドラインにおける認知リハビリテーションの評価

2004年に日本脳卒中学会を中心とした5学会で『脳卒中治療ガイドライン』が作成され，5〜6年ごとに改訂されている．2021年版では，以下の介入が推奨グレードB「行うように勧められる」と評価されている[6]．

①脳卒中後の認知機能障害：障害の内容や程度を評価し，評価結果を家族に伝えるのは妥当である（グレードB，エビデンスレベル中）．認知機能障害に対して，ADL向上を目的とした訓練を行うことを考慮しても良い（グレードB，エビデンスレベル低）．有酸素運動などの運動療法を行うのは妥当である（グレードB，エビデンスレベル中）．

②半側無視：反復性経頭蓋磁気刺激，経頭蓋直流電気刺激，視覚探索訓練，プリズム眼鏡を用いた訓練，右視野遮断を行うことは妥当である（グレードB，エビデンスレベル中）．

③記憶障害：認知リハビリテーションを行うことは妥当である（グレードB，エビデンスレベル中）．

④注意障害：コンピュータを用いた注意訓練，attention process training（APT），代償法の指導，運動療法，レクリエーションを行うことは妥当である（グレードB，エビデンスレベル低）．

⑤失行：戦略的訓練や身ぶりを用いた訓練を行うことは妥当である（グレードB，エビデンスレベル中）．

"Evidence-based cognitive rehabilitation：systematic review of the literature"[7]では，2000年以降，認知リハビリテーション研究のエビデンスレベルの評価を行っている．2019年の報告では，①外傷性脳損傷，脳血管障害後の注意障害への実践，②右半球脳卒中後の無視に対する視覚走査訓練，③記憶障害に対する代償手段，④左半球脳卒中後の言語障害への実践，⑤外傷性脳損傷後の社会・コミュニケーション障害への実践，⑥遂行機能障害に対するメタ認知訓練，⑦外傷性脳損傷あるいは脳卒中後の認知および機能障害を低減するための包括的・全体的神経心理学的リハビリテーションを，エビデンスのある標準的実践としている．

■引用文献

1) 鹿島晴雄，加藤元一郎，本田哲三：認知リハビリテーション．医学書院；1999.
2) Wilson BA：The development of neuropsychological rehabilitation. In：Wilson BA, Winegardener J, et al. eds. Neuropsychological Rehabilitation：The International Handbook. Routledge；2017. p.6-16.
3) 中島八十一，寺島 彰編：高次脳機能障害ハンドブック―診断・評価から自立支援まで．医学書院；2006.
4) Wood RLI, Worthington AD：Neurobehavioural rehabilitation：A conceptual paradigm. In：Wood RLI, McMillan TM, eds. Neurobehavioural Disability and Social Handicap Following Traumatic Brain Injury. Psychology Press；2001. p.17-131.
5) Ylvisaker M, Szekeres SF, Feeney T：Communication disorders associated with traumatic brain injury. In：Chapey R, ed. Language Intervention Strategies in Aphasia and Related Neurogenic Communication Disorders. 4th edition. Lippincott Williams & Wilkins；2001. p.745-807.
6) 日本脳卒中学会脳卒中ガイドライン委員会編：脳卒中治療ガイドライン2021．協和企画；2021.
7) Cicerone KD, Goldin Y, et al.：Evidence-based cognitive rehabilitation：systematic review of the literature from 2009 through 2014. Arch Phys Med Rehabil 2019；100（8）：1515-33.

巻末資料

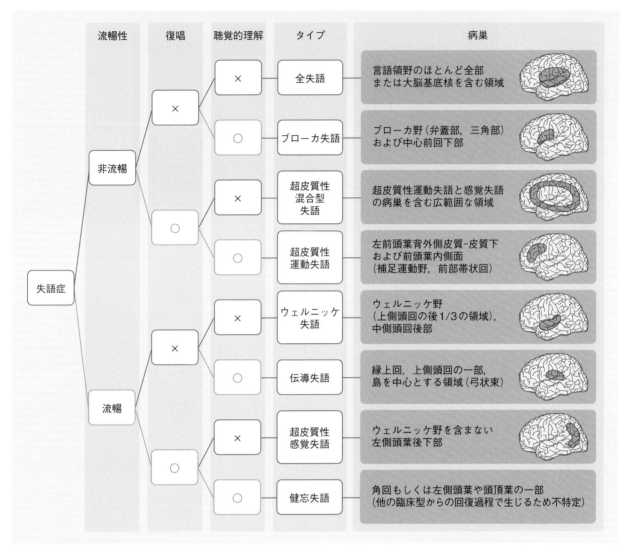

図1　失語症の分類と病巣

表 1　日本作業療法士協会学術誌『作業療法』の高次脳機能障害関連論文（2005〜2021 年）

著者名	巻（号）：ページ	年	論文のタイプ	主対象	題名	要旨
佐々木努ほか	24（6）：584-92	2005	実験研究	半側空間無視	半側空間無視患者における異なる空間に提示した線分二等分課題の結果と ADL 場面での行動との関連	半側空間無視（USN）18 人の，正中軸に対して左右・正中空間の線分 2 等分結果と ADL（日常生活活動）の関係性について，提示空間が右空間に近寄るほど成績が向上する群は移動動作で USN を呈する傾向がみられた
石割佳恵ほか	25（1）：18-27	2006	事例研究	記憶障害	記憶障害に対する長期治療介入—各病期に合わせた作業療法アプローチ	記憶障害を受傷後 1，2 期に分け異なる介入をした．第 1 期は環境調整，外的補助，残存記憶の効率化など多面的治療を行った．第 2 期は内的方略，視覚的・言語的手がかり法，シングルケースデザインを行い，言語的手がかりは混乱を生じさせた．環境調整にて職場復帰に至った
桐山由利子	25（1）：48-59	2006	事例研究	失行症	失行症状が軽減し職場復帰に至った脳梗塞例に対する作業療法	左中大脳動脈梗塞後の失行症に慣習的動作や物品使用時に拙劣，錯行為，物品を提示し使用行為を促すロッティ（Rothi）の視覚・物体入力を利用した．行為の意味システムを活性化させ症状が軽減し職場復帰に至った
川口弘子，遠藤てる	25（2）：156-64	2006	調査研究	半側空間無視	脳卒中後の左半側空間無視に関する障害の自己認識— ADL の患者自己評価による検討	USN に対し，Catherine Bergego Scale（CBS）を改変した ADL チェックリストを用いて障害認識を検討した．USN の障害のとらえ方は ADL 項目によって異なった
野々垣睦美	25（2）：165-9	2006	実践報告	地域（作業所）	高次脳機能障害専門の障害者地域作業所を立ち上げて	クラブハウスすてっぷななは 2004 年に高次脳機能障害者を対象として障害者地域作業所として開所，モデル事業で拠点機関であった神奈川県総合リハビリテーションセンターで行き場のない高次脳機能障害者が安心して楽しく通える場所として設立された
佐野三菜子	25（4）：322-33	2006	実験研究	半側空間無視	ビデオ画像注視課題における半側空間無視の異常眼球運動パターンの検討	USN 群 10 人，右片麻痺群 10 人，健常群 10 人の 2 点交互注視課題と道順課題での眼球運動をアイカメラで測定し，USN 群は 2 点交互注視課題で注視軌跡が左上方に逸脱し，2 点間距離が短いと右点注視時間は左より長くなった．道順課題の視線角度は左折時では他群に比較し右方にあり，左空間での探索が不十分なことが示唆された．道順課題での視覚探索の右偏位は，2 点交互注視課題の眼球運動異常パターンよりも ADL への影響が大きいことが予測された
宮原智子，門脇友美	27（3）：254-64	2008	事例研究，質的研究	記憶障害	ある記憶障害者の障害認識獲得過程—メモリーノートの使用と共に	前交通動脈瘤術後の記憶障害の障害認識の獲得過程では防衛機制や不安が生じており，心理的負担を考慮した長期的なかかわりが必要であった．障害認識過程の 7 つのカテゴリー：①完全否定，②おかしいのかもという疑惑，③原因の置換，④記憶のおかしさへの確信，⑤現実感のなさへの戸惑い，⑥今後への不安，⑦対処法の模索
清水大輔ほか	28（5）：516-24	2009	実験研究	失行症	観念運動失行症者は体性感覚モダリティ情報の変換・統合能力に障害を有する	脳卒中右片麻痺で観念運動失行がみとめられる症例（AP）7 人と非 AP 5 人に，視覚，体性感覚，聴覚のモダリティ情報の変換・統合課題を施行し，AP は体性感覚情報課題で有意に低下していた．身体表象に必要な感覚モダリティ情報の変換・統合能力の障害が AP の一つの病態要因として示唆された
鈴木雄介，元村直靖	28（6）：657-68	2009	調査研究	高次脳機能障害者の介護者	在宅高次脳機能障害患者の介護者の精神的健康度と介護負担感を含む関連因子の検討	在宅高次脳機能障害者の介護者は，介護期間や睡眠時間が短いほど介護負担が重く，精神的健康度が悪化する傾向がある．遂行機能障害と介護負担感，社会的行動障害と精神的健康度に相関がみとめられた
永井善大ほか	29（3）：274-80	2010	事例研究	記憶障害	クモ膜下出血後の記憶障害患者に対する間隔伸張法を中心とした作業療法	くも膜下出血（SAH）後の記憶障害に間隔伸張法を実施し，日付，セラピスト名，病室名など徐々に間隔を開けながら想起する訓練を行った結果，見当識などに改善がみられた
山田裕子ほか	29（3）：352-62	2010	事例研究	ゲルストマン症候群	ゲルストマン症候群を心的イメージの操作障害と捉えた作業療法	4 徴候のほか構成障害を伴ったゲルストマン症候群における空間内での操作と位置づけの障害を心的イメージの障害ととらえ，道具の操作に段階づけした作業療法を行った．使用頻度の高い道具は実用的となったが，操作が複雑な道具は介助が必要だった

表1　日本作業療法士協会学術誌『作業療法』の高次脳機能障害関連論文（2005～2021年）（つづき）

著者名	巻（号）：ページ	年	論文のタイプ	主対象	題名	要旨
井上順一ほか	29（5）：625-32	2010	実験研究	半側空間無視	抹消試験における誤反応の局性化率と左半側空間無視の評価との関係	抹消試験の誤反応が左と右のどちらに多いか誤反応率の差を示す局性化率を考案し，USNの評価との関係を17例の右半球損傷例で調べたところ，行動性無視検査（BIT）の星印抹消試験の局性化率とCBS，BIT通常検査と相関があり，星印抹消試験の局性化率はUSNの有無を判別するスクリーニング検査として役立つと考えられた
木賊弘明ほか	29（5）：649-54	2010	事例研究	半側空間無視	重度半側空間無視患者に対するnumberingとcountingを利用した食事動作自立を目指した介入	USNの食事動作に対し，数を数えながら番号を振る（numbering）と器の数を数える（counting）を10週間介入し，最終的にcounting，numberingなしで改善した．numbering，countingは発動性を外的に誘導して探索の持続性を向上させるほか，繰り返しの実施が自発的な方略となる
吉満孝二	29（6）：710-20	2010	実験研究	注意障害	注意障害のある脳血管障害患者の聴覚，視覚，視聴覚同時刺激に対する定位反応に関する研究	注意障害のある脳血管障害（CVD）患者と健常群に聴覚，視覚，視聴覚同時刺激を左右からランダムに提示したところ，CVD群はどの感覚刺激も健常群に比して遅く，特に聴覚刺激で顕著だった．視聴覚同時刺激に比し，聴覚，視覚の単一刺激の発信源を誤認しやすかった．この背景には注意障害および運動機能障害の影響が考えられた
佐々木努ほか	29（6）：789-92	2010	実験研究	脳損傷	脳損傷患者の抹消課題における抹消パターンの定量的分析の試み	脳損傷患者と健常者で，抹消パターンと抹消効率の関連をマーク（Mark）らの方法に基づき分析した結果，縦型，横型，不定型に分類できた．不定形群は抹消効率は低値であり，背景として遂行機能やターゲット検知能力などの要因の関与が推測された
上原奈緒子，林　隆	30（3）：342-52	2011	調査研究	高次脳機能障害全般	作業療法士が認識する高次脳機能障害の症状の捉え難さに関する意識調査	作業療法士が認識する高次脳機能障害の症状のとらえにくさの要因を明らかにするため，山口県内の作業療法士456人にアンケート調査し，「高次脳機能障害特有の難しさ」が強く影響し，その内容は「症状が重度・重複している場合にわかりにくい」「テキストでは理解できない」であった
四元孝道	30（4）：466-75	2011	実験研究	注意障害	注意障害を伴う脳血管障害患者に対するdual task訓練の効果に関する研究	注意障害を伴う脳血管障害8例に注意と運動のdual task訓練をABA'デザインで行った結果，Trail Making Test（TMT）-BとPASAT（Paced Auditory Serial Addition Test）に有意な改善をみとめ，TMT-AとAuditory Detection Testは差がみられなかった．dual task訓練は注意の制御機能がある程度向上した
高見美貴，千田富義	32（1）：23-32	2013	実験研究	注意障害	脳卒中非麻痺側上肢機能への注意機能障害の影響	右片麻痺群53例，左片麻痺群48例，対照群32例において，注意機能障害の非麻痺側上肢機能に及ぼす影響を分析した結果，右片麻痺左上肢のManual Function Test（MFT）得点は注意の機能が関係したが，左片麻痺では関係がみられなかった．脳卒中患者の非麻痺側上肢機能の低下は，注意障害の程度と課題難易度の影響を受けた
狩長弘親ほか	32（1）：33-45	2013	実験研究	遂行機能障害	Tinkertoy Test遂行過程からみた遂行機能障害の質的分類の試み	脳損傷患者22人と健常者12人にTinkertoy Test（TTT）を実施し，脳損傷患者の課題実施中の行動・発言などの質的分析を行ったところ，遂行成績により目標作成完成群，目標変更による作品完成群，目標の一部の未完成群，目標と作品の不一致群，目標設定困難群に分けられた．遂行過程を分析し，遂行機能障害の構成要素との関係を明らかにした
村山幸照，貝梅由恵	32（2）：133-41	2013	調査研究	記憶障害	メモリーノートの活用が可能な記憶障害患者の認知機能の検討―当院の高次脳機能障害クリニカルパスの適応基準の検討から	高次脳機能障害クリニカルパスを適用し，メモリーノートの使用を習得したアウトカム達成群12人と非達成群5人の認知機能検査のスコアを比較した結果，MMSE（Mini-Mental State Examination），リバーミード行動記憶検査（RBMT），ウィスコンシンカード分類テスト（WCST）で有意差をみとめ，メモリーノートの習得にはワーキングメモリ，遂行機能，展望記憶が重要であることが示唆された
山本麻子，大嶋伸雄	32（2）：160-70	2013	調査研究	半側空間無視	左半側空間無視患者の障害に対する気づきのプロセス	USN6人に自分の障害への気づきについてインタビューした結果，自己認識できたUSNは2人，自己認識できないUSNは4人で，両者の違いは全般性注意障害の程度，活動経験の質，内的経験の有無が考えられ，気づきを促すには適切な課題設定と同意を得た介入が必要と考えられた

表 1 日本作業療法士協会学術誌『作業療法』の高次脳機能障害関連論文 (2005～2021 年)(つづき)

著者名	巻(号): ページ	年	論文の タイプ	主対象	題名	要旨
萬谷和日子 ほか	32(3): 277-84	2013	事例研究	着衣失行	着衣失行を呈した右内頸動脈閉塞症の1例—有効だった作業療法についての1考察	衣服の認知や衣服と身体との位置関係の認知は正常だったが,着衣中に変化する衣服と身体との対応関係に混乱を生じた症例に対し,着衣の動作過程を分割し,家庭での肢位を統一し,かつ把持する着衣の部分に目印を貼り付けて着衣訓練を実施したところ改善を得た
松尾崇史 ほか	32(5): 411-8	2013	実験研究	脳血管障害	脳血管障害患者における大脳半球損傷の左右差が聴覚的空間探索に与える影響	脳血管障害患者の聴覚的空間探索能力を健常群と比較したところ,右半球損傷群は左右前空間の音源に対するずれが大きくなるが,左半球損傷群は右前空間のみ有意に大きくなる.左前空間では右半球損傷群は左半球損傷群より有意に絶対的ずれが大きい
松井善也 ほか	33(2): 172-80	2014	事例研究	着衣障害	着衣障害を呈した症例への作業療法—評価からアプローチまで系統的な着衣プロセスの使用が有効であった1例	視空間認知障害,視覚性運動失調,着衣障害などをみとめた症例に対し,着衣動作観察と着衣プロセスの分析に従った系統的な評価および着衣プロセスの問題点に対応した代償的アプローチを行った結果,問題点とアプローチの相互関係の理解が容易となり改善をみとめた
中嶋理帆 ほか	33(5): 442-50	2014	調査研究	くも膜下出血, 自動車運転	軽症くも膜下出血患者に対する自動車運転能力評価の必要性—アンケート調査と経時的な神経心理学的検査より	軽症SAH 45人にアンケート調査を行い,運転再開の実態と課題を明らかにした.運転を再開した事例には高次脳機能障害を疑う症状を有する者がいた.SAH 6人に神経心理学的検査を経時的に行い,従来の神経心理学的検査では軽症SAH患者の運転可否の予測は困難である可能性が示唆された
浅野友佳子 ほか	34(1): 84-92	2015	実践報告	高次脳機能障害, 地域(ワーキンググループ)	北海道中空知地域における高次脳機能障害ワーキンググループでの協働事業の一例	2009年から中空知地域で開始した高次脳機能障害地域支援事業のワーキンググループを発展させるべく,文献を用いて人口規模や参画職種などから比較検討した.広域で人口密度が低いなかでの対象者把握や高次脳機能障害の地域啓発が不十分である問題と解決のためのワーキンググループの重要性,互いの職域理解の必要性が見出された
大岸太一, 井上桂子	34(2): 198- 206	2015	事例研究	視覚失認	視覚失認に対する視覚イメージを用いた介入の検討	視覚失認に対し,視覚イメージ想起を促したところ,直後は物品と画像の視覚認識の向上がみとめられた
松井善也 ほか	34(4): 464-72	2015	事例研究	拮抗失行	拮抗失行に対して動作時に左手を先行させる方略が有効であった1例	拮抗失行のADLにおける上肢機能障害に対し,先行研究の運動イメージや言語調整を実施したが誤反応が残存したため,左手を先行させる動作指導で誤反応が軽減した.右大脳半球の運動ネットワークが再構築されたことで症状が軽減した可能性が考えられた
佐野伸之 ほか	34(5): 580-7	2015	事例研究	高次脳機能障害, アウェアネス	高次脳機能障害患者に対するアウェアネスと動機づけへのアプローチの有効性	高次脳機能障害者のアウェアネスについて,3段階の階層モデルおよび動機づけの4段階の自己決定理論をもとに介入し,社会参加や職場復帰への積極的行動の変化がみられた
横山陽子 ほか	35(6): 630-8	2016	事例研究	半側空間無視	半側空間無視患者に対する段階的な視覚性注意訓練と車椅子駆動スキル練習の試み	USNに対し,左方向の探索課題・文字読み課題,左右転換課題の視覚性注意訓練と車椅子駆動スキル練習を考案・実施し,車椅子駆動が自立に至った
森下史子 ほか	36(2): 215-22	2017	事例研究	半側空間無視, 注意障害	半側空間無視と全般性注意障害を有した事例の下衣着脱動作に対する応用行動分析学的アプローチの効果	USNと全般性注意障害の下衣着脱動作について,AB法のシングルケースデザインを用いて検討した.ベースライン期は動作の中断や麻痺側操作忘れのため介助が必要だった.介入期には14工程の下衣着脱動作に対して,先行刺激,強化刺激,ターゲット行動の設定を用いて応用行動分析学的アプローチを行ったところ,動作は有意に改善した.課題の明確化,適した行動の形成ができたと考えられる
外川佑ほか	36(6): 599- 608	2017	事例研究	半側空間無視, 自動車運転	Behavioral Inattention Testで検出されない左半側空間無視者の自動車運転評価における特徴と運転再開に影響する要因の検討—3症例のケースシリーズ	BITがカットオフ値以上を示すUSN3例の自動車運転評価結果を分析した結果,シミュレータ検査や実車評価での車両位置偏位,車線左への脱輪,右方向への接触などが観察された.再評価で運転再開可能となった症例は,運転に関する自己認識の改善がみられ,全般性注意の改善が方向性注意の低下を補完した可能性が示唆された.軽度例では,シミュレータや実車を用いてUSNのみならず,全般性注意や病識の問題にも着目すべきである

表 1　日本作業療法士協会学術誌『作業療法』の高次脳機能障害関連論文（2005〜2021 年）（つづき）

著者名	巻（号）：ページ	年	論文のタイプ	主対象	題名	要旨
竹内健太ほか	37（1）：48-56	2018	実験研究	半側空間無視	半側無視の評価である Catherine Bergego Scale の臨床的意義の再検討—半側無視に対する机上検査と行動評価との関連性の検討から	44人の右半球損傷患者に，机上検査とCBSによる行動評価との関連性および両者間の半側無視（UN）の乖離が起こる要因を検討した結果，乖離がみられたのは 29.5％で，乖離がみられた UN 群では，ADL で自己身体空間や遠位空間の UN が目立っていた．乖離の要因は無視空間の違い，認知機能による UN の代償可能性が考えられ，机上検査だけでなく CBS による行動評価を実施する必要がある
野村 心ほか	37（1）：88-95	2018	事例研究	記憶障害	記憶障害者への社会生活・復職におけるメモリーノートの汎化に向けた取り組み—誤りなし学習，試行錯誤学習の時期，目的に即した活用と適応	前脳基底部健忘症に対し，メモリーノートの社会生活への汎化を目指したところ復職に至った．補助具利用開始時期は誤りなし学習による介入が，障害への気づきを高めメモリーノートを生活・就労へ汎化させるためには試行錯誤学習による介入が有効であると示唆された
北上守俊，八重田淳	37（2）：168-78	2018	システマティックレビュー，メタアナリシス	高次脳機能障害，就労支援	高次脳機能障害者の就労支援における神経心理学的検査の有用性について—システマティックレビューとメタアナリシスによる検討	高次脳機能障害の就労の可否を予測する神経心理学的検査について，システマティックレビューとメタアナリシスを行い11 編の論文を分析した結果，ウェクスラー成人知能検査（WAIS），ウェクスラー記憶検査改訂版（WMS-R），RBMT が就労可否の予測に有用である可能性が示唆された．クライエントの認知特性を把握し就労場面で予測される行動を推測する，認知特性に応じた職場環境の調整などに神経心理学的検査を活用することも作業療法士に求められる役割である
佐藤良子ほか	37（4）：367-76	2018	調査研究	脳損傷，作業療法士，就労支援	作業療法士による脳損傷者の就労支援への領域認識と支援の形成プロセス—就労支援経験のある作業療法士10 名による面接調査研究	脳損傷の就労支援を 1 年以上経験している作業療法士10 人に，修正版グランデッドセオリーアプローチを用いて質的分析を行ったところ，17 概念を経て，「就労支援にかかわる自覚」「就労のための準備」「就労定着へかかわる」の 3 つのカテゴリーを生成した．作業療法士は，職業準備性支援を進めていくなかで，就労定着に必要な要因を模索し，職業リハビリテーションとの連携を図ることで就労定着にかかわっていることが明らかになった
丁子雄希ほか	37（4）：455-62	2018	事例研究	注意障害	2 種類の上着袖通しアプローチの違いによる動作パターンと袖通し所要時間の比較—注意障害と弛緩性上肢麻痺を伴う脳卒中片麻痺患者の事例を通して	注意障害と弛緩性上肢麻痺を伴う患者に対し，袖通しアプローチである下垂法と手繰り法を比較して介入した結果，手繰り法より下垂法が有意に短時間であった．下垂法は袖口の探索がしやすく上肢の固定性が得やすいことが影響していると考えられた
中島音衣麻ほか	38（2）：205-12	2019	事例研究	身体パラフレニア	振動刺激およびミラーセラピーの併用療法により身体パラフレニアの改善を認めた一例	右上下肢の非所属感，他人帰属化，右上肢の擬人化という身体パラフレニア（SP）症状を訴える 50 歳代女性の頭部MRIにて左視床に 2 cm の血腫と，SPECT 画像にて左大脳半球の広範囲に血流欠損をみとめた．本事例の SP 症状に対し，振動刺激とミラーセラピーの併用療法を行ったところ，非所属感の改善をみとめた
生田純一，山田恭平	38（2）：238-46	2019	調査研究	脳血管障害，自動車運転	脳血管障害者における実車評価の運転適性と運転行動との関連性	自動車教習所における実車評価を実施した脳血管障害の運転適性について，群間比較を行った．神経心理学的検査に有意差はみとめられず，危険であると評価された運転行動の合計数のみが有意差をみとめ，適性なし群で有意に多かった．運転適性との関連から，カーブ走行時の走行位置，進路変更時の合図の有無，後退時のコースのとり方が運転可否結果に影響しており，実車評価時に着目すべき運転行動が明らかになった
上杉 治，山根伸吾	38（3）：335-43	2019	事例研究	多彩な高次脳機能障害	多彩な高次脳機能障害を呈した事例に対する介入—生物医学的側面，現象学的側面からの考察	左中大脳動脈梗塞後，多彩な高次脳機能障害を呈し，入浴や更衣，家事など生活障害がある事例への介入で，本人，家族に面接を行い，マッティングリー（Mattingly）の指摘する叙述的リーズニングの視点からとらえ，本人，家族の価値を重要視した．介入方法を考察する際には，マッティングリーの科学的リーズニングの側面からとらえた．結果，更衣・入浴・家事動作の一部を獲得した
田中克一	38（5）：617-22	2019	事例研究	失語症	重度失語症者に対する作業に焦点を当てた実践—手記を通して重度失語症者の意味のある作業が見えた一例	重度失語症のある事例 A 氏の訪問作業療法で，A 氏から手記（手帳）を手渡された．手記（手帳）を分析することにより，A 氏の人生観，生活観を理解し，「A 氏らしい作業」への支援を行うことができた

表1　日本作業療法士協会学術誌『作業療法』の高次脳機能障害関連論文（2005〜2021年）（つづき）

著者名	巻（号）：ページ	年	論文のタイプ	主対象	題名	要旨
河野正志ほか	38（6）：727-35	2019	事例研究	失語症	左半球損傷後のコミュニケーション障害に対する視覚探索に着目した介入と視線分析を用いた検討—重複した高次脳機能障害を呈した重度失語症の事例	重度失語症を呈した左半球損傷に対し，視覚探索訓練を実施し画像視認中の視線分析を用いて検討した．発症3か月後，コミュニケーション場面では，状況理解に必要な部分へ視線が向かず非言語情報の理解の低下をみとめた．視線分析では，視認中の視線の動きは乏しく，注視点は1か所に停留する傾向を示した．視覚探索訓練の結果，視線分析やコミュニケーション場面において視線の動きが増え，非言語情報の理解，表出の向上が観察された．視覚探索訓練により，非言語情報の入力過程にかかわる視覚性注意の改善が寄与した可能性が考えられた
大熊 諒ほか	39（2）：202-9	2020	調査研究	脳損傷，自動車運転	脳損傷者のドライビングシミュレーターによる評価と運転再開可否判定の関係性—運転再開可否判定の予測に向けた基準値の検討	運転再開希望者50人（運転再開群27人，運転非再開群23人）にドライビングシミュレーターの下位検査項目について群間比較を実施しカットオフ値を検討した．カットオフ値が算出されたのは誤反応合計，発進停止合計，全般合計，判定得点合計であった．3つ以上カットオフ値を上回った症例は，非再開と判定される精度が78%であった
清水賢二ほか	39（4）：495-502	2020	事例研究	聴覚失認	聴覚失認を呈した一症例のコミュニケーション改善に向けた視覚性注意機能訓練と視覚的代償訓練の効果	聴覚失認を呈した60歳代の症例はもともと社交的であったが，聞き取りの困難さから周囲との交流を避けるようになっていた．作業療法において読話を用いた視覚的代償戦略を用いることで，聴覚失認の症状自体は変化を得られないなかでもコミュニケーションの困難さを克服し，周囲との交流を取り戻し始めた
升田遥夏ほか	40（3）：391-8	2021	事例研究	拮抗失行	回復期リハビリテーション病棟における拮抗失行・間欠性運動開始困難を呈した症例に対する作業療法の一考察	SAH後に拮抗失行と間欠性運動開始困難を呈した症例に対し，拮抗失行には運動イメージを，間欠性運動維持困難に対しては運動の意図を高めない動作指導・練習を行った結果，症状の発現頻度が減少し，発現時も自己解決が可能となり改善をみとめた

表2　研究論文の主対象と研究法

主対象	1996〜2005年（清水，2007）（25本）		2005〜2021年（45本）	
半側空間無視	8	10	実験研究	11
前頭葉損傷	3		事例研究	22
視覚失認	2	1	調査研究	9
観念失行	2		システマティックレビュー，メタアナリシス	1
着衣障害，着衣失行	3	2	実践報告	2
記憶障害	1	5		
多彩な高次脳機能障害	1	1		
ゲルストマン症候群	1	1		
失行症	1	2		
症状分析	1			
プッシャー症候群	1			
グループ訓練	1			
注意障害		5		
作業療法士		2		
高次脳機能障害者の介護者		1		
地域		2		
自動車運転		4		
就労支援		2		
遂行機能障害		1		
脳損傷		3		
脳血管障害		2		
拮抗失行		2		
身体パラフレニア		1		
失語症		2		
聴覚失認		1		

Step up 応用実習（実習課題）の模範解答

Lecture 3

1. 作業療法評価計画を立案する.

①右中大脳動脈が病巣である場合に予測される症状を考えなさい.

　左上下肢の運動麻痺と感覚障害，半側空間無視，病態失認（病識の低下），身体パラフレニア，消去現象，注意障害，感情障害，地誌的障害，ライトネックローテーション，プッシャー症候群，ペーシング障害，運動維持困難，コミュニケーションの障害などが予測される.

②作業療法評価計画を立案しなさい.

　運動麻痺と感覚障害について評価を行う. 高次脳機能障害について，最初に認知機能や注意機能を確認する目的でMMSEを行う. 次に他職種からの情報と観察から半側空間無視が疑われるため，BIT通常検査を行う. 半側空間無視の症状がなければ標準注意検査法（CAT）やTrail Making Test（TMT）-Jなど，注意障害の神経心理学的検査を実施する. 半側空間無視がある場合は，机上検査に影響があるため実施しない. ADLにおける半側空間無視の症状は，CBS-Jを用いて定量的に評価するが，必要に応じてCBS-Jに含まれない場面（屋外移動や家事動作など）についても観察する.

2. 神経心理学的検査の結果（表1）を解釈する.

① MMSE

● 時間の見当識障害がある. 記憶課題には減点がないため，感情障害（無関心）や注意障害による影響を考える.

● 計算で減点があり，分配性注意とワーキングメモリの障害を疑う.

● 書字指示と図形模写の減点は，半側空間無視によるエラーと考える.

② BIT 通常検査

● 合計得点がカットオフ点を下回っており，見落としや脱落が左側に偏っているため，半側空間無視があると考える.

● 模写試験と描画試験では一部の脱落のみであり，文字抹消試験と星印抹消試験がカットオフ点を大きく下回っていることから，対象中心性無視よりも自己中心性無視の可能性が高い.

● 線分抹消試験では減点がないことから，妨害刺激がない条件であれば左空間に反応できると推察される.

● 陽性誤反応をみとめることから，選択性注意障害を合併していると考える.

③ CBS-J

● すべての項目で半側空間無視をみとめており，ADLが大きく阻害されている状態である.

● セルフケアと移動における半側空間無視の症状の間にはあまり差がない.

● 観察20点，自己評価3点と両得点の差が非常に大きいため，半側空間無視に対する病識の低下があると考える.

3. ここまでの情報をふまえて，「統合と解釈」を記述し，表2を完成させる.

　76歳，男性，右利き. 右中大脳動脈梗塞により，上肢優位の左片麻痺と半側空間無視（BIT通常検査がカットオフ点以下，CBS-Jが高得点，トイレから左側のベッドへ戻れないなど），病識の低下（自覚的に困っていることがない，CBS-J得点でセラピストとの乖離があるなど），注意障害（MMSEの計算，BIT通常検査での陽性誤反応，ADL場面での危険行動など）を呈している.

　発症時には，上肢優位の左片麻痺をみとめていた. 急性期は麻痺の改善が見込める時期であるため，半側空間無視に対するトップダウンアプローチを兼ねて左上肢の使用訓練を積極的に行う. 同様に，半側空間無視についても改善が期待できる時期であるため，自己中心性無視の症状を軽減させる目的で，段階的な視覚走査訓練や頸部，体幹の回旋運動をプログラムに取り入れる. 線分抹消試験の結果から，妨害刺激のない環境では左空間の情報に反応することができると考えられる. 一方，文字抹消試験と星印抹消試験の結果からは妨害刺激に注意が引き寄せられる現象をみとめたため，アプローチを実施する際には静かで整然とした（いろいろな物が雑多に置かれていない）環境に調整することが効果的と考える.

　ベッドサイドでのADLに関しても，半側空間無視の影響が多数見受けられる. MMSEの結果から，言語機能

表2 ICF（国際生活機能分類）を用いた課題の抽出

	マイナス面	プラス面
心身機能・身体構造	● 左上肢麻痺 ● 半側空間無視 ● 病識の低下 ● 注意障害	● 感覚障害はない ● 下肢・体幹機能は良好 ● 歩行可能（杖なし，要監視） ● 言語性機能は保たれている
活動	● 左側の食器を見落とす ● 左側のひげ剃りが不十分 ● 排泄後の左側下衣の引き上げが不十分 ● ナースコールを押さずに離床する	● 右手での食事動作可能 ● 右手での整容動作可能 ● トイレ動作可能 ● 排泄コントロール良好
参加	● 自宅退院困難 ● 地域での役割遂行が困難	● リハビリテーションに参加できる
環境因子	● 戸建て住宅（2階建て） ● 生活空間は1階だが寝室は2階 ● 妻と2人暮らし．妻は専業主婦で健康 ● 自宅周囲は人や車が多い	
個人因子	● 76歳，男性，右利き ● 地域のボランティア活動に参加するなど社交性がある	

（指示理解や言語表出）は比較的保たれていると考えられるため，言語化（左の食器からも食べる，ひげ剃りは左右とも10回ずつ行う，左後ろのズボンを引き上げる，トイレから出たら左に曲がるなど）を用いた反復練習によって行動変容を促し，ADLの自立度を向上させることが期待できる．

　半側空間無視に右半球症状（病識の低下と注意障害）を合併しているため，危険な行為を躊躇なく実施するリスクが高く，病棟での転倒予防が非常に重要となる．病棟では離床センサーを用いて危険行動を管理しているが，リハビリテーション場面では，病識の獲得を促し，危険行動を減少させるようはたらきかける．そのために，神経心理学的検査の結果やADLでの失敗場面についてのフィードバックを丁寧に行う．

Lecture 4

1. 作業療法評価計画を立案する．
①両側の舌状回から紡錘状回に病巣がある場合に予測される症状を考えなさい．

　視覚情報処理において，舌状回から紡錘状回は腹側経路にあたるため，視覚失認が生じると予測される．また，病態による分類では統合型や連合型の視覚失認が予測され，意味カテゴリーによる分類においても，物体失認，失認性失読，相貌失認，街並み失認，色彩失認はすべて生じる可能性がある．
②作業療法評価計画を立案しなさい．また，検査をする理由を説明しなさい．

　医師から視覚失認と指摘されており，言語聴覚士からもさまざまな視覚情報処理の障害が報告されている．詳細に視覚失認を把握するため，標準高次視知覚検査（VPTA）を行う．

　最初に，理解力や認知機能全般をみるために改訂長谷川式簡易知能評価スケール（HDS-R）やMMSE（Mini-Mental State Examination）を行う．次に，VPTAを行うとともに，背側経路の損傷の有無やその他の注意障害を把握するため，標準注意検査法（CAT）やTrail Making Test（TMT）などを実施する．さらに，前向健忘の指摘もあるため，ウェクスラー記憶検査改訂版（WMS-R）やリバーミード行動記憶検査（RBMT）の実施も検討する．
③日常生活において，記載以外にも予測される困難となる場面を考えなさい．

　言語聴覚士から対象が複数になると認知が困難となることや，ヘルパーから自宅以外で場所を判断することが困難であることが指摘されている．そのため，屋外などの視覚情報量が増加する状況，特に慣れていない新規の環境では視覚的判断が困難となることが予測される．また，視覚情報量が多く，視覚以外の体性感覚のフィードバックが少ない，タッチパネル式のスマートフォンや精算機，銀行のATMなどの操作が困難となることも予測される．

2. 神経心理学的検査の結果（図1）を解釈する.

① HDS-R

● 日時の見当識の減点は，前向健忘により，エピソードにて想起しようとしているため誤差が生じている可能性が考えられる．また，言葉の記銘や遅延再生も前向健忘が影響していることが考えられる.

● 物品記銘においては，物品の名前を言いながら並べて隠すため，視覚性記憶と言語性記憶の低下を考慮する必要がある．本症例は，視覚的な想起は物品を認知できておらず，想起に至らなかった可能性も考えられる.

② VPTA

● 模写が可能であったことから，統覚型ではないことが考えられる.

● 数の目測や錯綜図で成績不良があり，全体をとらえることが困難であることが予想される.

● 絵の呼称・分類で成績不良があり，大まかな形は把握しているものの，同定にて誤りが生じていることが予測される.

● 相貌認知において，表情の叙述には成績低下がみとめられなかったため，目や鼻などパーツの分析は可能だったことが考えられる．しかし，その他の項目では成績低下がみとめられ，全体を統合することが困難であることが予測される.

● 模写の際，素早く可能か，部分と部分をつなぐような方法で時間を要するかを確認する必要があり，紙面上の結果だけでなく，実施中の方法を観察することが重要である．本症例の場合は，部分と部分をつなぐ方法をとっていた.

3. ここまでの情報をふまえて，「統合と解釈」を記述し，表1を完成させる.

　53歳，男性，右利き．両側の舌状回から紡錘状回にかけての脳梗塞により，神経学的な所見はみとめられなかったが，神経心理学的所見にて視覚失認（医師，言語聴覚士からの情報）と前向健忘（医師，言語聴覚士からの情報とHDS-Rの成績低下）が残存した．視覚失認においては，模写は可能であるが，部分と部分をつなぐような方法をとり，全体を統合できないことが確認されたため，統合型視覚失認と考えられた．意味的カテゴリーの分類では，物体失認，失認性失読，相貌失認，街並み失認，色彩失認が生じていた（VPTAの成績低下）.

　日常生活の影響について，自宅内での食事，更衣，排泄，整容などの身辺動作は可能であり，本人からも「自宅内では困ることはない」との発言も聞かれている．しかし，食事の準備や洗濯，掃除などの家事は母親がすべて行っており，全面的な介助が必要な状況に対して現状を把握できていない可能性が考えられる．また，屋外活動においては，段差の把握や障害物を避けることは可能なものの，標識や道順の把握は困難であり，買い物も自立して

表1　ICF（国際生活機能分類）を用いた課題の抽出

	マイナス面	プラス面
心身機能・身体構造	● 右1/4同名半盲が残存 ● 統合型視覚失認 ● 物体失認，失認性失読，相貌失認，街並み失認，色彩失認 ● 前向健忘 ● 病識欠如（現状把握が乏しい）	● 運動麻痺，感覚障害はない ● 視力は保たれている ● 意味記憶は保たれている ● 手続き記憶は保たれている
活動	● 自宅内でも食事の内容などの視覚的判断ができない ● 家事動作は全般的に介助を要する ● 屋外では自宅以外で場所を判別できない ● 金銭管理，カードの識別で時間を要する	● 自宅内の日常生活は可能である ● 屋外でも段差昇降は可能でものにぶつからない ● 体性感覚でのフィードバックが得られる ● トップダウンの情報が利用できる
参加	● 復職が困難 ● 一人で外出できない ● リハビリテーションとデイケア以外は自宅で過ごす	
環境因子	● 戸建て住宅（2階建て） ● 母親が家事全般を担う ● 妻と息子の協力が得られにくい ● 障害厚生年金の受給がある	
個人因子	● 53歳，男性，右利き，特記すべき既往はなく，健康に過ごしていた ● 大学卒業後に新聞社に勤めていた	

いない. そのため, 外出する際は, ヘルパーや家族の介助が必要であり, 本人も「一人で外出できないのでストレスを感じる」と訴えており, 外出機会は限られている.

本症例の場合, 運動麻痺や感覚障害がないため, 動けるのに活動範囲が狭い状況であり, 活動や参加のマイナス面が本人のストレスとなっている可能性が考えられる. 視覚失認の活動・参加の向上には認知機能の向上が必要であるが, それに加えて, 代償手段を活用しながら環境に合わせていくことが重要である. 本症例の場合, 自宅内など慣れた環境での活動であれば自立して可能であり, 他の環境においても代償手段を活用できるかがこの時期の目標となる. 本症例は前向健忘を合併しており, 新たに代償手段を獲得することは容易ではないが, 本人のプラス面（体性感覚でのフィードバックが得られる, トップダウンの情報が利用できる）を活用し, 目標となる活動の手順を覚えていく. また, 街並み失認に対しては, 目標の場所を定め, ノートを活用し, ランドマークを言語化するなどの手段を用いて活動範囲を増やしていくことも考えられる.

高齢の母親と同居していることや妻や息子と別居中ということを考慮すると, 今後, 介護力の低下により社会的資源を利用して活動や参加を維持・向上させる必要がある. しかし, 本症例は視覚失認が残存しているもののある程度の活動は可能であり, 身体障害者手帳は視覚失認が判定外となるため, 利用できる社会資源が限られている. そのため, 症例をとりまくさまざまな人とともに, 今後について検討を重ねていくことが必要になると思われる.

Lecture 5

1. 作業療法評価計画を立案する.

①左角回が病巣である場合に予測される症状を考えなさい.

優位半球にある縁上回や角回は, 視覚, 聴覚, 触覚などの多種類の感覚情報をそれぞれの領域で処理している. この領域は, それらの多数の感覚野の情報を集め, 集約・統合することによって, 知覚情報として全体的に取りまとめている. ここは広義のウェルニッケ領域であり, 視床と双方向で連絡線維があり, 後頭葉, 側頭葉, 前頭葉にも結合している.

左角回に病巣があれば, 復唱の保たれた感覚失語である超皮質性感覚失語, 視覚野から角回への連合線維の損傷で自分の書いた文字が読めない純粋失読, 読み書きができなくなる失読失書, 手指失認・左右失認・失算・失書のゲルストマン症候群, 道具操作がうまく行えないといわれる観念失行が生じる可能性がある.

②作業療法評価計画を立案しなさい. また, 検査をする理由を説明しなさい.

医師から手指失認, 左右失認, 失算, 失書の四徴候がそろったゲルストマン症候群と指摘されており, 言語聴覚士からも失語はないが, 書字と計算での障害が報告されている.

最初に, 全般的な認知機能が保たれているか確認するため, HDS-R や MMSE を行う. 次に, 注意障害の確認のため Trail Making Test (TMT) や MST を行う. そして, ゲルストマン症候群の諸症状を確認するために, 種村によるゲルストマン症候群関連検査を行う.

③日常生活, 特に IADL において, 記載以外にも予測される困難となる場面を考えなさい.

身の回りの ADL は問題なく可能であるが, 失算と若干の認知機能の低下から, 計算を伴う買い物や公共交通機関の利用の際に介助を要する可能性がある. また, 失書や構成障害により, 自身の名前をサインする必要がある場面でも介助を要することが考えられる.

MST の結果から, 注意障害, 特に分配機能の低下が考えられ, 2つ以上の行為を同時に行う調理などで危険が伴う可能性がある.

財産の取り扱いや管理についても, 計算能力や認知機能の低下から, 一人で行うのは困難と予測される.

2. 神経心理学的検査の結果（表1, 2, 図1）を解釈する.

①HDS-R, MMSE, WAIS-Ⅲ

認知機能, 知的機能の検査では, 軽度認知機能の低下, 軽度知的機能の低下が見受けられる. 特に言葉の遅延再生で低下していることから, 脳出血後の全般的な脳機能の低下, あるいは軽度認知症であると考えられる. しかし, 計算, 自発書字による点数の低下もあるため, 認知症による減点であるとは断定できない.

②図形模写，コース立方体組み合わせテスト

　これらの検査は，それぞれ構成の障害が影響していると考えられる．図形模写を確認すると，立方体が描けず，平板な形となっている．コース立方体組み合わせテストでも，図形の認識が低下して形作れなかったことが考えられる．

③ MST

　Part Ⅰ と Part Ⅱの差が 48 秒あり，前頭葉損傷群に位置づけられ，分配性注意の低下が著明である．

④ FAB

　語の流暢性や GO/NO-GO 課題で低下がみられ，抑制コントロールが不十分であると推察される．

⑤ BIT：線分抹消試験，線分二等分試験

　線分抹消試験の 35/36 点は，左側ではなく右側の消し忘れであり，半側空間無視の影響ではなく注意障害による減点と考えられる．

⑥種村によるゲルストマン症候群関連検査

　手指の認知や左右弁別テスト，空間概念の障害は軽度であるが，計算，書字で著明な低下がみられる．四徴候そろっているが，失算と失書が著明に障害されていると考えられる．

3. ここまでの情報をふまえて，「統合と解釈」を記述し，表 3 を完成させる．

　80 歳，女性，右利き．左角回の脳出血より，神経学的な所見は右同名半盲以外にみとめられなかったが，神経心理学的所見では手指失認，左右失認，失算，失書の四徴候がそろうゲルストマン症候群と，構成障害，軽度の認知機能低下，軽度注意障害，軽度脱抑制が生じていた．特にゲルストマン症候群の失算，失書の症状が強く出現しており，「バカになってしまった」と本人の自覚もみとめられた．軽度の認知機能低下，軽度注意障害，軽度脱抑制は入院生活上大きな問題にはなっておらず，本人の自覚はみられなかった．身体機能の症状はなく，言語，行為，視空間認知にも問題がなく，病院内での食事，排泄，整容などの ADL はほぼ自立していた．

　医師からの情報では角回の脳出血であり，その病巣はゲルストマン症候群が出現する領域である．病巣の検討としては，観念失行や観念運動失行が生じていないことを考えると，責任病巣は角回の後方部から後頭葉の移行部に損傷があると考えられる．左角回は，視覚・体性感覚・聴覚の多種感覚モダリティ（様態）が統合される役割があり，書字に影響していると考えられる．

　MMSE などの認知機能検査では，時間の見当識や計算，数字の逆唱問題の逆唱で障害がみられている．これら

表 3　ICF（国際生活機能分類）を用いた課題の抽出

	マイナス面	プラス面
心身機能・身体構造	● ゲルストマン症状（手指失認，左右失認，失算，失書） ● 右同名半盲 ● 構成障害 ● 軽度認知機能の低下 ● 軽度注意障害 ● 軽度脱抑制 ● 耐久性の低下	● 運動麻痺，感覚障害はない ● 日常生活上の記憶は問題ない ● 歩行は安定している ● 視空間認知障害，失語，失行はない
活動	● 金銭管理，財産管理ができない	● 基本動作：自立 ● ADL：自立（初期は入浴時に見守り） ● コミュニケーション：多弁で話の内容はずれず抑制も可能
参加	● 一人で買い物ができない ● 一人で公共交通機関が利用できない	● リハビリテーションへの参加は良好 ● 他患者との交流あり
環境因子	● 戸建て住宅（2 階建て） ● 夫（健康）と 2 人暮らし ● 近隣に娘夫婦在住	
個人因子	● 80 歳，女性，右利き ● 趣味：社交ダンス，散歩，外食 ● 週 1 回デイサービス利用 ● 主婦	

は数字の概念の障害が影響している可能性がある．口頭指示で左右の間違いが生じ，さらに書字での減点が生じていた．これらの認知機能検査の点数低下は，認知機能の低下というよりも数字の概念の低下や心的イメージの操作障害が影響しており，ゲルストマン症候群による MMSE の低下と考えられる．

コース立方体組み合わせテストでは，積み木を回転させて模写することができなかった．これは IQ が低下しているというよりも構成障害や心的イメージの操作障害が影響していると考えられる．

問題点として，上記に共通している心的イメージの操作障害と構成障害があり，これらの改善と対応方法を検討する．

以上より，入院生活上 ADL は自立できているが，屋外での活動，特に買い物や公共交通機関の利用で介助を要する可能性があるため，目標を買い物の自立，公共交通機関の利用，趣味活動の再開とした．

ゲルストマン症候群のリハビリテーションとして，書字訓練，文章題の計算問題，ブロックなどの構成課題，長文課題などを実施し，金銭管理のためのお金の計算課題なども実施していく．

買い物においては，買う予定の物品の代金を大まかに足し算して，自身の持ち合わせている現金内で支払いが可能であるかの判断が必要になる．家族や介護者とともに，あらかじめ買う予定のものをリストアップしておき，必要な金額を財布に入れておくことで一人での買い物が可能になると考えられる．また，クレジットカードで購入する際には自身の名前を記入する必要がある．自身の名前を記入する際に，自発書字より文字の模写が良好なため，名刺などを見て確認しながら書くことでエラーが減少する．公共交通機関の利用では，家族に行き先や運賃を書いてもらい，確認しながら利用することが必要である．現在，耐久性の低下がみられるため，屋外歩行を繰り返し練習し，その際に積極的に公共交通機関を利用することで慣れていくことが期待できる．

趣味活動が多彩であり，外出の機会が多く，他者との交流も多いため，あらかじめ周囲に症状を伝えておくことで，混乱なく過ごせる可能性がある．家族に訓練場面などを観察してもらい症状を理解してもらうことが必要と考える．

ゲルストマン症候群は症状が多彩であることから，さまざまな生活場面において想定されるリスクに焦点に当て，それぞれの対応方法を探ることが必要である．

Lecture 6

1．作業療法評価計画を立案する．
①左頭頂葉の皮質下の病巣であることと，他部門の情報から推察される高次脳機能障害の症状とその理由を述べなさい．

病巣から観念運動失行，観念失行が想定される．観念失行は後方の頭頂葉の損傷で出現するとされる．看護師，介護士の情報から，道具の使用に問題があり，観念失行が特に疑われる．

②作業療法評価計画を立案しなさい．

行為の障害が疑われる．最初に全般的な認知機能のスクリーニングのために MMSE を実施する．そのうえで SPTA を実施する．負荷が高いようであれば，WAB 失語症検査の「行為」の検査を検討する．同時に，看護師，介護士から情報のあった整容，食事をはじめとした生活場面での観察評価を行い，統合的に行為の障害を同定する．

2．神経心理学的検査の結果（表1）と生活場面の観察評価から高次脳機能障害の症状を解釈する．

全般的な認知機能は，MMSE の得点から重度な問題はなく，SPTA を実施可能と判断できる．SPTA では慣習的動作，上肢での物品の使用，系列的動作で誤りがみとめられている．生活場面の観察評価から，動作の保続，錯行為（持ち方の誤りや動かす方向の誤り）が観察され，特に整容の系列的動作での誤りが目立つ．観念運動失行，観念失行と考えられる．

3．ここまでの情報をふまえて，「統合と解釈」を記述し，表2を完成させる．

70歳，男性，右利き．左頭頂葉皮質下に病巣が確認され脳梗塞と診断された．院内での生活上の観察や神経心理学的検査，他部門からの情報などから，観念運動失行（SPTA の慣習的動作，パントマイム），観念失行（SPTA

表2　ICF（国際生活機能分類）を用いた課題の抽出

	マイナス面	プラス面
心身機能・身体構造	● 観念運動失行 ● 観念失行	● 上肢運動麻痺は軽度 ● 下肢，体幹機能は良好 ● 意識清明，見当識が保たれている
活動	● 食事に要介助 ● 整容に要介助 ● 臥床傾向であり活動性が低下している	● 食事や整容など，身の回りのことを行おうとしている ● 排泄コントロール良好でトイレは見守りレベル ● 起居・歩行は自立が見込まれる
参加	● 家庭復帰のために身辺の自立が必要 ● これまで行っていた家庭内の役割が未獲得 ● ボランティアなどの地域活動に参加できていない	● これまでの活動から周囲からの支援が期待できる ● 家庭内，地域でこれまで役割を担ってきた経験がある
環境因子	● 戸建て住宅（2階建て）でバリアフリー，トイレは洋式で1階と2階にある ● 妻と長女の3人暮らしで，家族関係も良好で，経済的問題はない ● 妻は変形性膝関節症があり介護は困難，長女は社会人であるため平日の日中は不在	
個人因子	● 70歳，男性，右利き，既往歴なし ● 小学校教諭を定年まで勤め，定年後はボランティアを行っていた ● 家族に迷惑をかけたくないという思いをもっている ● 膝の悪い妻のために，家事の役割を担っていた	

の上肢での物品の使用，系列的動作，看護師，介護師からのADLについての情報）が主要な症状と考えられる．MRIにより確認された病巣からも一般的に生じる症状とも一致する．なお，運動麻痺の評価結果，意識清明で見当識も保たれ，MMSEの得点（27/30点）や，他部門からのコミュニケーションに関する情報から，運動麻痺や失語症による影響は除外できると考える．

　家族のニーズは，身の回りのことができることであり，本人は，家庭のなかでなんらかの役割をもちたいと述べ，右手が思いどおりに動かず，道具が使えないという訴えがある．リハビリテーションチームとしては，2か月程度の入院期間でADL自立，独歩での自宅退院を目指している．

　現在の院内ADLの問題点は，歯磨きやひげ剃りなど，身の回りのことを行う意欲はあるが，道具の把持や持ち替え，操作に戸惑いやぎこちなさが目立ち，時間がかかるため介助を受けている．ベッド上で臥床傾向にある点も着目すべき問題である．

　利点としては，現在100mの連続歩行が可能で運動麻痺は軽度であり，身体機能面の改善が見込まれること，病前からの家庭内・社会での役割があり，家族関係が良好で，経済的な問題がないことがあげられる．

　観念運動失行と観念失行の具体的な誤反応としては，開始の遅延（うがいのためのコップの使用の開始に声かけを要する），拙劣（ぎこちないブラッシング），修正行為（スプーンの持ち方を自分で修正しようとする）ことが生活上からも観察されている．歯磨きやひげ剃りなどを行おうとする意欲がみられる一方，うまく行えず病棟生活では介助となっているため，生活上の道具を用いた行為練習が優先的な練習課題として想定される．必要に応じ，使用する道具の数や実施する工程を限定して練習する．

　本人は，「右手が思いどおりに動かず，道具が使えない」と訴えているが，これは①右手の軽度運動麻痺があったこと（入院時から改善しつつある），②右手が利き手であったこと，③発症早期であり生活経験が不足していることから，過去の右手使用の経験と現状の乖離から生じた主観的な訴えと思われる．SPTAの評価結果からは，左手でのパントマイムや，道具の使用においても誤反応がみられているが，左手の失行症に対するアウェアネスは十分でないと考えられる．院内の生活場面の観察からも，道具の持ち替えなど，両手を用いた工程に困難が生じているため，前述した生活場面での両手を用いた課題においてフィードバックを行っていく．

　退院後は，妻，長女との在宅生活が想定されるが，「家庭のなかで役割をもちたい」と述べており，妻の体調や娘の勤務状況からも，ADLの自立のみではなく，IADL（手段的ADL），趣味，社会的活動など生活全体に視点を広げた介入も段階的に実施していく．現在，院内において臥床傾向にあることからも，このような介入を取り入れていくことは，退院後の生活の不活発化を予防することにつながると考える．

Lecture 7

1. 作業療法評価計画を立案する.

①左補足運動野, 脳梁の一部が病巣である場合に予測される症状を考えなさい.

　右手の無動（または不使用傾向）, 広義の他人の手徴候（道具の強迫的使用）, 病的把握反応, 両手協調性の低下, 左手の失書, 左手一側の観念運動失行, 左手の触覚性呼称障害, 拮抗失行などが想定される.

②左補足運動野の前方の前頭前野領域が病巣である場合に予測される症状を考えなさい.

　前頭葉症状として脱抑制, 運動保続, ステレオタイプ, セットの転換障害, 語の流暢性の低下が予測される. 注意障害として注意とワーキングメモリの低下, 他に自発性低下などが想定される.

③作業療法評価計画を立案しなさい.

　医師の情報から右手に脱抑制的な症状があると指摘されている. 言語聴覚士の情報からは, 脳梁離断症状はみとめられないが, 前頭葉症状と分配性注意障害, ワーキングメモリの障害をみとめるとの報告があった. 注意, ワーキングメモリの程度を確認するために CAT を行う.

　最初に, 理解力や認知機能全般をみるために MMSE を行い, 前頭葉症状と抑制機能, 強制把握反応の有無を確認するために FAB, 病巣からは右手に道具の強迫的使用が出現している可能性があるため ADL を詳しく観察する. 有無が不明瞭であればレルミットの誘発法で評価する.

　次に, 自発性低下を確認するため, 病棟生活の様子に関する観察や情報収集を行い, 自宅復帰後の手段的 ADL（IADL）や QOL（生活の質）を予測し, 支援するために遂行機能障害症候群の行動評価（BADS）などを行う.

2. 神経心理学的検査の結果（表 1）を解釈する.

① MMSE

- 二重課題で減点があり, 分配性注意障害, ワーキングメモリの障害が要因と考えられる.
- 文章がなかなか思い浮かばないことから, 自発性低下が要因と推察される.

② CAT

- 視覚提示による選択性注意課題は, 完全ではないが, ある程度保たれている.
- 聴覚提示による選択性注意課題では, 外界の刺激に注意が転導し, 注意の持続が難しい様子がうかがえ, ステレオタイプもみとめることから前頭葉症状による影響があげられる.
- 逆唱および SDMT の減点は, ワーキングメモリの障害が関係するものと推察される.

③ FAB

- 類似, 語の流暢性が低下しており, 前頭葉症状の影響が考えられる.
- 運動系列では運動保続が出現し, 課題負荷によって運動保続が出現することが示唆される.
- 葛藤指示や GO/NO-GO 課題では自動性を抑制できず, 抑制コントロールが不十分であると推察される.
- 強制把握が出現し, 症例はこれに気づき困惑している. 強制把握は看護師からも報告されている.

3. ここまでの情報をふまえて,「統合と解釈」を記述し, 表 2 を完成させる.

　68 歳, 男性, 右利き. 左補足運動野とその前方の前頭前野領域, 脳梁の一部を含む脳梗塞により, 前頭葉症状（言語聴覚士からの情報, FAB の類似, 語の流暢性, 運動系列, 葛藤指示, GO/NO-GO 課題における成績低下）, 分配性注意障害とワーキングメモリの障害（言語聴覚士からの情報, MMSE の計算や遅延再生の成績低下, CAT の逆唱や SDMT の成績低下）, 遂行機能の低下（左手の片手動作に指導が必要など）を示しており, 右手には解離性運動抑制障害を呈し, 強制把握が陽性（FAB の把握行動）であり, 道具を自らの意図と関係なく右手が使用してしまい, 左右手間抗争もみとめることから, 道具の強迫的使用が出現しているものと考えられる. 加えて, 病棟生活全般について, 自分からはあまり行動をしない傾向がうかがえるが, これは前頭葉内側面に病巣があることで, 自発性低下が起こっているものと推察される.

　ADL の具体的内容としては, 洗顔・ひげ剃り・歯磨き場面で,「右手使用時に動作開始困難がみられ, 歯ブラシを持つと, 歯磨き粉をつけずに口元へ移動するが, 左手がこれを制止し, 右手を殿部の下に敷く」という観察結果があり, これは右手に道具の強迫的使用が出現しており, 意志発動時には動作開始が困難であるが, 触れる, 把持

表 2　ICF（国際生活機能分類）を用いた課題の抽出

	マイナス面	プラス面
心身機能・身体構造	● 右手に道具の強迫的使用 ● 右手の強制把握 ● 自発性低下・右手の不使用傾向あり ● 分配性注意・ワーキングメモリ低下 ● 前頭葉症状 ● 遂行機能低下（片手動作に指導が必要）	● 運動麻痺，運動失調はない ● 感覚障害はない ● 下肢・体幹機能良好 ● 選択性注意は比較的温存 ● 失語，脳梁離断症状はない
活動	● 上肢を用いた操作時に右手の操作がうまくできない ● 左手の片手動作の熟達が不十分 ● 右手が不意に目的動作に沿わない動きをする ● 右手を自ら使おうとしない（不使用傾向）	● 左手で物品操作が可能 ● 起居，移動が可能 ● 右手の勝手な動きを自分で認識し，止めようとできる
参加	● 家庭復帰には身辺の自立が必要 ● 庭いじり，盆栽の世話ができない ● 周囲の人の病態への理解が不十分	● 周囲の人との関係は良好
環境因子	● 戸建て住宅（2階建）でバリアフリー構造，トイレは洋式，浴槽は埋め込み式 ● 自宅では 1 階で日常生活が完結できる ● 妻と 2 人暮らしで，妻は専業主婦で健康．受け入れに特に問題はない ● 長男は近隣在住，既婚で子どもはなく，健康	
個人因子	● 68 歳，男性，右利き，特記すべき既往はなく，健康に過ごしていた ● 社交的ではないが，社会性に問題はなく，職業も一貫し，65 歳まで継続していた ● 庭いじりと盆栽の世話が趣味，夫婦での旅行が楽しみ	

するなどを機会に，意志に反して性急に動作が開始され，動作開始後はコントロール困難になっているものと推察される．このため，本症例は左手で右手を制止し，殿部の下に敷くことで動きを制止しているものと考えられた．箸操作場面でも同様の様子であり，要因は同じと考えられた．

　医師からの情報では，病巣が補足運動野とその周辺部に限局してきているとのことであり，前頭葉症状や注意，ワーキングメモリ，遂行機能の低下は改善していく可能性がある．前頭葉症状が残存する場合には，左手の片手動作における工夫や手順などに苦慮し，これらを自身で組み立てることに困難さが生じるものと予測され，現時点でも看護師からの情報にあるように，時折，動作を止めて思案するなどの様子がみられる．注意障害，ワーキングメモリの障害が残存する場合には，同時併行処理が必要な場面において，さまざまなミスが生じるものと予測され，本症例の場合には動作中に常に右手のコントロールに注意が割かれるため，今後において影響が大きいものと予測する．遂行機能は高次な認知機能を必要とするはたらきであるため，改善には時間を要するが，ここでも右手のコントロールに注意が割かれ，同時に左手での片手動作でさまざまな活動をこなしていくうえでは，遂行機能面での負荷を下げるためにも前頭葉症状と注意障害，ワーキングメモリの障害の改善は重要な意味をもつ．今後は，右手のコントロールが可能となるための訓練を段階的に行い，それに加えて，認知機能全般を高め，注意障害，ワーキングメモリの障害の改善を図り，遂行機能面における負荷レベルを段階的に上げていくことが望まれる．

　一方，危惧される点として，自発性低下があげられる．病棟生活では看護師からの促しや病棟での規則的な生活リズムやリハビリテーションの時間に沿って生活しているが，自宅へ戻ることで，「何もしない」時間が増加すると予測される．自発性に関する評価を行い，それをもとに家族に症状を理解してもらい，段階的に支援していくことが望まれる．また，場合によっては地域の患者会やデイケアにつなぐことも必要になると考える．

Lecture 8

1．作業療法評価計画を立案する．

①左側頭葉〜後頭葉外側が病巣であることから予測される症状を考えなさい．

　ウェルニッケ失語，失読失書，連合型視覚失認などが想定される．

②作業療法評価計画を立案しなさい．

　主訴や言語聴覚士の情報から，ウェルニッケ失語があると考えられる．言語聴覚士が失語症検査を含む神経心理

学的検査を実施しているので，検査結果やコミュニケーション能力に関する情報を収集する．シルバーカーを使用して平地歩行は可能であるが，移動補助具が必要なため，階段や買い物を想定した長距離歩行の可否についても理学療法士から情報を得る．作業療法評価としては，他部門からの情報を考慮しながらADL評価を行う．同時に，もとの生活環境を考えた際に，コミュニケーションの問題やその他の高次脳機能が，自宅や施設などの退院先の選択に影響を及ぼしているかを評価し，配慮すべきことや必要な支援を検討する．

2. 神経心理学的検査の結果（表1，図1〜3）を解釈する．

① STAD

- 指示理解，復唱，物品呼称，名前書字などの言語検査が低下しており失語症を疑う．
- 図形模写は，立方体は歪んでいるが凹は正確である（図1）．
- 手指構成模倣も正確であるため，視覚認知や構成能力は保存していると考える．
- 名前書字が不正確であるため，失書があると思われる．
- 構音検査はすべて正確であり，運動障害性構音障害はないと思われる．

② SLTA

- 発話が流暢だが聴覚的理解は不良であり，音韻性錯語や新造語が頻発することから臨床型はウェルニッケ失語であると考える．
- 聴覚的理解は単語レベルから障害され，読解も文レベル以上は困難である．
- 発話面は呼称や音読よりも復唱が良好であるが，いずれも文レベルは困難である．
- 書字は著しく障害されており，実用性はない．
- 特に仮名の課題においてはほとんどの検査にて失点が多いことや，錯語は語性錯語よりも音韻性錯語が頻出することから，言語処理としては語音，文字レベルの障害が強いと思われる．

③ RCPM，BVRT

- 認知機能は軽度に低下しているが，年齢相応であると考える．
- 記憶障害の程度も軽度である．

④その他

- 翌日の検査予定のような展望記憶はある．
- 記憶の問題よりも，理解したことを行動に汎化できない（ナースコールを押さない）など，遂行機能の低下をうかがわせる様子がみられる．

3. ここまでの情報をふまえて，「統合と解釈」を記述し，表2を完成させる．

　80歳，女性，右利き，左側頭葉〜後頭葉外側の脳梗塞である．よどみない流暢な発話と著明な理解障害の特徴からウェルニッケ失語と考えられる．発話において音韻性錯語や新造語が頻発し，書字では仮名の誤りが多いことから，語音・仮名文字処理が障害されており，これが聴覚的理解や読解の低下にも影響を及ぼしていると推察される．そのためコミュニケーション能力に関しては，口頭のみでは情報伝達が困難である．しかし，視覚的な手がかりを用いれば簡単な情報のやりとりができ，話に耳を傾けるなどコミュニケーション意欲も高い．一方，話せないことに対する不安が強いことから，意欲を保つために周囲の人間がコミュニケーションを援助する必要がある．

　その他の高次脳機能に関しては，認知は年齢相応で記憶障害も軽度だが，理解したことを行動に汎化できないことから遂行機能の低下が疑われる．

　ADLに関しては，運動麻痺はなくシルバーカーで歩行でき，セッティングして促せば食事，整容，更衣が可能である．しかし，遂行機能の問題により動作全般に見守りが必要である．

　失語症を含む高次脳機能とADLを考慮すると独居生活は困難であり，転院や施設入所を検討すべきである．

表 2　ICF（国際生活機能分類）を用いた課題の抽出

	マイナス面	プラス面
心身機能・身体構造	● ウェルニッケ失語 ● 失読失書 ● 語音・仮名文字処理の障害の疑い ● 遂行機能の低下の疑い ● 加齢による下肢の筋力低下	● 運動障害性構音障害はない ● 認知機能は年齢相応 ● 記憶障害は軽度 ● 視覚認知，構成能力は比較的保たれている ● 感覚障害はない ● 運動失調，運動麻痺はない
活動	● 口頭のみでは理解が制限される ● 発話内容が伝わらない ● 署名や書類の理解ができない	● 視覚的手がかりにより簡単な理解が可能 ● ジェスチャーで簡単な情報伝達が可能 ● シルバーカー歩行が可能 ● ADL は見守りでできる
参加	● 独居生活は難しい ● コミュニケーション援助が必要 ● 一人で外出できない	● 家族は協力的である ● 転院や施設入所を検討している
環境因子	● 戸建て住宅（2 階建て）に独居 ● 手すりは取り付けていない ● 買い物，通院など，すべて自分で管理していた ● ヘルパーは週 1 回掃除に来ていた ● 息子夫婦が近隣在住（3 日に 1 回訪問）	
個人因子	● 80 歳，女性，右利き ● 社交的ではないが近所付き合いはある ● コミュニケーション意欲が高い	

Lecture 9

1. 作業療法評価計画を立案する.

① 左前頭葉，頭頂葉損傷から起こりうる症状を考え，その症状に対する検査項目を考えなさい.

　前頭葉は知覚したあらゆる情報を処理し，行動や運動を表出するはたらきがある. 前頭葉性行為障害，注意障害（ワーキングメモリの低下），遂行機能障害，脱抑制，易怒性，発動性の低下または意欲の低下，社会的行動障害があげられる. 検査項目としては，CAT，TMT，かなひろいテスト，ストループテストなどの注意検査と前頭葉機能検査（FAB），遂行機能障害症候群の行動評価（BADS），アイオワ・ギャンブリング課題がある.

　頭頂葉は触覚，大きさ，形，色の区別，空間認知，視覚認知などをつかさどる器官である. 頭頂葉の損傷で左右障害，失行や視空間失認，失算や失書などが起こる. 検査としては，失行については WAB（Western Aphasia Battery）失語症検査の下位検査や標準高次動作性検査（SPTA），視空間認知や失算，失書は標準高次視知覚検査（VPTA）に含まれている.

② 医学的情報や一般的情報もふまえて作業療法評価計画（高次脳機能障害について）を立案しなさい.

　本症例の ADL 情報などから考えられる症状の要因を検討する.

● 細かい作業で時間がかかることから，両手動作では，右手の麻痺の影響が考えられる.

● 自主トレーニングを忘れる，物をよくなくすことから，記憶障害，注意障害が考えられる.

● 集中が持続できない，不要な物を触る，関係のない話に反応することから，注意障害，把握反応，抑制障害が考えられる.

● 話しかけると現在行っていることを中断する，周囲を見ないで行動することから，注意障害が考えられる.

　以上の結果と損傷部位から，知的機能の確認に加えて記憶検査，注意検査，前頭葉検査などが考えられる.

2. 神経心理学的検査の結果（表 1）を解釈する.

① 注意検査（TMT，かなひろいテスト，CAT）

　TMT は，左手で記載していることを考慮しても時間を要しており，注意障害が予測される. TMT-A と TMT-B のタイム差から，ワーキングメモリの低下が予測できる. かなひろいテストは拾えた数が少なく，文句を言いながら行うなど，注意の維持および持続の問題が予測される. CAT では，各検査を年齢で比較して低下をみとめる項目は，数唱，視覚性スパン，視覚性抹消課題の的中率は「か」と所要時間，記憶更新検査，PASAT，上中下検査

表2 ICF（国際生活機能分類）を用いた課題の抽出

	マイナス面	プラス面
心身機能・身体構造	● 注意障害（持続，分配，転換） ● 記憶障害（ワーキングメモリ） ● 処理速度の低下 ● 抑制障害 ● 右上下肢麻痺（上肢：SIAS 近位 4，遠位 3，ブルンストロームステージⅥ，筋力，巧緻性の低下） ● 視覚性記憶障害，長期記憶の低下	● 失語なし ● 失行なし ● 書字可能 ● 言語性記憶は保たれている ● 感覚障害なし
活動	● 移動時に不注意による事故のリスクあり ● 同時に 2 つのことができない ● し忘れや忘れものが多い ● 課題に集中できない，持続しない ● 関係ない他者の会話に反応する	● ADL 可能 ● 歩行可能 ● 車椅子で院内移動は自立
参加	● 家事困難 ● 買い物に行く	
環境因子	● マンション 2 階（エレベータあり） ● 夫と息子が 2 人 ● 自転車利用	
個人因子	● 42 歳，女性，専業主婦 ● 右手から左手へ利き手交換 ● ニーズは料理や家事ができること	

の所要時間である．結果から，分配性注意，転換性注意，注意の制御機能，ワーキングメモリの低下，記憶障害が予測される．

②知的機能（WAIS-Ⅲ）

全 IQ は低く，知的機能の低下が予測されるが，もともとの能力をふまえて考慮する必要がある．言語理解や知覚統合と比較してワーキングメモリや処理速度が低いことから，ワーキングメモリや情報処理の低下が予測される．

③記憶機能（WMS-R）

記憶については，視覚性記憶，注意/集中力が著しく低下している．

3．ここまでの情報をふまえて，「統合と解釈」を記述し，表 2 を完成させる．

本症例は 42 歳の女性で，子育て中の専業主婦である．自転車で事故にあい，左前頭葉から頭頂葉にかけて広範囲に脳を損傷した．1 週間の意識障害の後，直後は注意障害，記憶障害がみられた．ADL は 1 か月後にほぼ一人で可能になった．しかし，歩行器での移動中に周囲を確認せず行動してぶつかりそうになるなど，危険なことがある．また，更衣や自身のことを行っているときに他者から話しかけられるなど刺激が入ると，現在行っていたことを中断してしまう．物をよくなくしたり，洗濯物を取りに行くのを忘れたり，リハビリテーションの宿題を忘れたりするなど，し忘れることが多い．集中力の低下や目の前の物を触る，他者の会話に入るなどの問題もみられる．これらの問題は，前頭葉の損傷による抑制の低下や注意障害（維持，選択，分配，転換），ワーキングメモリの低下，記憶障害が関与すると考えられる．神経心理学的検査結果は，TMT とかなひろいテスト，CAT から，持続性注意，分配性注意，転換性注意とワーキングメモリの低下をみとめる．WAIS-Ⅳでは，特にワーキングメモリや処理速度の注意の機能，記憶に関与する項目の低下が著しい．WMS-R では，視覚性記憶と注意/集中力に低下をみとめる．

以上より，本症例の高次脳機能障害の問題として，注意障害と記憶障害，抑制障害があげられる．今後，在宅に戻って家事を行った場合にさまざまな問題が生じることが予測される．

Lecture 10

1. 作業療法評価計画を立案する.

①左角回～縁上回と右中心後回～上頭頂小葉が病巣である場合に予測される症状を考えなさい.

左角回～縁上回の病巣では,伝導失語,失名詞失語,失行,言語性短期記憶の障害(音韻ループ),異種感覚情報の統合障害,ゲルストマン(Gerstmann)症候群(手指失認,左右失認,失算,失書),構成障害(構成失行)が考えられる.

右中心後回～上頭頂小葉の病巣では,視覚性短期記憶の障害(視空間スケッチパッド),視空間認知障害(構成障害,半側空間無視),地誌的見当識障害が考えられる.

②作業療法評価計画を立案し,実施する検査とその実施理由を説明しなさい.

医師からの情報では,失語症と記憶障害が指摘されており,症例の主訴である「言葉が出にくい,数が読めない」こととと一致する.ADL場面の観察(カレンダーを使ったメモ)からも,記憶障害について評価が必要と考える.最初に,全般的な認知機能のスクリーニング評価としてMMSEを行い,その際には,検査遂行への失語症の影響を把握する.加えて,詳細な評価が実施できるようであれば,WMS-Rを実施する.

病巣からは失行とゲルストマン症候群の可能性もあり,失行に対して標準高次動作性検査(SPTA),ゲルストマン症候群に対して手指失認,左右失認,失算,失書についての評価を実施する.構成障害と半側空間無視の可能性があるため,コース立方体組み合わせテストや時計描画などの図形描画,行動性無視検査(BIT)を実施する.失行や構成障害,地誌的見当識障害の可能性について,ADL場面での観察評価(歯磨き・更衣動作で,自分の部屋への道順を迷わないかなど)も併せて実施する.

言語聴覚士による標準失語症検査(SLTA)の結果や書字に関する評価についても情報収集し,他の評価結果と併せて考察する.脳浮腫の状態によって症状が変動する可能性があるため,リハビリテーションやADL場面を継続的に観察し,再評価の必要性を適宜検討する.

2. 神経心理学的検査の結果(表1)を解釈する.

① MMSE

- 計算課題で減点があり,失計算が考えられる.
- 計算途中に操作する数を忘れることから,失計算には言語性短期記憶の障害が関与している可能性が考えられる.

②コース立方体組み合わせテスト

- 遂行可能だったのはテスト1のみであり,強い構成障害が考えられる.

③ WMS-R

- 著しいものではないが,論理的記憶(Ⅱ),視覚性再生(Ⅰ,Ⅱ),数唱での得点とパーセンタイル順位が比較的低い.これらの指標得点間の比較では,どれかが突出して有意に低いとはいえない.
- 物語を記憶する論理的記憶において,特に遅延再生での成績低下が目立つことから,複数の文章を含む,量が多く統合された言語情報を記憶する近時記憶の低下が考えられる.
- 複数の図形から構成される情報(形)を記憶する視覚性再生において,遅延再生を含めて成績が比較的低いことから,複数の図形の位置関係などの統合された視覚情報の保持が低下していることが考えられる.この成績低下には,構成障害による提示刺激の認識力の低下も影響していると考えられる.
- 数列を記憶する数唱において,順唱5桁,逆唱3桁という結果から,言語性短期記憶の障害が考えられる.
- 視覚情報の組み合わせを記憶する視覚性対連合では,遅延再生を含めて成績良好であり,位置関係や動きを含まない視覚性(短期)記憶は保持されていると考えられる.
- 位置情報と動きを記憶する視覚性記憶範囲での成績がほぼ平均値であることから,位置や動きに関する視覚性短期記憶は保持されていると考えられる.

3. ここまでの情報をふまえて,「統合と解釈」を記述し,表2を完成させる.

72歳,女性,右利き.左角回～縁上回と右中心後回～上頭頂小葉の梗塞による言語性・視覚性の記憶障害,伝

表2 ICF（国際生活機能分類）を用いた課題の抽出

	マイナス面	プラス面
心身機能・身体構造	●記憶障害，伝導失語，構成障害（失書）	●運動麻痺，感覚障害はない ●記憶障害，伝導失語，構成障害の症状に対する病識がある
活動	●会話の際に言い間違いがある ●メモを取る際に書き間違いがある ●相手にゆっくり話してもらう必要がある ●聞いた内容を忘れやすい ●電話のかけ間違いがある ●買い物でのお金の扱いが困難 ●銀行 ATM の操作を誤る	●自発的にメモをとることができる ●苦手なこと（左記）をする際は慎重に行い，周囲に助けを求めることができる ●病棟内 ADL が自立している
参加	●集団での活動の際，指示内容が十分理解できずついていけないことがある	●他の患者やスタッフに自ら話しかけ，良好な関係を築くことができる
環境因子	●戸建て住宅に独居 ●娘家族が近所に住んでおり，協力が得られる	
個人因子	●72歳，女性，右利き ●言い間違いや忘れやすいことで，周囲に申しわけないという気持ちになる ●運動することが好き ●いつも明るく振舞っている	

導失語，構成障害を主症状とする．記憶障害に関して，WMS-R の結果からは特に言語性短期記憶の障害と視覚性短期記憶の障害（図の構成），量が多い言語情報の近時記憶の低下が目立つ．MMSE の計算課題での失点や買い物での小銭の計算が困難なことは，計算途中に複数の数を一次的に保持しながらそれらの表象を操作するという，言語性・視覚性短期記憶を含んだワーキングメモリの障害が関与していると考えられる．これは「すぐに忘れてしまう」という自覚症状とも一致する．

伝導失語の症状である語想起の困難は，長期記憶からの検索・再生困難，音韻性錯語と錯書は長期記憶から引き出した記憶表象と音韻とのマッチングの障害が原因と考えられる．これは言葉が出にくいことや数字が読めないという自覚症状や，覚えていたはずの電話番号が思い出せない，メモを書き間違えるなどのエピソードと一致する．また，この音韻性錯語によって言語処理過程でエラーが生じやすいことも，量が多い言語情報の記憶をさらに困難にさせていると考えられる．

失行症や半側空間無視，地誌的見当識障害はみとめず，病棟内での ADL は自立している．構成障害の影響は，特に書字と図形模写において確認されている．独居であるため，電話，買い物，銀行の ATM 使用などの言葉や数字を扱う日常的な IADL（手段的 ADL）を対象にした評価と練習や，書類の枠に合わせて署名や住所を記入するなど，構成の要素を含んだ書字練習などを行う必要があると考えられる．

Lecture 11

1. 外来リハビリテーション移行時の作業療法評価計画を立案する．

①右前頭葉の損傷から起こりうる症状を考え，その症状に対する検査項目を考えなさい．

前頭葉が関与する症状として遂行機能障害，注意障害（ワーキングメモリの低下），脱抑制，易怒性，発動性の低下または意欲の低下，社会的行動障害があげられる．右大脳半球では視空間認知の障害で代表的なものとして半側空間無視があげられる．視空間認知障害の責任病巣は右頭頂葉，特に下頭頂小葉または右側頭葉とされていたが，右前頭葉でも半側空間無視が起こるといわれている．

②医学的情報や一般的情報もふまえて作業療法評価計画を立案しなさい．

ADL，IADL，仕事場面の評価から症状を検討する．

●書類作成に間違いや漏れが多い，複数の仕事で抜けやミスが増える，仕事の優先順位が考えられないことから，遂行機能障害，注意障害，記憶障害が考えられる．

●遅刻することから，遂行機能障害，注意障害が考えられる．

● 料理に時間を要する，不要な物を買うことから，遂行機能障害，注意障害，抑制障害が考えられる．

損傷部位から起こる可能性のある障害と，他部門や家族などの情報による症例の行動から予測される障害は，遂行機能障害，注意障害，半側空間無視，抑制障害であり，評価が必要と考えられる．また，知的機能の有無を確認する必要がある．

2. 神経心理学的検査の結果（表1）を解釈する.

① BADS, DEX

BADS の結果から，遂行機能障害を呈している．なかでも，時間判断検査や修正6要素の低下から時間の見積もりの低下，鍵探し検査から計画を立てて要領よく行うことが苦手になる可能性が考えられる．動物園地図検査からいろいろな情報に注意を払いながら考えることが苦手になる可能性がある．実際に，生活面でも前頭葉障害や遂行機能障害の影響が出ている．DEX からは，よく考えず，物事に夢中になりすぎるなど抑制がききにくい傾向が考えられる．

② KWCST

達成カテゴリーが0であり，思考の柔軟さの低下が目立ち，保続傾向も予測される．

③ WAIS-Ⅲ

全検査 IQ 76 は平均より少し低いが，言語性 IQ は保たれている．全検査 IQ の低下の要因は，動作性 IQ の知覚統合と処理速度の低下であり，今回の障害の影響が予測される．

④ CAT

正答率などは保たれているが，所要時間がかかっている．特に，視覚性抹消課題での情報処理の速度が低下している．

⑤ WMS-R

記憶に関しては改善している．

⑥ BIT

著しい半側空間無視の症状はないが，後遺症で多少，左側への視覚性処理速度に影響を与えている可能性が考えられる．

⑦ TMT

所要時間から，注意の低下が予測される．TMT-A と TMT-B の時間の差からはワーキングメモリの低下の可能性は低い．

3. ここまでの情報をふまえて，「統合と解釈」を記述し，表2を完成させる.

本症例は35歳の男性で，水上バイクの事故で脳を損傷した．家族は妻と子どもがいる．脳の損傷部位は右前頭葉の広範囲であり，受傷直後は左半身麻痺と左半側空間無視，記憶障害などの高次脳機能障害を呈していた．その後リハビリテーションが進み前記の症状も改善を示し，院内 ADL が自立し，外来リハビリテーションに移行，週2回で復職開始となった．仕事は，身体的な問題により現場監督から事務的な仕事に変更となった．一人で公共交通機関を使い出勤するが遅刻が多い．仕事では，書類作成の失敗や，提示された仕事を忘れる，時間がかかり仕事の優先順位を決められないなど問題をかかえていた．家事では，要領よくできない，不要な買い物をするなどの問題がみられた．

本症例の外来移行時の作業療法評価から，左上肢の機能低下に加えて，遂行機能障害と注意障害（視覚性の情報処理速度），抑制の低下をみとめた．麻痺による上肢の機能低下に加えて，視覚性の情報処理速度の低下があり，パソコン操作など視覚を要する課題では時間がかかることと，遂行機能障害によりパソコンの新しい操作で失敗や混乱をしている可能性が考えられる．また，遂行機能障害により，いろいろな情報を統合して必要な時間の予測を立てることや，実施する優先順位を判断することが難しいと考える．遅刻についても，身体面の能力を考慮してADL に必要な時間の予測ができていないことと，問題発生時の適切な対処に時間を要することが考えられる．家事も同様に，必要な情報を吟味して計画を立てて行動ができないことが問題につながっていると予測される．

以上より，本症例は仕事や家事での問題として注意障害（視覚性情報処理速度の低下）により時間がかかることに加え，遂行機能障害（思考の柔軟性の低下を含む）が大きな影響を与えていると考えられる．

表2 ICF（国際生活機能分類）を用いた課題の抽出

	マイナス面	プラス面
心身機能・身体構造	● 左上下肢の握力低下，巧緻性低下 ● 遂行機能・注意（情報処理速度の低下）・抑制機能の低下 ● 会話の速度の低下 ● 障害の理解が不十分	● 半側空間無視，記憶障害は回復 ● 失語なし
活動	● 家事動作が要領よくできず時間がかかる ● 不要な物を買う，何も考えずに行動する ● 書類作成など仕事でのミスが多い ● 仕事の優先順位が考えられない	● 外出は独歩で可能 ● 両手動作が可能 ● パソコン操作が可能 ● ADLは自立
参加	● 通勤や通院で遅刻が多い	● 一人で外出できる，子どもと遊ぶ
環境因子	● 社宅の1階 ● 妻と子どもの3人暮らし ● 仕事は現場監督から総務課へ異動 ● 移動は公共交通機関を利用 ● 復職（部署変更）（週2回），外来リハビリテーション（週1回）	
個人因子	● 35歳，男性，右利き，趣味は水上バイク ● 復職を希望 ● 人柄がよく，職場での人間関係も良好	

Lecture 12

1. 作業療法評価計画を立案する．

①両側前頭葉眼窩部の損傷により予測される症状を考えなさい．

　前頭前野は，側頭葉や頭頂葉などに知覚入力され連合野で統合された情報を受け取り，判断，処理を加えて反応するための中核的部位である．それにより目の前の出来事に的確に対応することや，人間らしい社会性を保つことが可能になる．そのため，前頭前野が損傷すると，社会的行動障害の他，分配性注意や処理速度，ワーキングメモリなどの複雑な注意の障害，物事を効率よく処理することが困難になる遂行機能障害が生じる可能性がある．

　前頭前野の中でも前頭葉眼窩部の損傷の場合，情緒の不安定さや行動の抑制が困難になり，易怒性や対人関係の障害など脱抑制の症状が生じる可能性がある．前頭葉眼窩部は，辺縁系（視床下部，扁桃体，海馬，帯状回など）との線維連絡が強く，情動的な情報処理にかかわる．そのため，情動のコントロールや固執，脱抑制などの社会的行動障害が生じる．

②作業療法評価計画を立案し，評価する理由を説明しなさい．

　医師からの依頼にあるように，日常生活場面における多くの社会的行動障害により妻の負担が大きかった．作業療法では，行動の原因となる症状を評価し，対策を考える．前頭葉の損傷ではいろいろな機能の低下が予想されるため，WAIS-Ⅳで知能について全体的に評価する．また，遂行機能にはBADS，注意の機能にはCATやTrail Making Test（TMT）を実施する．記憶の機能も低下傾向を示すことが多いため，三宅式記銘力検査などを行う．言語機能に問題がある場合，ベントン視覚記銘検査（BVRT）が有効である．これらは記憶の機能のスクリーニング検査であるため，記憶障害が著明な場合には，リバーミード行動記憶検査（RBMT）やウェクスラー記憶検査改訂版（WMS-R）で精査する．

　本症例は対人関係においてトラブルを起こす可能性があり，前頭葉に起因する問題行動に関する観察評価としてFBIなどを行う．失敗体験が多いため，GSESやPOMS2などの心理面の評価も行う．併せて，家族の負担感が指摘されているため，妻に対してザリット介護負担尺度を実施する．

2. 神経心理学的検査などの結果（表1）を解釈する．

① WAIS-Ⅳ

　全検査IQは平均レベルであった．一方，ワーキングメモリ指標と処理速度指標が他の項目と比べて低く，機能低下がみられる．

② BADS

区分は平均下であり，同世代健常者と比べて遂行機能の低下がみられる．

③三宅式記銘力検査

有関係対語 9-10-10，無関係対語 2-3-4 であり，有関係対語が 2 回目から満点であることから，言語性の記憶に低下はないことが推察される．

④ CAT

聴覚性検出課題は聴覚的な注意の選択機能の評価である．SDMT は情報処理速度，PASAT は分配性注意，ワーキングメモリに関係する．複数の刺激下における分配性注意や選択性注意，ワーキングメモリの低下および入力情報に対する処理速度の低下がみられる．

⑤ GSES

評定は「低い傾向にある」であり，自己効力感は低下傾向にある．

⑥ POMS2

総合的気分状態は平均的なレベルであり，気分状態の大きな問題はみられない．ただし，AH（怒り-敵意）と TA（緊張-不安）が DD（抑うつ-落ち込み）と VA（活気-活力）と比べて高い傾向にあり，怒りや緊張などのネガティブな感情が他の感情と比べて高い傾向にあることがわかる．

⑦ FBI

24 項目中 12 項目で問題が観察された．問題行動が「しばしばある」という評価であった項目は，無気力，柔軟性のなさ，洞察のなさ，衝動性，攻撃性，落ち着きのなさであり，前頭葉の損傷で特徴的な問題行動が推察される．

⑧ザリット介護負担尺度

33 点．22 項目中 21 項目において妻が負担を感じていることがわかる．

3．ここまでの情報をふまえて，「統合と解釈」を記述し，表 2 を完成させる．

40 歳代，男性．健康状態は，頭部外傷後，病態は安定し自宅で生活している．身体機能は問題なく，注意の機能，ワーキングメモリや情報処理速度の低下，遂行機能の低下に加え，社会的行動障害がある．自己効力感の低下もみられる．

「心身機能・身体構造」と「活動」との関連を解釈すると，身体機能が保持されていることにより，大部分の ADL は自立し，散歩や公共交通機関を利用して自力で外出している．著明な記憶障害もなく，カレンダーやスマートフォンを利用して自らスケジュール管理を行っている．しかし，遂行機能の低下により，1 日のスケジュールを管理し時間を見積もって行動することができず，妻の声かけが必要である．また，インターネット検索を始めるとやめられないという固執の症状も，外出時の声かけや遅刻しそうになるというスケジュール管理の困難さへ影響を及ぼしている．

お金を渡すとすべて使ってしまう行動は，遂行機能の低下により金銭の使用の計画が立てられないことと，お金がなくなるとわかっていても買いたいという欲求がまさってしまう抑制のコントロールが低下していることが考えられる．

急な予定の変更があると対処方法を模索し行動することが困難という遂行機能の低下，変更した予定を忘れずに管理し保持する対処行動へつなげること，一度に多くの情報を伝えられたときに処理する分配性注意や情報の処理速度，ワーキングメモリなどの機能の低下が影響し，自ら処理できなくなって混乱することが考えられる．混乱した結果，怒り出すという情動コントロールの低下が生じている．公共の場で大声を出すという行動は，他者の行動に対しても正義感が強くなるという固執の症状や，そのときの情動を抑制できないという症状が影響していると考えられる．些細なことでの妻との口論も固執や情動コントロールの低下が影響していると考えられるが，夫婦のやりとりは日頃の生活が積み重なった結果の心理的要因も影響するため，症状のみが要因とは限らない．

症例は，多くの ADL は自立しているものの生活上では困りごとが多くあり，それらは復職や転職にも多くの影響を及ぼすことを理解する必要がある．現在は休職中であるが，休職期間の終了までに会社とのやりとりや，居住地の就業・生活支援センター，職業センターなど，就労を支援する機関と連携し，社会的支援へつなげることも必

表2 ICF（国際生活機能分類）を用いた課題の抽出

	マイナス面	プラス面
心身機能・身体構造	●交通事故による頭部外傷 ●注意の機能の低下（分配性注意，選択性注意） ●ワーキングメモリの低下 ●情報処理速度の低下 ●遂行機能の低下 ●社会的行動障害（情動コントロール，固執，柔軟性のなさ） ●自己効力感の低下	●医学的病態は安定し，退院後，自宅生活を送っている ●身体機能は問題なし
活動	●外出の時間に間に合うように支度をすることや持ち物のチェックに援助が必要 ●気になることがあるとやめることができず，約束に遅刻することがある ●急な予定の変更に怒り出すことがある ●妻からお金をもらって外出するとすべて使って帰ってくる ●公共の場で大声を出すことがある ●細かいことが気になり，妻と口論になる	●きれいに整容する，衣服を選ぶこと以外のADLは自立 ●カレンダーやスマートフォンを利用してスケジュール管理をしている ●公共交通機関を利用して外出が可能 ●インターネットで好きな情報を検索できる
参加	●休職中（整備士） ●趣味であった仲間とのツーリングに行っていない	●月1回受診している ●週1回の外来リハビリテーションを終了し，週2回地域活動支援センターに自力で通所している ●毎日スーパーへ買い物に行く
環境因子	●妻と2人暮らしで主に妻が本人の世話をしているが，負担感が大きい ●介護保険が利用できない	
個人因子	●40歳代，男性 ●趣味は車，バイク（現在は乗っていない） ●インターネット検索が好き ●受傷前は几帳面で世話好き，穏やかな性格	

要である.

　以前は診察と外来リハビリテーションがあったが，リハビリテーションが終了し，福祉の分野で地域活動支援センターを利用している．症例は頭部外傷であり，年齢から介護保険を利用できない．このような症例が利用できる既存のサービスは不足しており，居住地域独自のサービスを含めて探すなど，援助が必要である.

　趣味は車やバイクであり，現在運転はしていないが，今後の運転の可能性について主治医や関連機関と連携する必要がある．また，運転に代わる趣味を探索するなどの援助も有効である.

　主な介護者は妻であり，日中の見守りや症例との口論など，妻の精神的負担感が大きい．妻が気持ちを表出できるよう家族会や息抜きができる場などを提案する.

TEST 試験

到達目標

- 各 Lecture で学んだ知識について，自分自身の理解度や到達度を知る．
- 試験をとおして，知識が不足していた点，理解が不足していた点，暗記しておくべき点を整理し，再度復習する内容について知る．
- 復習を終えた時点で，再度問題を解き，内容について説明できる．

この試験の目的とするもの

　これまでの講義では，高次脳機能障害の症状，評価方法，介入方法，代表的な検査を実施するための演習，症例の情報を ICF によって整理し，統合と解釈を完成させるという学習過程をとおして，知識と理解を深めてきました．

　この章は，重要なポイントを抽出して問題を作成し，末尾に解答と簡単な解説を付記しました．

　問題は，Ⅰ：5 択の選択式問題，Ⅱ：かっこ内に適切な用語を書き込む穴埋め式問題，Ⅲ：記述式問題の 3 つの形式から成ります．問題を解いて，各 Lecture で記述されている内容が理解できているか確認するだけでなく，知識と理解が不足している内容について認識し，その部分をもう一度学習しましょう．

　選択式問題や記述式問題のなかには，各 Lecture の全体，あるいは複数の Lecture に関する知識と理解が必要で，それらを応用的に使えなければ解けないものもあります．このような統合された知識を応用して使うには，各Lecture における知識と理解だけではなく，症例を用いた演習問題を反復して実施することが重要となります．

　習得度は，レベル 1「全体的に知識と理解が不足している」，レベル 2「部分的に知識と理解が不足している」，レベル 3「特定の内容についての知識と理解が不足している」，レベル 4「各 Lecture の知識と理解は十分だが，それらを統合した症例を用いた問題の正答ができない」，レベル 5「知識の統合と応用に関して，部分的に不十分である」，レベル 6「おおむね知識と理解は十分で，知識の統合と応用もできる」として，レベル 6 を目指して，反復的に学習していきましょう．

試験の結果はどうでしたか？

- □ 自分自身の理解している部分と理解が不十分な部分が確認でき，取り組むべき課題がわかった．
- □ 高次脳機能障害に対する作業療法の概要がわかった．
- □ 臨床で応用するための基礎的知識の習得度がわかった．

---

comment

レベル 6 になるまで臨床実習に挑めないというわけではありません．実際の臨床場面での経験が高次脳機能障害への興味や関心を高め，レベル向上の機会となることも多くあります．高次脳機能障害の病態・評価・介入の学習には「脳のはたらき」を理解することが非常に重要となります．脳のはたらきに関する知識は，身体障害領域，精神障害領域，老年期障害領域など，作業療法の各領域と関連する重要な知識となりますので，本書の学習の前に，あるいは併行して「脳のはたらき」を学習することをお勧めします．

問題

I　選択式問題

以下の問いについて，該当するもの選びなさい.

問題 1

45 歳，男性．右利き．脳梗塞を発症して 1 か月経過．病変部位は MRI で左角回部であった．運動麻痺や感覚障害はみとめられない．この症例で生じやすい高次脳機能障害はどれか，1 つ選べ.

1. 運動保続
2. 失読失書
3. 地誌的見当識障害
4. 拮抗失行
5. 左半側空間無視

問題 2

82 歳，女性．右利き．脳梗塞を発症して 1 か月経過．病変部位は MRI で右下頭頂小葉部であった．脳梁には病巣がみとめられなかった．この症例で最も生じやすい高次脳機能障害はどれか，1 つ選べ.

1. ブローカ（Broca）失語
2. 道具の強迫的使用
3. 左半側空間無視
4. 観念失行
5. 失書

問題 3

BADS の下位項目にないものはどれか，1 つ選べ.

1. 鍵探し検査
2. 聴覚性検出課題
3. 時間判断検査
4. 行為計画検査
5. 動物園地図検査

問題 4

FAB の下位項目にあるものはどれか，1 つ選べ.

1. 修正 6 要素
2. 線分抹消試験
3. GO/NO-GO 課題
4. 聴覚性検出課題
5. 規則変換カード検査

問題5

半側空間無視の評価法はどれか，1つ選べ.

1. BADS
2. BIT
3. SPTA
4. WMS-R
5. WAIS-Ⅲ

問題6

高次脳機能障害と脳の障害部位との組み合わせで，正しいものはどれか，1つ選べ.

1. 環境刺激に容易に反応する————————後頭葉
2. 文字を書けるのに読めない————————前頭葉
3. 約束事を覚えておけない————————側頭葉
4. 物事を順序立てて実行するのが難しい———後頭葉
5. 頭の中にある文書を発語できない————頭頂葉

問題7

非言語性の評価で用いられる検査はどれか，1つ選べ.

1. MMSE
2. WAIS-Ⅲ
3. WMS-R
4. コース（Kohs）立方体組み合わせテスト
5. RBMT

問題8

高次脳機能障害と評価のための課題との組み合わせで，正しいものはどれか，2つ選べ.

1. 知能————摸写課題
2. 注意————数唱課題
3. 失行————抹消課題
4. 遂行機能———迷路課題
5. 短期記憶———鏡映描写課題

問題9

半側空間無視に対する介入方法として適しているものはどれか，2つ選べ.

1. 間隔伸張法
2. 外的記憶補助手段
3. プリズム順応
4. 視覚走査訓練
5. アンガーコントロール

問題10

記憶障害に対する評価法はどれか，2つ選べ．

1. WMS-R
2. TMT-A
3. RBMT
4. SPTA
5. VPTA

Ⅱ　穴埋め式問題

かっこに入る適切な用語は何か答えなさい．

1. 高次脳機能障害への介入戦略には，ボトムアップアプローチと（　　　　　）アプローチがある．
2. 距離による空間の分類において，手の届く距離の空間を（　　　　　）空間という．
3. 上下肢に麻痺があるにもかかわらず，麻痺の存在を否認するものを（　　　　　）失認という．
4. 麻痺肢に対して，非所属感，他人帰属化，擬人化する症状を（　　　　　）という．
5. BIT に含まれる3つの抹消試験は，線分抹消試験，文字抹消試験，（　　　　　）抹消試験である．
6. 視覚失認は2つに分類する場合，統覚型と（　　　　　）型に分類される．
7. 後頭-側頭葉病変で人の顔の識別が困難で，顔を頼りにした場合，その人が誰かわからない症状を（　　　　　）失認という．
8. 道に迷う訴えのうち，道順や方角がわからなくなるものを道順障害，それが建物とわかっているが，何の建物かわからないものを（　　　　　）失認という．
9. 視覚認知全般を評価できる検査として，標準高次（　　　　　）検査があげられる．
10. 古典的失行として，観念失行，（　　　　　），肢節運動失行に分類される．
11. 保続，錯行為，無定形反応などの誤反応分類で評価する失行（行為障害全般）の評価法を，標準高次（　　　　　）検査という．
12. 脳梁病変で生じ，右利きの場合に左手が右手を邪魔する動作をするという特徴がある失行症状を（　　　　　）失行という．
13. 前頭葉病変で生じ，右手が意志に反して目の前の道具を勝手に使ってしまう症状を道具の（　　　　　）という．
14. 語の流暢性，運動系列，葛藤指示，GO/NO-GO 課題などを含む前頭葉症状に対する検査を（　　　　　）という．
15. 復唱障害が必発で，努力性のたどたどしい発話が特徴的な古典的分類における失語のタイプを（　　　　　）失語という．
16. 復唱が不良で，多弁で流暢な発話であるが，錯語が頻発する古典的分類における失語のタイプを（　　　　　）失語という．
17. 失語症に対する評価法で，標準失語症検査の略語は（　　　　　）である．
18. 注意障害に対する評価法で，聴覚性検出課題，記憶更新検査，上中下検査などが含まれる検査を（　　　　　）検査法という．
19. エピソード記憶に関連する主な脳領域は，（　　　　　），内側側頭葉，間脳，前脳基底部である．
20. 陳述記憶は，エピソード記憶と（　　　　　）記憶に分類される．
21. 海馬と視床前核をつなぐ閉鎖回路を（　　　　　）回路という．
22. 記憶障害に用いられる学習方法で，誤り反応が起きる前に正答を提示するという方法を（　　　　　）学習という．
23. レザック（Lezak MD）による遂行機能は，ゴールの設定，計画の立案，計画の実行，（　　　　　）の4つの機能と定義されている．
24. 遂行機能障害症候群の行動評価の略語は（　　　　　）である．
25. 脱抑制の評価法で，4組のトランプカードの山から順にカードを引いていく課題で，損失がわかっていても高い報酬のカードを引く傾向を検出する課題を（　　　　　）という．

Ⅲ　記述式問題

問いに従って答えなさい.

問題 1

半側空間無視に対する視覚走査訓練について,対象に気づきやすくするための手がかりの種類と訓練の段階づけについて説明しなさい.

問題 2

ゲルストマン症候群の四徴候をあげ,それぞれについて説明しなさい.

問題 3

バリント症候群の三徴候をあげ,それぞれについて説明しなさい.

問題 4

遂行機能障害に対するグループ訓練の要点と進め方について説明しなさい.

解答

I 選択式問題　　配点：1問（完答）1点　計10点

問題1　**2**

運動保続は前頭葉の病変で出現しやすく，地誌的見当識障害は後頭葉，拮抗障害は脳梁，左半側空間無視は右下頭頂小葉の病変（Lecture 3参照）で出現しやすい．右利きの場合，失読失書は左角回の病変で出現するといわれている．

問題2　**3**

ブローカ失語，道具の強迫的使用，観念失行，失書は，左半球病変で出現する．右半球病変で出現するのは，左半側空間無視だけである．

問題3　**2**

聴覚性検出課題は，標準注意検査法（CAT）に含まれる．

問題4　**3**

修正6要素と規則変換カード検査は遂行機能障害症候群の行動評価（BADS），線分抹消試験は行動性無視検査（BIT）などに含まれ，聴覚性検出課題はCATに含まれるが前頭葉機能検査（FAB）には含まれない．GO/NO-GO課題はFABに含まれる．

問題5　**2**

BADSは遂行機能障害，標準高次動作性検査（SPTA）は主に失行症，ウェクスラー記憶検査改訂版（WMS-R）は記憶障害，ウェクスラー成人知能検査Ⅲ（WAIS-Ⅲ）は知能検査である．BITは半側空間無視に使用される．

問題6　**3**

1は脱抑制なので前頭葉，2は純粋失読なので頭頂葉（角回）および側頭葉（後下部），3はエピソード記憶の障害なので側頭葉，4は遂行機能障害なので前頭葉，5はブローカ失語（運動性失語）なので前頭葉（ブローカ野）の障害である．

問題7　**4**

コース立方体組み合わせテストは，立方体上面の模様を組み合わせて，見本の模様と同じものを構成させるもので，非言語性の評価である．

問題8　**2, 4**

数唱はCATにも含まれていて注意を評価する課題，迷路課題はBADSの動物園地図検査と同様に遂行機能と関連する．

問題9　**3, 4**

3はプリズム眼鏡を利用して左空間からの刺激を認識しやすくするもので，半側空間無視に使用される．4は左空間の刺激に気づきやすくする手がかりを与え，段階的に左空間の刺激に対する反応を高めていく方法として半側空間無視に使用される．1，2は記憶障害に対する介入方法である．5は脱抑制による社会的行動障害に対する介入方法である．

問題 10 **1，3**

　Trail Making Test Part A（TMT-A）は主に注意障害に使用され，SPTA は主に失行症，標準高次視知覚検査（VPTA）は視覚認知障害全般に使用される．記憶障害に対する評価法は WMS-R とリバーミード行動記憶検査（RBMT）である．

Ⅱ　穴埋め式問題　　　配点：1問1点　計25点

1.	トップダウン	Lecture 1 参照
2.	身体周囲	Lecture 3 参照
3.	病態	Lecture 3 参照
4.	身体パラフレニア	Lecture 3 参照
5.	星印	Lecture 3 参照
6.	連合	Lecture 4 参照
7.	相貌	Lecture 4 参照
8.	街並み	Lecture 4 参照
9.	視知覚	Lecture 4 参照
10.	観念運動失行	Lecture 6 参照
11.	動作性	Lecture 6 参照
12.	拮抗	Lecture 7 参照
13.	強迫的使用	Lecture 7 参照
14.	前頭葉機能検査（FAB）	Lecture 7 参照
15.	ブローカ（運動性）	Lecture 8 参照
16.	ウェルニッケ（感覚性）	Lecture 8 参照
17.	SLTA	Lecture 8 参照
18.	標準注意	Lecture 9 参照
19.	海馬	Lecture 10 参照
20.	意味	Lecture 10 参照
21.	ペーペズ（Papez）	Lecture 10 参照
22.	誤りなし	Lecture 10 参照
23.	効果的な行動	Lecture 11 参照
24.	BADS	Lecture 11 参照
25.	アイオワ・ギャンブリング課題	Lecture 12 参照

Ⅲ　記述式問題　　　配点：問題1；25点，問題2，3；各10点，問題4；20点　計65点

問題 1

Lecture 3 参照．

　教科書の内容を統合した知識として，手がかりを用いながら難易度を高めていき，最終段階では自ら左側の見逃しやすさに気づき，対策を講じて実践していくように仕向けるという内容に言及できるとよりよい．

問題 2

Lecture 5 参照．

　ゲルストマン症候群の四徴候は，手指失認，左右失認，失算，失書である．

問題3

Lecture 4 参照.

バリント症候群の三徴候は，精神性注視麻痺，視覚性失調，視覚性注意障害である.

問題4

Lecture 11 参照.

　レザックの遂行機能の定義に触れ，4つの工程をグループ訓練における活動に含めたうえで，活動のなかでの自らの行動を認識し，より効果的にそれを修正していくよう支援する．知識の統合という意味で，メタ認知訓練や問題解決ストラテジー訓練を各工程における問題の認識と解決という過程において導入し，総合的かつ具体的な考え方ができるとよりよい.

索引

中山書店の出版物に関する情報は，小社サポートページを御覧ください．
https://www.nakayamashoten.jp/support.html

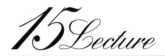

15レクチャーシリーズ

作業療法テキスト
（さ ぎょうりょうほう）

高次脳機能障害・実習
（こう じ のう き のうしょうがい）（じっしゅう）

2022 年 7 月 7 日　初版第 1 刷発行 © 〔検印省略〕

総編集 ……………… 石川　朗，種村留美
（いしかわ）（あきら）（たねむらるみ）

責任編集 ………… 酒井　浩，渕　雅子
（さか い）（ひろし）（ふち）（まさ こ）

発行者 …………… 平田　直

発行所 …………… 株式会社　中山書店
　　　　　　　　〒 112-0006　東京都文京区小日向 4-2-6
　　　　　　　　TEL 03-3813-1100 （代表）　振替 00130-5-196565
　　　　　　　　https://www.nakayamashoten.jp/

装丁 ……………… 藤岡雅史

印刷・製本 ……… 株式会社　真興社

ISBN978-4-521-74795-8

Published by Nakayama Shoten Co., Ltd.　　　　　　　　　　　　Printed in Japan
落丁・乱丁の場合はお取り替えいたします

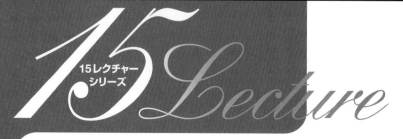